罗杰
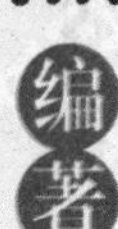

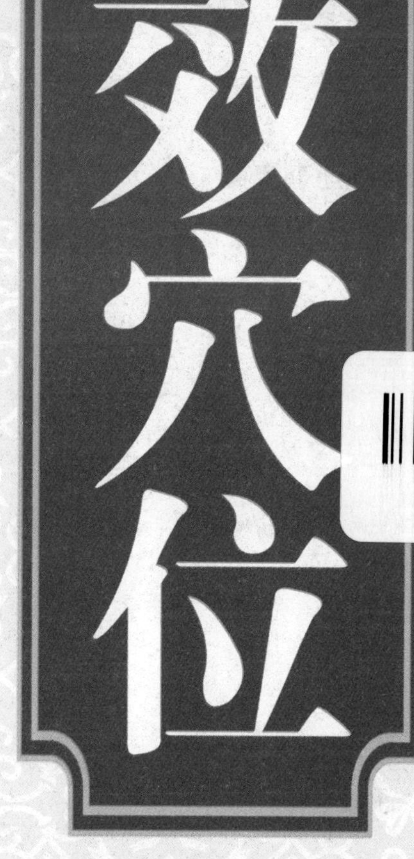

治百病速查宝典

科学技术文献出版社
SCIENTIFIC AND TECHNICAL DOCUMENTATION PRESS
·北京·

图书在版编目（CIP）数据

特效穴位治百病速查宝典/罗杰编著.—北京：科学技术文献出版社，2016.1

ISBN 978-7-5189-0748-9

Ⅰ.①特… Ⅱ.①罗… Ⅲ.①穴位按压疗法 Ⅳ.①R245.9

中国版本图书馆 CIP 数据核字（2015）第237683号

特效穴位治百病速查宝典

策划编辑：孙江莉　责任编辑：孙江莉　责任校对：张吲哚　责任出版：张志平

出 版 者　科学技术文献出版社
地　　址　北京市复兴路15号　邮编　100038
编 务 部　（010）58882938，58882087（传真）
发 行 部　（010）58882868，58882874（传真）
邮 购 部　（010）58882873
官方网址　www.stdp.com.cn
发 行 者　科学技术文献出版社发行　全国各地新华书店经销
印 刷 者　北京建泰印刷有限公司
版　　次　2016年1月第1版　2016年1月第1次印刷
开　　本　710×1000　1/16
字　　数　290千
印　　张　19
书　　号　ISBN 978-7-5189-0748-9
定　　价　26.80元

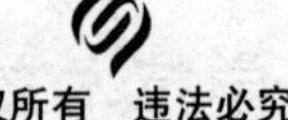

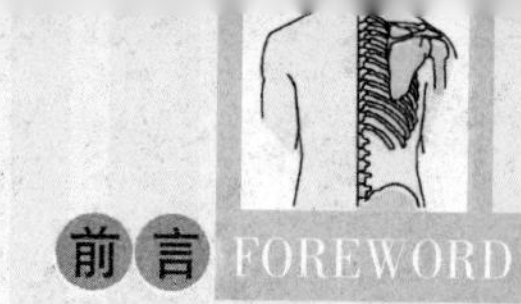

前言 Foreword

中医独特的治疗、保健作用在于润物细无声中，让气血得以通畅、和顺，《黄帝内经·素问》中就有“气血不顺百病生”的记载。而穴位就位于能量流动的通路上，穴道疗法就是通过针刺、按摩等给穴道以刺激，使气血流动顺畅，进而达到治病的效果。

每一个穴位都有反射的作用，穴位的变化可以反映疾病的状况。平时，可以通过对穴位的按摩刺激，使人的身体保持健康、阴阳平衡，从而达到治病防病、养生保健的目的。万病由心造，因此，按摩特效穴的过程，也是一个静心的过程。按摩特效穴可以让人放松神经，具有养息调气的效果。

平时，许多人在学习中医养生、针灸、推拿的时候，也经常会用到经络、穴位等相关知识，但中医经络理论体系复杂，穴位知识更是记忆困难，因此在具体的操作过程中难免会产生许多疑问。为了让读者更容易理解保健按摩，本书列举了详细的取穴方法，让读者能够更好地运用按摩。此外，读者可以从中了解到保健的方法及功效，这将对日常生活有很大的帮助。

《特效穴位治百病速查宝典》内容通俗易懂，方便实用，操作性强。全书分为4章，主要介绍常用特效穴位的取穴、按摩手法，以及特效穴防治疾病、养生保健的功效及作用。书中还介绍了常见疾病的按摩手法，简单易用，直接有效，是家庭医疗、保健、养生的好帮手。

人体中的每一个穴位都是治病的良药，它们的任何一种疗效，都是我们祖先用身体试验过的。因此，只要我们学会使用经络，了解经络穴位的功效，并加以运用，就能拥有健康的身体。值得注意的是，很多疾病的致病因素比较复杂，病情的变化也较快，按摩并不能替代其他治疗。因此，本书所提供的对症按摩方法仅作为日常治疗保健的参考，并不能代替医疗处方，一旦生病，请及时接受医药治疗。

由于成书时间仓促，作者水平有限，书中疏漏和错误之处在所难免，敬请专家和读者批评指正。希望本书能够给读者带来健康和快乐，更多地造福人民，造福社会。

编　者

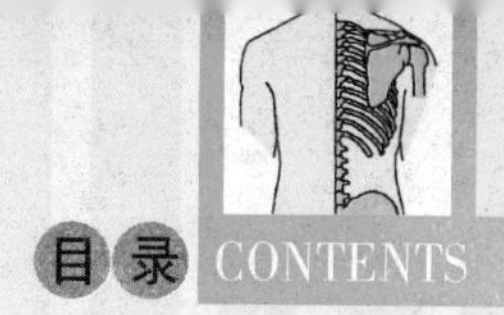

目录 Contents

第一章 熟悉经穴，破译健康密码

第二章 特效穴位，按摩强身就这么简单

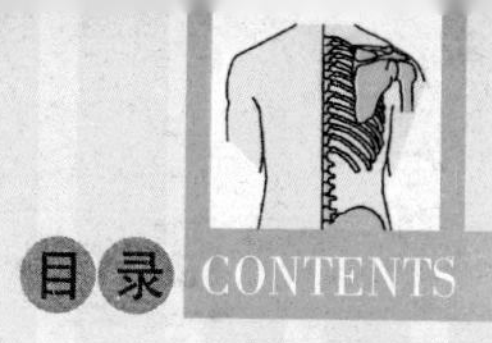

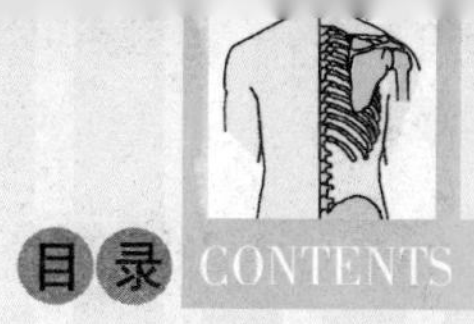

第三章 自我保健，健康长寿无忧虑

第四章 消除隐疾，特效按摩治百病

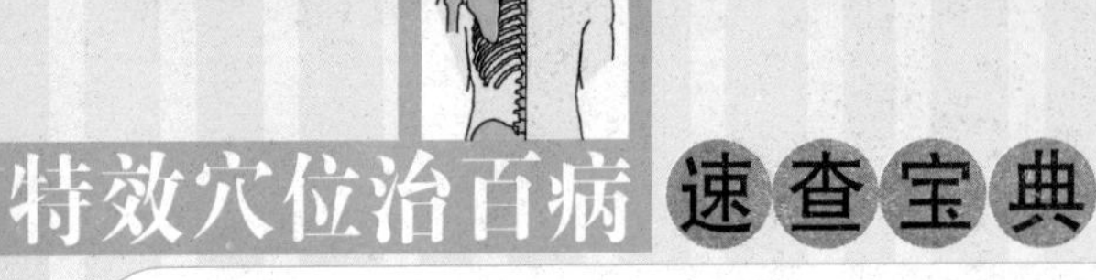

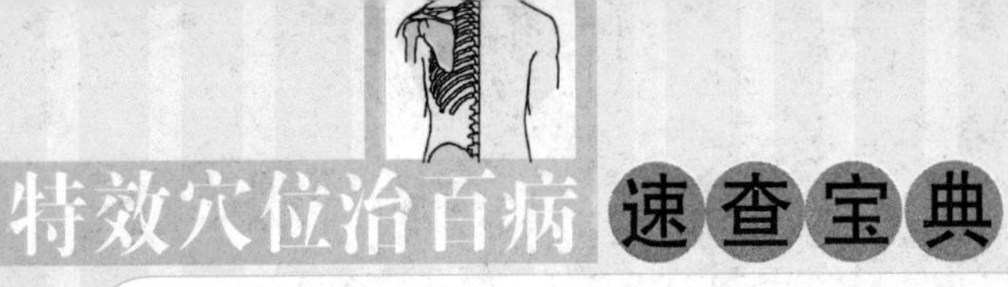

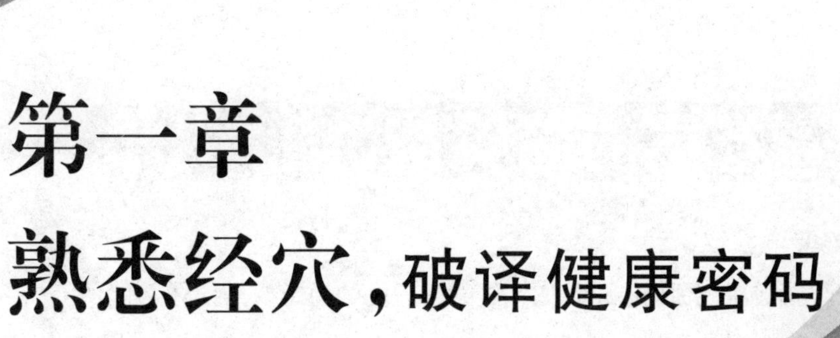

第一章
熟悉经穴，破译健康密码

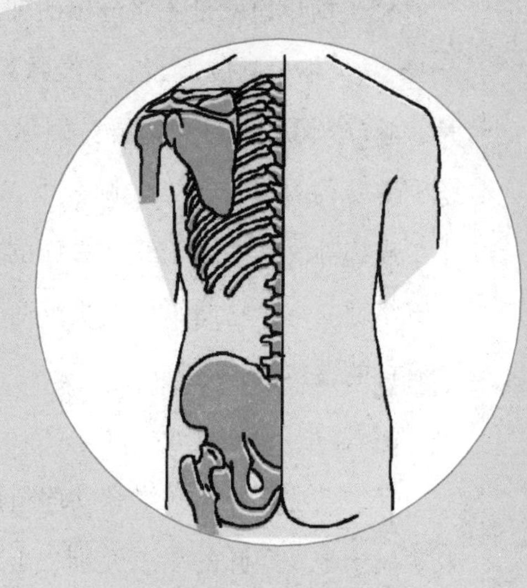

第一节
神秘的经络穴位

经络的简单认识

◉ 什么是经络

经络是运行气血、联系脏腑和体表及全身各部位的通道，是人体功能的调控系统。经络学也是人体针灸和按摩的基础，是中医学的重要组成部分。

“经”，即“径”，意思是“纵线”，有路径的意思。简单地说，就是经络系统中的主要路径，存在于机体内部，贯穿上下，沟通内外；“络”的原意是“网络”，简单说就是主路分出的辅路，存在于机体的表面，纵横交错，遍布全身。《灵枢·脉度》说：“经脉为里，支而横者为络，络之别者为孙。”这是将脉按大小、深浅的差异分别称为“经脉”、“络脉”和“孙脉”。经络系统的主要内容有：十二经脉、十二经别、奇经八脉、十五络脉、十二经筋、十二皮部等。其中属于经脉方面的，以十二经脉为主，属于络脉方面的，以十五络脉为主。它们纵横交贯，遍布全身，将人体内外、脏腑、肢节连成一个有机的整体。

◉ 经络系统的组成

经络系统由经脉和络脉共同组成。其中经脉包括十二经脉、奇经八脉以及附属于十二经脉的十二经别、十二经筋、十二皮部；络脉包括十五络脉和难以计数的别络、浮络和孙络等。

十二经脉是经络系统的主体，也是十二脏腑所属的经脉，可分为手三阳经、手三阴经、足三阳经和足三阴经，其名称分别为手阳明大肠经、手太阳小肠经、手少阳三焦经、手太阴肺经、手厥阴心包经、手少阴心经、足阳明胃经、足太阳膀胱经、足少阳胆经、足太阴脾经、足少阴肾经和足厥阴肝经。

奇经八脉是指别道奇行，既不隶属于十二脏腑，也无相表里的经脉络属的经脉，它包括督脉、任脉、冲脉、带脉、阴维脉、阳维脉、阴跷脉、阳跷脉，共 8 条。其中的任脉和督脉，都有固定的穴位，人们习惯将它们与十二经脉一起合称为“十四经”，这十四条经脉共同构成了经络系统的主要部分。

◉ 人体经脉的流注规律

十二经脉在体表的分布和体内的流注有着明确的规律，从分布上来看，阴经分布于四肢的内侧面，阳经分布于四肢的外侧面。具体可以从头面部、躯干部和下肢三个角度进行描述。

十二经脉在头面部的分布规律是：阳明在前，少阳在侧，太阳在后，即手足阳明经分布于面额部；手太阳经分布于面颊部；手足少阳经分布于耳颞部；足太阳经分布于头顶、枕项部；足厥阴经循行至顶部。

十二经脉在躯干部的分布规律是：足三阴与足阳明经分布于胸、腹部（前）；手三阳与足太阳经分布于肩胛、背、腰部（后）；手三阴、足少阳与足厥阴经分布于腋、胁、侧腹部（侧）。

十二经脉在小腿下半部和足背部的分布规律是：肝经在前，脾经在中线。至内踝八寸处交叉之后，脾经在前，肝经在中线。

明晰经脉在体表的分布，可以帮助我们认识、了解经络的循行情况，而经络是人体气血运行的通道，十二经脉则为气血运行的主要通道。流注是通过生生不息的气血流动来濡养、灌注全身的意思。气血在十二经脉内流动不息，从手太阴肺经开始，依次流至足厥阴肝经，再流至手太阴肺经。如此循环灌注，构成了一个“阴阳相贯，如环无端”的十二经脉整体循行系统，使得气血散布于全身内、外、上、下，构成十二经脉的气血流注，又名十二经脉的流注。其流注次序为：

→手太阳肺经 —食指端→ 手阳明大肠经 —鼻翼旁→ 足阳明胃经 —足大趾端→ 足太阳脾经

心中←

→手少阴心经 —小指端→ 手太阳小肠经 —目内眦→ 足太阳膀胱经 —足小趾端→ 足少阴肾经

胸中←

→手厥阴心包经 —无名指端→ 手少阳三焦经 —目外眦→ 足少阳胆经 —足大趾→ 足厥阴肝经

肺中←

当外邪侵入人体，可循经络逐渐传入内部脏腑；相反，脏腑的病变，也会循经络反映于体表。根据患者体表某部位所出现的症候，便可明确辨别某经、某脏、某腑的病变，中医学依此进一步推断病变性质及其发展趋势。

经络对人体的好处

◉ 生理方面

人体脏腑、四肢、百骸、皮毛、肌肉、血脉等组织与器官，都各自具有不同的生理功能，它们之所以能够进行有机的整体活动，主要就是依靠经络在其间的密切联系，经络能保持机体的相对平衡与协调。同时，维持机体生命活动的营养物质，必须通过经络的运行，输送到全身各个组织器官，才能使它们进行正常的生理活动。

首先，人体的经络联系脏腑、沟通内外。人体的五脏六腑、四肢百骸、五官九窍、皮肉筋骨等组织器官，之所以能保持相对的协调与统一，完成正常的生理活动，是依靠经络系统的联络沟通而实现的。经络中的经脉、经别与奇经八脉、十五络脉，纵横交错，入里出表，通上达下，联系人体各脏腑组织，经筋、皮部联系肢体筋肉皮肤，浮络和孙络联系人体各细微部分。这样，经络将人体联系成了一个有机的整体。经络的联络沟通作用，还反映在经络具有传导功能。体表感受病邪和各种刺激，可传导于脏腑，脏腑的生理功能失常，亦可反映于体表。这些都是经络联络沟通作用的具体表现。

其次，经络具有运行气血、营养全身的作用。《灵枢·本藏》指出："经脉者，所以行血气而营阴阳，濡筋骨，利关节者也。"气血是人体生命活动的物质基础，全身各组织器官只有得到气血的温养和濡润才能完成正常的生理功能。经络是人体气血运行的通道，能将营养物质输布到全身各组织脏器，使脏腑组织得以滋养，筋骨得以濡润，关节得以通利。

再次，经络可以抗御病邪、保卫机体。营气行于脉中，卫气行于脉外。经络"行血气"而使营卫之气密布周身，在内和调于五脏，洒陈于六腑，在外抗御病邪，防止内侵。外邪侵犯人体由表及里，先从皮毛开始。卫气充实于络脉，络脉散布于全身而密布于皮部，当外邪侵犯机体时，卫气一马当先发挥其抗御外邪、保卫机体的屏障作用。如《素问·缪刺论》所说："夫邪客于形也，必先舍于皮毛，留而不去，入舍于孙脉，留而不去，入舍于络脉，留而不去，入舍于经脉，内连五脏，散于肠胃。"

另外，人体在正常状态下，经络的功能与作用是有规律的。掌握了它的规律，观察它的变化，可作为辨证施治的依据。

总的来说，经络在生理方面具有流通气血，营养全身，调节机体功能，增强机体防御外邪的作用。

◉ 病理方面

十二经脉各和脏腑相连，经脉有病可以传至脏腑，脏腑有病也会反映到经脉上来，经络同疾病的发生和转变有着密切的关系。外邪侵犯人体，经气不能发挥其抗御作用，病邪能够通过经络由体表传入内脏。如感受风寒在表不解，可通过手太阴肺经传入肺脏引起咳喘。反之，内脏发生病变，循经络的通路也会反映到体表上来。如胃病可见齿痛，肝病可见胁痛等，这都是本脏发病在其所属经络循行部位上的反映。

◉ 诊断方面

每一经脉都有其所分属的脏和腑，并有各自所循行的部位，又各有其所属的腧穴，不同脏腑的病变可反映在所属经脉的某些穴位上，而具有明显的压痛之感。如肝炎患者在肝俞穴有压痛，消化道溃疡患者在脾俞、胃俞等穴位上有反映等。另如头痛，痛在前额部的属阳明经，痛在颈后的属太阳经，痛在两侧的属少阳经。临床依据征候表现，结合经脉的分属部位，进行分析辨证，就可做出正确判断与治疗。

◉ 治疗方面

经络在治疗上也有一定的实践意义，如针灸疗法，主要运用针或灸对特定的经络腧穴，给以轻重不同的刺激，既能振奋或抑制脏腑机能，又能调理气血，还可以调节周身各器官之间的平衡，从而达到治疗的目的：调动与增强人体的抗病机能，以促进恢复健康。

第二节 穴位按摩的常见手法

腧穴定位及其常见取法

腧穴的标准定位可以通过体表标志确定。体表标志是指分布于全身体表的骨性标志和肌性标志，可以分为固定标志、活动标志两类，分述如下：

◉ 固定标志

固定标志定位是指利用五官、毛发、爪甲、乳头、脐窝和骨节凸起、凹陷及肌肉隆起等固定标志取穴的方法。比较明显的标志，如鼻尖取素髎，两眉中间取印堂，两乳中间取膻中，脐旁2寸取天枢，腓骨小头前下缘取阳陵泉等。常用解剖标志的体表定位方法如下：

（1）第二肋：平胸骨角，或锁骨下触及的肋骨即第二肋。

（2）第四肋间隙：男性乳头平第四肋间隙。

（3）第七颈椎棘突：颈后隆起最高且能随头旋转而转动者为第七颈椎棘突。

（4）第三胸椎棘突：直立、两手下垂时，两侧肩胛冈内侧端连线与后正中线的交点。

（5）第七胸椎棘突：直立、两手下垂时，两肩胛骨下角的水平线与后正中线的交点。

（6）第十二胸椎棘突：直立、两手下垂时，横平两肩胛骨下角与两髂嵴最高点连线的中点。

（7）第四腰椎棘突：两髂嵴最高点连线与后正中线的交点。

（8）第二骶椎：两髂后上棘连线与后正中线的交点。

（9）骶管裂孔：取尾骨上方左右的骶角，与两骶角平齐的后正中线上。

（10）肘横纹：与肱骨内上髁、外上髁相平。

◉ 活动标志

活动标志定位是指利用关节、肌肉、皮肤随活动而出现的孔隙、凹陷、皱纹等活动标志来取穴的方法。如耳门、听宫、听会等应张口后在凹陷中取，下关应闭口时，在肌肉隆起处取。又如，曲池宜屈肘，于横纹头处取之；外展上臂时，于肩峰前下方的凹陷中取肩髃；取阳溪时，应将拇指翘起，当拇长、短伸肌腱之间的凹陷中取之；取养老时，应正坐屈肘，掌心向胸，当尺骨小头桡侧骨缝中取之。

人体腧穴有各自的特定位置，腧穴定位准确与否，直接影响治疗效果。中医学临床常用的腧穴定位与取穴法都是比照“同身寸”而来。“同身寸”是一种比量取穴的方法，不同的人尽管身高、胖瘦各有不同，但相对于单个的人体本身来看，则有其内在必然的比例关系。所以，可以利用患者本人体表的某些部位折定分寸，作为量取穴位的长度单位。需要进一步说明的是，“同身寸”中的“寸”并没有具体数值，在不同的人体上有不同的长度，个子高的较个子矮的人更长。

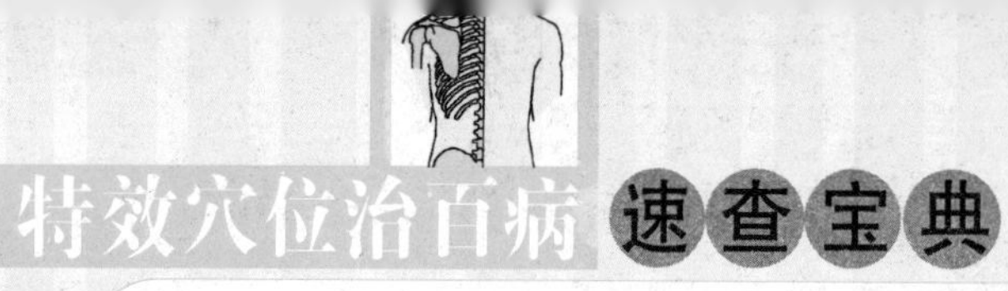

◉ 骨度分寸法

骨度分寸法古称“骨度法”，以骨节为主要标志测量周身各部的大小、长短，并依其尺寸按比例折算作为定穴的标准。请注意，腧穴定位、取法中所谓的“寸”，并不是我们日常用的度量尺寸，而是该穴位所在部位的骨度分寸。现将全身各部的骨度折量寸列表如下：

常见骨度分寸表（正面）

分　部	起止点	常用骨度	度量法	说　明
头面部	面额角发际（头维）之间	9寸	横寸	确定头部腧穴的横向距离
胸腹部	胸骨上窝（天突）至胸剑联合中点（歧骨）	9寸	直寸	胸部与肋部取穴的直寸，一般根据肋骨计算，每一肋骨折作1寸6分
	胸剑联合中点（歧骨）到脐中	8寸		确定上腹部腧穴的纵向距离
	脐中至耻骨联合上缘（曲骨）	5寸		确定下腹部腧穴的纵向距离
	两乳头之间	8寸	横寸	胸腹部取穴的横寸，可根据两乳头之间的距离折量
	两肩胛骨喙突内侧缘之间	12寸		确定胸部腧穴的横向距离
上肢部	腋前、后纹头至肘横纹（平尺骨鹰嘴）	9寸	直寸	手三阴、手三阳经的骨度分寸，用于确定臂部腧穴的纵向距离
	肘横纹（平尺骨鹰嘴）至腕掌（背）侧远端横纹	12寸		

续表

分　部	起止点	常用骨度	度量法	说　明
下肢部	耻骨联合上缘至髌底	18 寸	直寸	足三阴经的骨度分寸用于确定大腿部腧穴的纵向距离
	髌底至髌尖	2 寸		确定小腿内侧部腧穴的纵向距离
	胫骨内髁下缘（阴陵泉）至内踝高点	13 寸		
	股骨大转子至腘横纹（平髌尖）	19 寸		足三阴经的骨度分寸用于确定大腿前外侧部腧穴的纵向距离
	内踝高点至足底	3 寸		确定足内侧部腧穴的纵向距离

常用骨度分寸表（背面）

分　部	起止点	常用骨度	度量法	说　明
头部	耳后两乳突（完骨）之间	9 寸	横寸	确定头后部腧穴的横向距离
腰背部	两肩胛骨脊柱缘之间	6 寸	横寸	用于腰背部腧穴横向的横向定位
上肢部	腋前、后纹头至肘横纹（平尺骨鹰嘴）	9 寸	直寸	手三阴、手三阳经的骨度分寸，用于确定臂部腧穴的纵向距离
	肘横纹（平尺骨鹰嘴）至腕掌（背）侧远端横纹	12 寸		

续表

分 部	起止点	常用骨度	度量法	说 明
下肢部	股骨大转子至腘横纹（平髌尖）	19 寸	直寸	足三阴经的骨度分寸用于确定大腿前外部腧穴的纵向距离
	臀沟至腘横纹	14 寸		确定大腿后侧部腧穴的纵向距离
	腘横纹（平髌尖）至外踝高点	16 寸		确定小腿外侧部腧穴的纵向距离

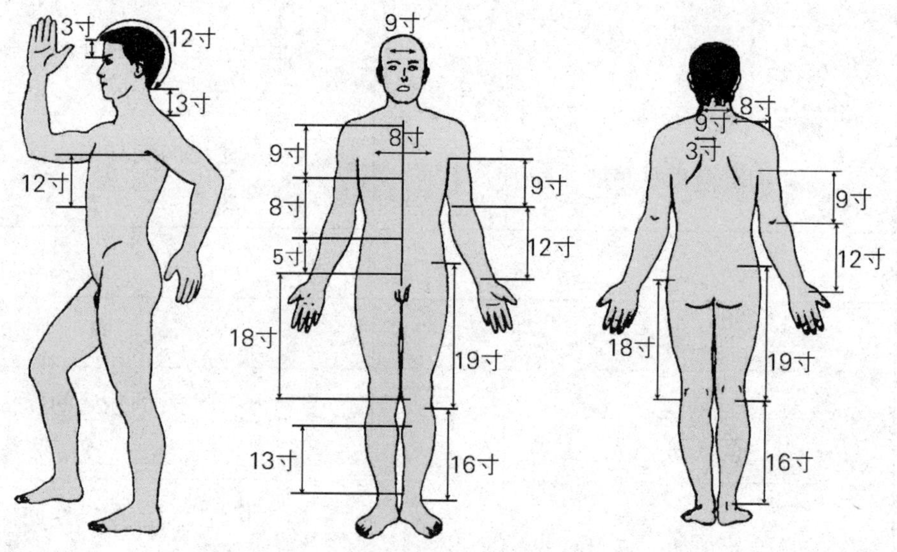

常用骨度分寸表（侧面）

分 部	起止点	常用骨度	度量法	说 明
头面部	前发际正中至后发际正中	12 寸	直寸	确定头部腧穴的纵向定位
	眉间（印堂）至前发际正中	3 寸		确定前或后发际及头部腧穴的纵向距离

续表

分部	起止点	常用骨度	度量法	说明
颈部	第7颈椎棘突下（大椎）至后发际正中	3寸	直寸	确定后发际及头部腧穴的纵向距离
胁部	腋窝顶点至第11肋游离端下方（章门）	12寸	直寸	确定胁部腧穴的纵向距离
上肢部	腋前、后纹头至肘横纹（平尺骨鹰嘴）	9寸	直寸	手三阴、手三阳经的骨度分寸，用于确定臂部腧穴的纵向距离
	肘横纹（平尺骨鹰嘴）至腕掌（背）侧远端横纹	12寸		
下肢部	胫骨内髁下缘（阴陵泉）至内踝高点	13寸	直寸	确定小腿内侧部腧穴的纵向距离
	内踝高点至足底	3寸		确定足内侧部腧穴的纵向距离
	腘横纹（平髌尖）至外踝高点	16寸		确定小腿外侧部腧穴的纵向距离

手指比量

手指比量是指以患者本人的手指为标准度量取穴，故称为“同身寸”。在实际应用中，往往严格按骨度分寸取穴并不方便，所以我们多采用“同身寸”。请注意，手指寸只是对骨度分寸的一种比拟，当手指寸与体表标志不吻合时，应当优先考虑体表标志定位。

中医学临床取穴有“一横指”、“两横指”、“四横指”，即用横指比拟骨度分寸。一横大拇指作一寸，两横指（食指和中指）作一寸半，四横指（食指至小指）作三寸，古时以四横指为一扶，故又称“一夫法”（此处“夫”通“扶”）。

体表标志和骨度分寸是确定腧穴位置较可靠的方法，手指比量只能是应用以上方法时的一种配合“手法”。应注意，用手指比量时，最好用被取穴者的手指，不宜用取穴者的手指。

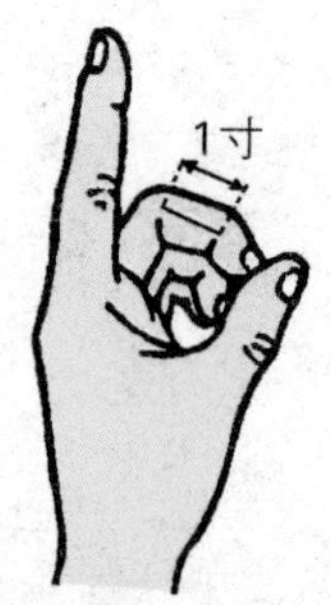

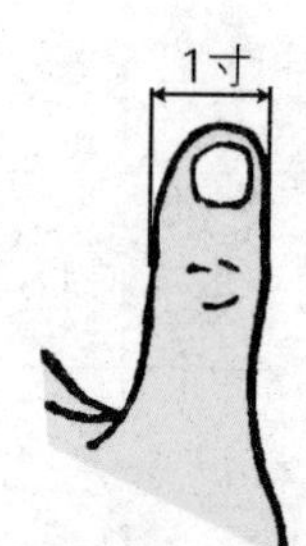

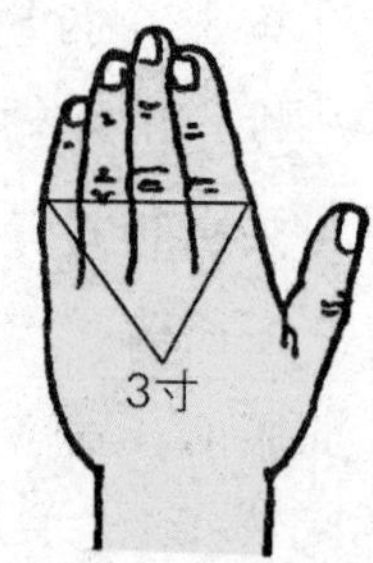

除此之外，临床上还有一些被称作“简便取穴”的方法，而事实上是“手指比量”或“活动标志”取法的综合运用，是一种利用体位姿势和动作进行配合的快速取穴法。常用的简便取穴方法如：两手伸开，于虎口交叉，当食指端处取列缺；半握拳，当中指端所指处取劳宫；两手自然下垂，于中指端处取风市；垂肩屈肘，于平肘尖处取章门；两耳角直上连线中点取百会；等等。请注意，简便取穴法多作为常规取穴法的辅助，当与其他取穴法不吻合时，应当以体表标志为准。

常用按摩手法

用手或肢体的其他部分，按各种特定的技术和规范化动作，在体表上进行操作的方法，称为按摩手法。它的形式有多种多样，包括用手指、手掌、腕、肘及肢体其他部位直接在患者体表进行操作。因为主要用手操作，故统称为手法。由于操作形式、刺激强度、时间长短等不同，形成了各种不同的基本手法。

按摩是很讲究技巧的技术，是一种高级的运动形态，是按摩治疗疾病的基本手段。手法的优劣直接影响到治疗效果，因此必须重视手法的研究和使用。按摩的手法有很多种，下面所介绍的是一些基本的、也是在按摩治疗中最常用的按摩手法。

推法

用手掌或手指向下、向外或向前推挤患者肌肉，叫做推法。推法有指推和平掌推两种手法。

指推法

指推法是用拇指的指腹按在疼痛的部位或穴位上，沉肩垂肘，以手腕关节做来回不断有节律的摆动。指推法由于接触面积小，压力大，加上对经络穴位持续不断的柔和而有力的刺激，更加强了它的渗透作用。具有理气活血、通经活络、消肿止痛等功能。此方法适用于治疗头痛、失眠、面瘫、高血压、消化道疾病及关节酸痛等症。

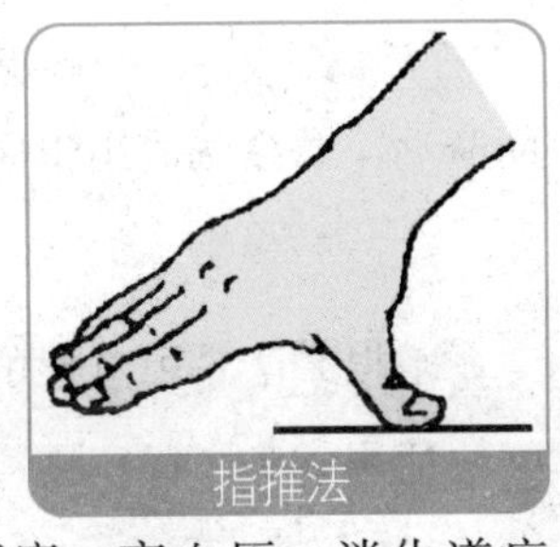
指推法

平掌推法

平掌推法是手掌紧贴皮肤，向前推挤肌肉。这种方法刺激缓和，有行气活血、解痉止痛的作用。适用于治疗胸腹胀痛、腰背四肢酸痛等病。

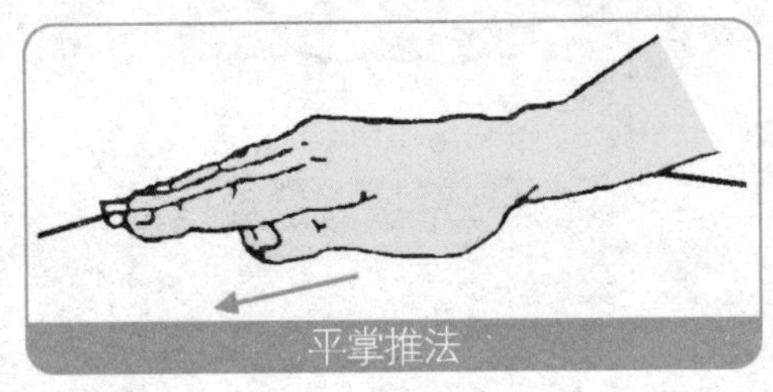
平掌推法

摩法

摩法是将手掌或指腹贴放在皮表疼痛部位，与皮肤平贴做轻缓的反复摩擦。按摩时肘关节微屈，腕部放松，指掌自然伸直轻放在疼痛部位上，然后运动前臂做环旋按摩。压力的大小以病人感觉舒适为度，作用力一般仅至皮肤及皮下。摩法的频率根据病情的需要而定，一般慢的每分钟 30～60 次，快的每分钟 100～120 次。此方法在治疗前和治疗将要结束的时候运用。摩法有理气和中、健脾和胃、消积导滞等作用，多用于胸腹部。适用于治疗胃痛、便秘、消化不良、腹泻等症。摩法在按摩 15 分钟后，病人会感到有一股热气透至体内，这是按摩产生作用的现象。摩法又分为指摩、掌摩、掌根摩三种手法。

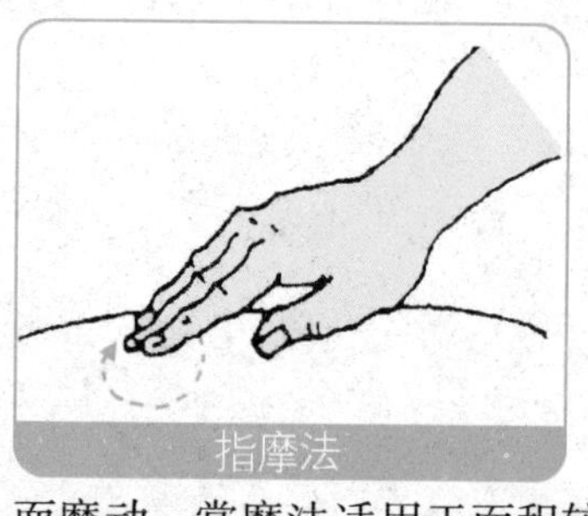
指摩法

指摩法

指摩法是用手指的指面平贴在身体疼痛部位或穴位上做回旋摩动。指摩法多用于小儿按摩。

掌摩法

掌摩法是手掌平贴在身体疼痛部位上进行表面摩动。掌摩法适用于面积较大的腹、背、腰、臀等部位。

掌根摩法

掌根摩法是用掌根的大、小鱼际部着力于身体疼痛部位进行摩动。掌根摩法适用于头、背、腰、臀等部位。

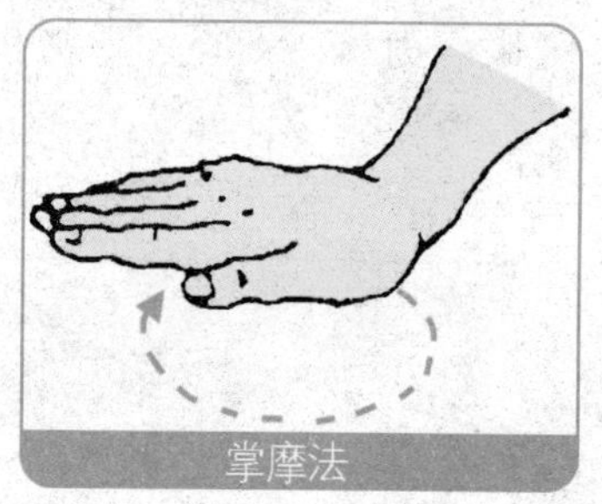
掌摩法

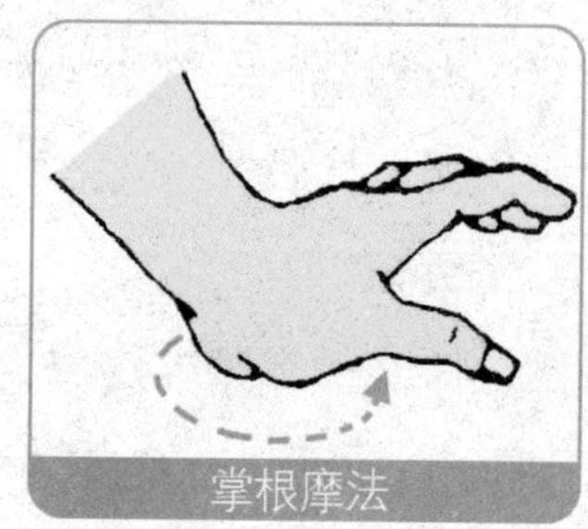
掌根摩法

◉ 揉法

揉法是手指指腹、掌根或鱼际按贴在疼痛部位或穴位上，然后向左右做不停的移动，稍用力。揉法的作用力不大，仅达到皮下组织，深揉时能作用到肌肉。频率一般为每分钟 50 ~ 100 次。揉法有消肿止痛、祛风散寒、活血通络等作用。适用于全身各部位，多用于头面及胸腹部。根据着力部位的不同，揉法可分为中指揉法、拇指揉法、掌揉法、掌根揉法或鱼际揉法、肘揉法等。

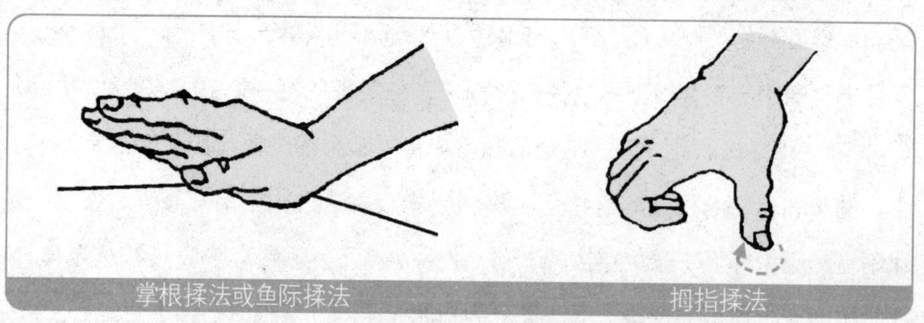
掌根揉法或鱼际揉法　　拇指揉法

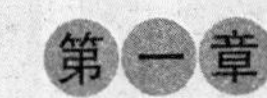

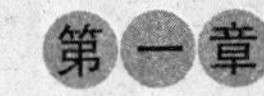

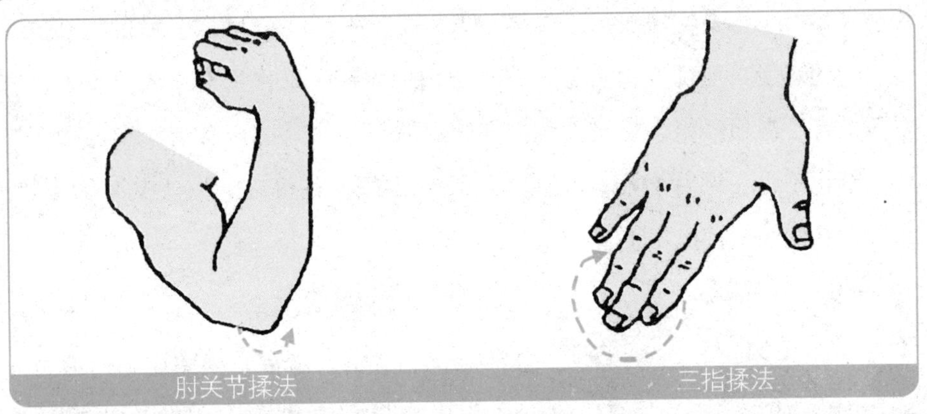
肘关节揉法　　三指揉法

◉ 拿法

拿法是将拇指与中指、食指或拇指与其余四指弯成弧形，手掌侧面及手掌接触皮肤，在人体上下肢的有关经脉、穴位或肌肉丰满等部位，以手指对合之力用劲拿捏。可单手操作，也可双手同时操作。拿法强度比较大，患者反应明显，一般以感觉酸胀、微痛，放松后感觉舒展为度。如拿捏后疼痛感不消，说明用力太大。按摩后最好揉摩一会儿，以缓和刺激。拿法具有疏通经络、镇惊止痛、解表发汗、开窍醒神等作用。常用于四肢、颈背部斜方肌及肩部三角肌等部位。适用于治疗头痛、颈僵、关节及肌肉酸痛等症。

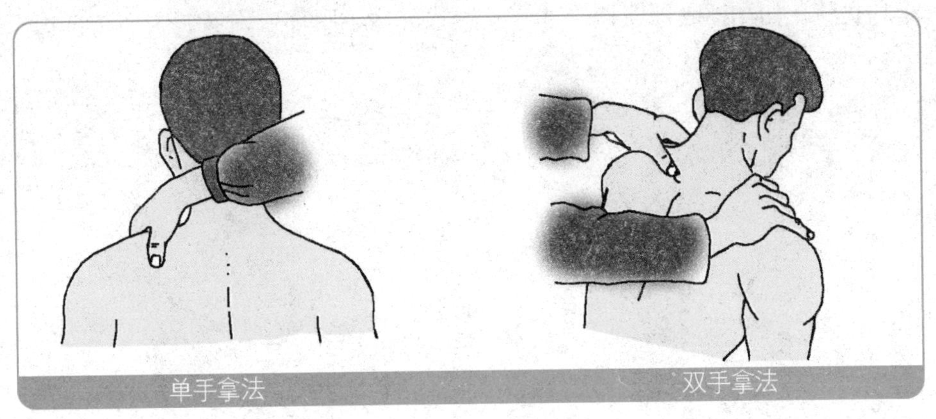
单手拿法　　双手拿法

◉ 擦法

擦法是用手掌或大、小鱼际紧贴皮肤，腕关节伸直，稍用力下压，以肩关节为支点，上臂主动摆动，带动前臂和手掌在体表做直线往返摩擦运动。

用力要稳，动作要均匀连续，一般速度为每分钟100～120次。使治疗部位产生一定的热量，局部有温热感。擦法作用力表浅，反作用在皮肤及皮下。有祛风散寒、温通经络、祛淤消肿、健脾和胃等作用。适用于治疗十二指肠溃疡、消化不良、腰背酸痛、肢体麻木及软组织损伤等症。擦法又分为掌擦、鱼际擦和侧擦三种按摩手法。

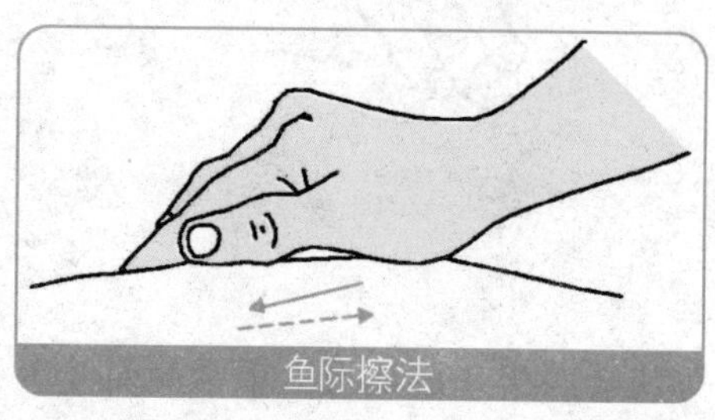
鱼际擦法

鱼际擦法

将手掌掌指并拢微屈，用大鱼际及掌根部紧贴皮肤，做直线往返摩擦。鱼际擦法常用于治疗四肢酸疼等症。

掌擦法

把手掌伸直，用掌面紧贴皮肤，做上下或左右方向的连续不断的直线往返摩擦。掌擦法常用于肩背、胸腹面积较大而又较为平坦的部位。

侧擦法

将手掌伸直，用小鱼际紧贴皮肤，做直线来回摩擦。摩擦后可使局部产生灼热感，如在腰骶部摩擦，可使温热感透达小腹部或下肢。侧擦法常用于肩背、腰骶及下肢等部位。

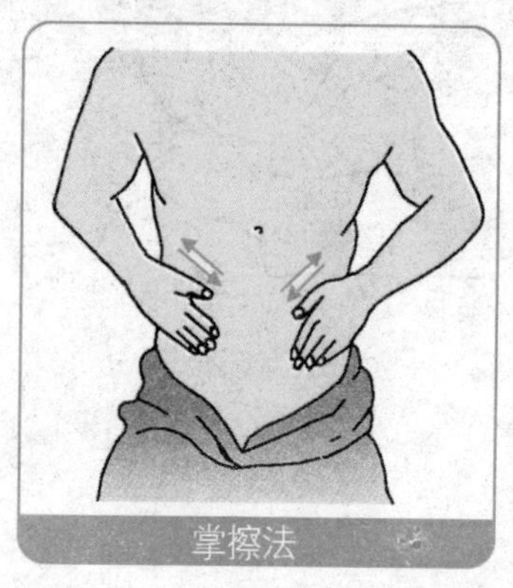
掌擦法

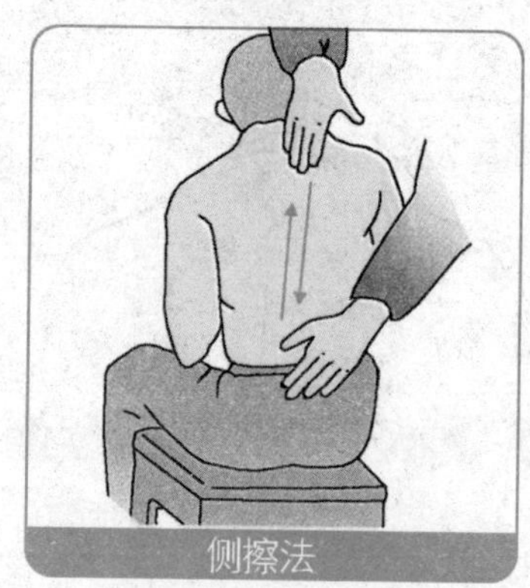
侧擦法

◉ 捏法

捏法是将手掌自然伸开，四指并拢呈钳形，用拇指和其他四指的指腹捏

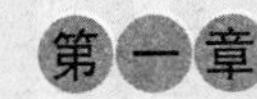

紧皮肤或肌肉，一捏一放连续进行。捏法的力度应视病情而定，可轻可重。捏法具有通络导滞、活血化淤、镇惊止痛、醒脑开窍和调整脏腑功能等作用。适用于治疗风寒、血淤、肌肉关节疼痛等症。

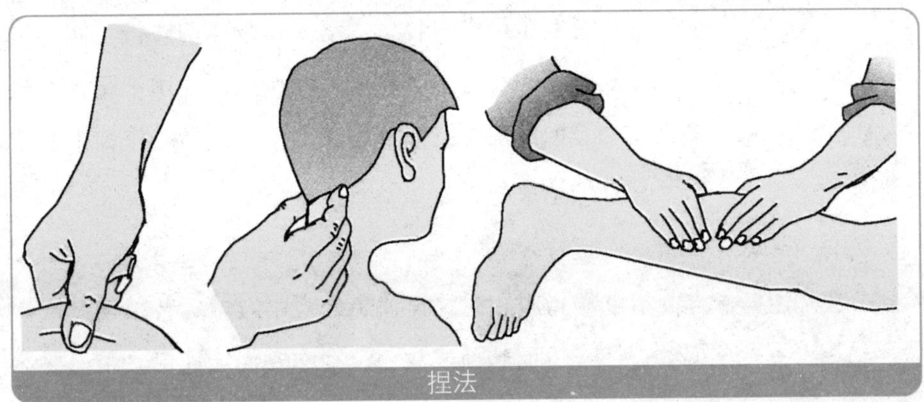

捏法

◉ 抹法

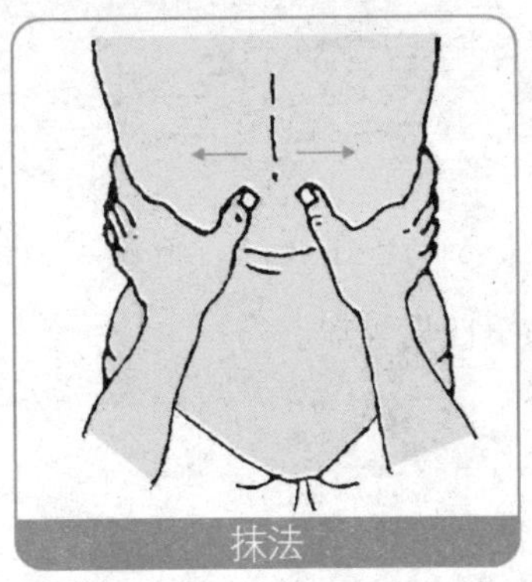

抹法

抹法是用拇指指腹按贴皮肤，做上下左右或弧形曲线往返推动。根据治疗部位不同，单手或双手同时操作均可。抹法要求用力均匀，动作缓和，以防推破皮肤。抹法具有镇静、提神、健脑等作用。适用于治疗头晕、头痛、失眠及指掌酸痛等症。

◉ 拍法

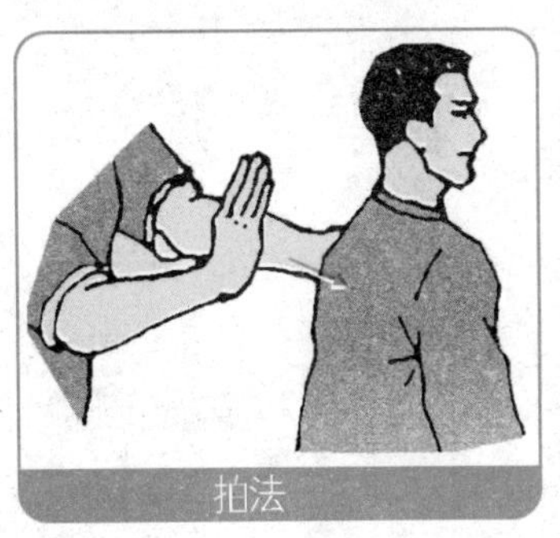

拍法

拍法是将单手或双手掌心贴于皮肤，上下交替有节奏地轻拍患处。拍法一般在按摩快结束时应用，千万不要用力拍打。在治疗肌肉萎缩麻木、神经麻痹等症时，则需用手指或手掌重力拍打。轻拍能行气止痛、疏松肌肉、抑制神经，重拍有活血通络、祛风散寒、兴奋神经之效。适用于治疗肌肉酸痛、局部感觉迟钝、肌肉痉挛等症。

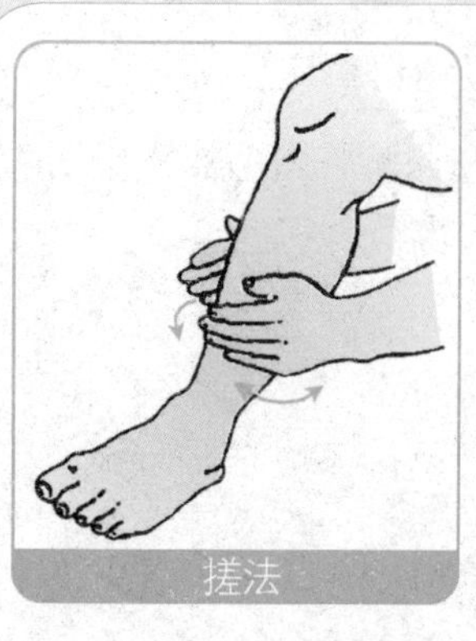
搓法

◉ 搓法

搓法是用双手的掌面夹住一定部位，相对用力做快速搓揉，并同时做上下往返移动。运用搓法要注意双手用力对称，搓动要快，移动要慢。此手法具有调和气血、舒筋通络的作用，适用于腰背、胁肋及四肢部，以上下肢部位常用，一般作为推拿治疗的结束手法。

◉ 捻法

捻法是用拇指与食指末端指腹相对，捏住患处，用力做旋转捻动。操作时腕部要放松，动作要灵活连贯，用力要柔和，不可呆滞。捻动时，拇指、食指的搓揉动作要快，频率为每分钟 200 次左右；但移动要慢，即所谓“紧捻慢移”。捻法有缓解痉挛、消肿止痛、疏利关节等作用，适用于治疗四肢末梢麻木、四肢小关节扭挫伤等症。

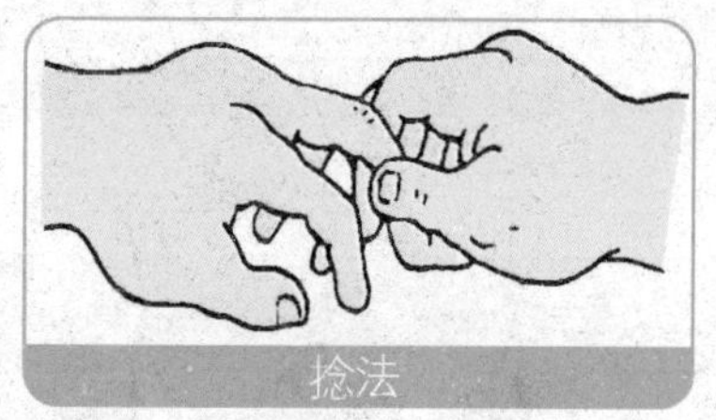
捻法

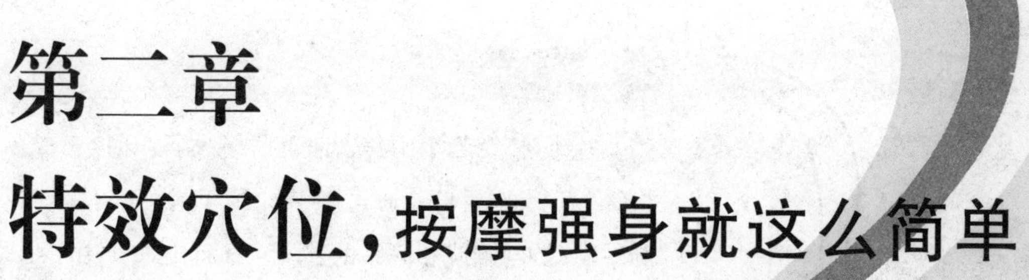

第二章
特效穴位，按摩强身就这么简单

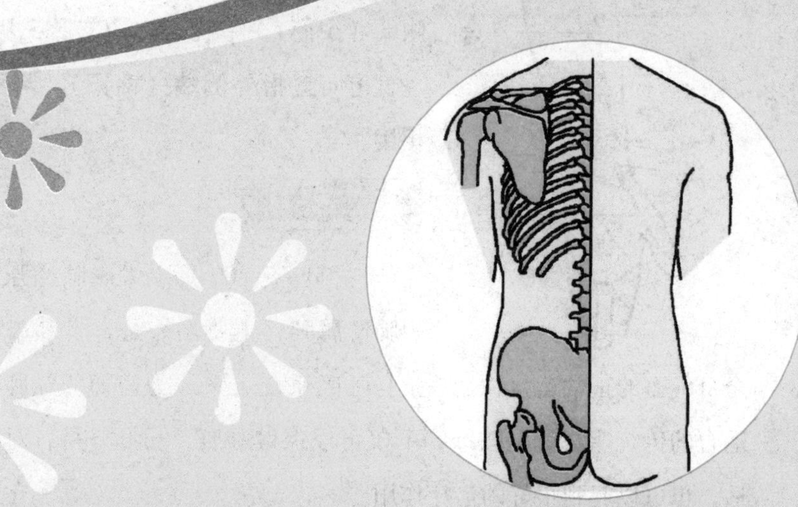

第一节 手太阴肺经：人体健康的总理

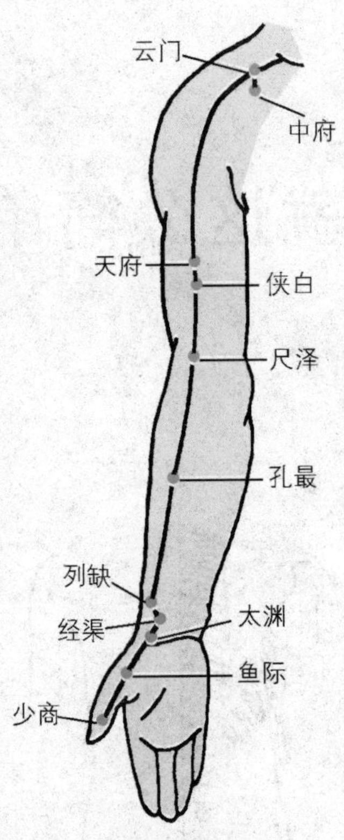

经脉循行

手太阴肺经起于中焦，向下联络大肠，回绕过来沿着胃的上口，通过横膈，属于肺脏，从"肺系"（肺与喉咙相联系的部位）横行出来（中府），向下沿上臂内侧，行于手少阴经和手厥阴经的前面，下行到肘窝中，沿着前臂内侧前缘，进入寸口，经过鱼际，沿着鱼际的边缘，出拇指外侧端（少商）。手腕后方的支脉：从列缺处分出，一直走向食指外侧端（商阳），与手阳明大肠经相接。

养生要诀

3：00～5：00是手太阴肺经开穴时间。手太阴肺经属肺，主要功能是宣发和肃降肺气，调理全身气血的正常运行，是一条与呼吸系统关系最为密切的经脉。保养肺经最适合的传统疗法就是按摩，不仅可以保健肺脏，长期坚持，对肺经线上的不适，也可以起到很好的治疗作用。

临床主治

手太阴肺经是人体经络系统的十二正经之一；起始于胃部，终结于手拇指末端。本经双侧共22穴，起始穴为中府，终止穴为少商。

点按本经穴位，可以治疗和预防呼吸系统疾病，以及上肢内侧麻木、疼痛等。因肺开窍于鼻，故鼻部的病患，如鼻塞不通、鼻衄时也可点按本经。又因肺与大肠互为表里，当肺部或大肠有病变时，通过手太阴肺经与手阳明大肠经的“互通有无”，进而相互影响。因此，敲打本经，对大肠病变（如便秘、肠胀气等）也有辅助治疗作用。

中府穴：宣肺理气，清泻肺热

跟医师学准确取穴

本穴为肺经首穴。中，中间，指中焦；府，处所。肺经起于中焦，是中焦脾胃之气聚汇肺经之处。

在胸前壁的外上方，云门穴下1寸，平第一肋间隙，距前正中线6寸。两手叉腰正立，锁骨外侧端下缘的三角窝处是云门穴，由此窝正中垂直向下平第一肋间隙处为取穴部位。

治疗胸满痛

将右手的食、中、无名指并拢，将指腹按压在左胸窝上，锁骨外端下，待感到有酸胀感之后，向外顺时针按揉1~3分钟；然后再用左手，以相同的方法逆时针按揉右胸中府穴，治疗胸满痛。

治疗肩背痛

采取正坐位，患者把双臂自然下垂，施术者站在患者的身侧，用一只手扶着患者的肩部，另一手的拇指指端用力按压在穴位上，进行15~30次，然后，再用拇指在穴位上进行按压，力度缓和，以患者可以耐受为度。能够有效治疗肩背痛，长期按摩，配合其他穴位效果更好。

特效穴按摩

正坐或仰卧，食指、中指并拢，用指腹对准穴位，以揉法按摩，力度至酸痛闷胀为宜。按摩1~3分钟。

宣肺理气，清泻肺热，止咳平喘。按摩中府穴，能激发肺脾胃之气，疏通中焦瘀积之气，行气解郁，使呼吸更通畅。

天府穴：通宣肺气，安神定志

◉ 跟医师学准确取穴

天，天空，指上而言；府，处所。本穴是肺气聚集之处。该穴名意指本穴为肺经阳气上输天部之门府。

在臂内侧面，肱二头肌桡侧缘，腋前纹头下3寸。

◉ 治疗过敏性鼻炎

用右手拇指指端放在左侧的穴位上，然后进行掐按1~3分钟，将食指、中指并拢，用两手指的指腹一起发力，按揉3~5分钟。右侧的穴位用相同的操作方法，反复进行3次。配合按揉合谷穴，治疗过敏性鼻炎效果非常好。

◉ 治疗上臂内侧疼痛

采取正坐位，施术者站在患者的一侧，将食指屈曲，然后把关节突起，放置在穴位上，用力按揉，待到身体局部出现了酸麻胀感停止，一般操作10分钟左右即可，可依据患者具体情况进行适当改变。照此方法按揉对侧穴位。配合其他有关局部穴位，治疗上臂内侧疼痛效果很好。

◉ 特效穴按摩

用拇指或中指按揉。按摩天府穴，揉时要轻快、柔和，柔中带刚，力度适中，不要偏离穴位，也不要按而不动。速度为每分钟120~150次，每次3~5分钟。

通宣肺气，安神定志，清热凉血。可以治疗鼻衄，鼻塞，咳嗽，气喘，瘿气，臂痛。配合谷，可治鼻衄；配曲池，可治臂痛；配尺泽、列缺，可治咳嗽。

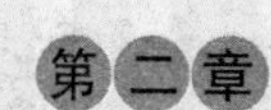

尺泽穴：泻火降逆，清热和中

◉ 跟医师学准确取穴

尺，长度单位，10 寸为 1 尺；泽，沼泽。尺，指尺部（腕至肘之前臂）。穴在尺部肘窝陷中，脉气流注于此，如水注沼泽。

在肘横纹中，肱二头肌肌腱桡侧凹陷中。

◉ 促进大便排出

伸肘仰掌，用拇指指腹按揉对侧的尺泽穴，以出现酸胀感为宜，每侧按揉 1 分钟。用同样方法，在曲池穴上也进行操作，效果更好。尺泽穴为肺经穴位，曲池穴为大肠经穴位，两者相配，可以有效促进大便排出，效果显著。

◉ 有明显的泻热作用

伸肘仰掌，施术者用拇指指腹按揉尺泽穴，以出现酸胀感为宜，每侧按揉 15～30 下，对热邪引起咳嗽气喘、胸部胀痛等病症，有非常好的泻热作用。配合太渊、经渠增强治疗咳嗽、气喘的效果。

◉ 特效穴按摩

伸臂向前，稍弯曲，另一手掌轻托住肘部，弯曲大拇指，以指腹按压，力度至有酸痛感为宜。左右穴位各按摩 1～3 分钟。

清宣肺气，泻火降逆，清热和中。尺泽对各种痛证疗效很好，可治疗气机宣降失利导致的胸胁胀痛、肺热上炎导致的咽喉肿痛、中焦不和导致的腹痛以及肘臂挛痛。

孔最穴：润肺理气，缓解疼痛

◉ 跟医师学准确取穴

孔，孔隙；最，极的意思。穴为手太阴肺经郄穴，经气深聚，故名。

在尺泽穴与太渊穴连线的腕横纹上 7 寸。

◉ 治疗急性咽喉肿痛

屈曲拇指，以拇指指端按压对侧孔最穴 15 ~ 30 次，再用拇指指腹按揉穴位，每次按揉 1 ~ 3 分钟，另侧穴位以相同手法按揉，治疗急性咽喉肿痛有一定疗效。

◉ 治疗手臂挛痛，麻木

施术者一手握住肘关节，另一手四指并拢，在外侧托在前臂下面，然后用拇指指端推擦孔最穴处，这样连续 1 ~ 3 分钟。配合曲池穴治疗手臂挛痛，麻木。

◉ 特效穴按摩

以拇指或中指指腹点揉穴位，双侧交替点揉各 3 分钟，早晚各 1 次。

清热止血，润肺理气，缓解疼痛。可以治疗咳嗽，咳血，气喘，鼻衄，咽痛，肘臂痛，痔疾。配肺俞、尺泽，可治咳嗽、气喘；配照海，可治阴虚型咽喉肿痛。

列缺穴：通经活络，利水通淋

◉ 跟医师学准确取穴

列，排列；缺，凹陷。古代称闪电和天际裂缝为列缺。手太阴脉从这里别走手阳明脉。列缺意指肺经经水在此破缺溃散并溢流四方。

在前臂桡侧缘，桡骨茎突上方，腕横纹上 1.5 寸。当肱桡肌与拇长展肌肌腱之间。两手虎口相交，一手食指压在另一手的桡骨茎突上，当食指尖端到达的凹陷中为取穴部位。腕关节掌屈，在桡骨茎突上方可摸到一裂隙处，此处为取穴部位。

◉ 治疗单纯性咳嗽

将拇指放在对侧的列缺穴，由于列缺在非常窄小的肌腱缝隙中，因此，

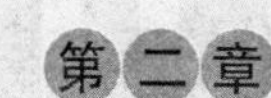

按摩的时候要将拇指立起，用指端进行掐按，每次 3～5 分钟，每日 5～10 次。在双侧穴位操作，治疗单纯性咳嗽，效果很好。

◉ 治疗头痛

施术者将拇指按在穴上，慢慢进行点按，1～3 分钟，然后进行前后推摩，力度要均匀，让患处出现酸胀感，并配合合谷等穴位，治疗头痛有一定疗效。

◉ 特效穴按摩

按摩时，被按摩的手轻握拳，放在桌上，另一手食指指端置于穴位上，用食指指腹按揉穴位，或用食指指尖掐按穴位，力度以出现酸胀感为宜。左右各按摩 1～3 分钟。

止咳平喘，通经活络，利水通淋。列缺是手太阴肺经的络穴，通任脉。经常灸治和按摩列缺不仅能够通经活络，有效瘦身，还能养肺调肺。消除体内痰湿。当头晕、头痛时可按摩此穴位，起到醒神、止痛的作用。古籍中有“头项寻列缺”的记载。

太渊穴：止咳化痰，通调血脉

◉ 跟医师学准确取穴

太，甚火，极；渊，深涧。因本穴位处手内横纹凹陷处，经水的流行是从地之天部流向地之地部，如经水从山之顶部流入渊之底部，故名。

在腕掌侧横纹桡侧，桡动脉搏动处。掌心向上，当掌后第一横纹上，于桡动脉桡侧凹陷中取穴。

◉ 治疗咳嗽、气喘

采取正坐位，施术者用双手握住患者的腕部，然后用拇指指腹按揉，拇指的指端着力，每次双侧穴位各揉按 1～3 分钟，能够治疗咳嗽、气喘。

◉ 治疗手腕无力、疼痛

患者将自己的手掌放在腕后，然后用左手中指点按右手的太渊穴，过一段时间，再用右手中指点按左手太渊穴，如此进行操作约2分钟，用于治疗腕关节及周围软组织病变导致的手腕无力、疼痛。

◉ 止咳喘，治疗胸背痛

患者将自己的手掌放在腕后，然后用左手中指点按右手的太渊穴，再用右手中指点按左手太渊穴，操作约2分钟。可止咳喘，治疗胸背痛。

◉ 特效穴按摩

正坐，手臂前伸，另一只手握住该手手腕，用大拇指指腹和指尖按揉穴位，力度至有酸胀感为宜。左右各按摩1~3分钟。

止咳化痰，通调血脉。按摩太渊穴可调理人体气血。对于气血不足导致的气短少言、面色苍白、脉搏微弱，甚至无脉症，有很好的疗效。

鱼际穴：清除肺热，通利咽喉

◉ 跟医师学准确取穴

鱼，水中之物，阴中之阳；际，会聚。本穴气血为太渊穴传来的地部经水，经列缺穴分流，太渊穴失散，传至本穴的地部经水已较稀少。吸收脾土之热后大量蒸发，上达于天，穴内气血由阴向阳的这种主要变化，故名。

在手拇指本节（第一掌指关节）后凹陷处，约当第一掌骨中点桡侧，赤白肉际处。

◉ 治疗感冒、头痛、喷嚏

施术者将拇指的指腹放在鱼际穴上，逐渐加力按揉，这样持续1~3分钟。再进行点按穴位，过一段时间，再做小幅度的缓慢按揉。配合合谷、列缺穴按摩，用于治疗感冒、头痛、喷嚏，亦可治疗小儿咳喘、肺热、积食。

◉ 治疗宿醉、失眠

患者先在拇指根部进行随意轻揉，然后再在鱼际穴进行大力重揉。发力后，会感觉指压处好像有吸力一样，周围的痛感也会集中在指压点处。能够

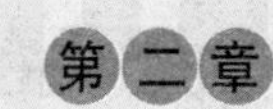

治疗宿醉、失眠，效果很好。

◉ 特效穴按摩

用一只手的手掌握着另一只手的手背，大拇指弯曲，用掐法按摩，以出现痛感或酸胀感为宜，左右各按摩1～3分钟。

清肺热，利咽喉。治疗用嗓过多引起的咽喉干燥嘶哑以及头痛、眩晕。配少商，可治咽喉肿痛；配天突、肺俞，可治哮喘。

少商穴：清热解表，醒神开窍

◉ 跟医师学准确取穴

少，小，阴，指穴内气血物质虚少且属阴；商，古指漏刻，计时之器，滴水漏下之计时漏刻。该穴名意指本穴的气血流注方式为漏滴而下。

在手指，拇指末节桡侧，指甲根角侧上方0.1寸。拇指桡侧指甲根角侧上方0.1寸处。相当于沿爪甲桡侧画一直线与爪甲基底缘水平线交点处取穴。

◉ 治疗头晕、口渴、心悸

用一只手的拇指指甲边缘发力，对少商穴做掐按；也可以将牙签粗大的一端用来按压穴位；或者是用圆珠笔笔尖进行按压少商穴，持续1分钟。掐按的力度适度，以产生酸麻胀感为宜。可配合中冲穴，治疗头晕、口渴、心悸。

◉ 治疗咽喉急性肿痛

施术者用拇指和其余手指揉捏穴位，力度由轻到重，再由重到轻、反复30～50次，如果患者能耐受，可按100～200次。双手交替。可治疗咽喉急性肿痛，效果很好。孕妇和月经期妇女慎用。

◉ 特效穴按摩

将大拇指伸出，用一只手的食指和中指轻轻握住此大拇指，另一只手大拇指弯曲，用指甲尖垂直掐按，以出现刺痛感为宜。左右各1～3分钟。

清热解表，通利咽喉，醒神开窍。常按此穴，能刺激其功能，抵御外邪侵入。可预防感冒等呼吸道疾病。

第二节　手厥阴心包经：代心受过，替心受邪

经脉循行

手厥阴心包经起于胸中，出属心包络，向下通过横膈，从胸至腹依次联络上、中、下三焦。胸部支脉：沿胸中，出于胁部，至腋下3寸处（天池），上行抵腋窝中，沿上臂内侧，行于手太阴和手少阴之间，进入肘窝中，向下行于前臂两筋的中间，进入掌中，沿着中指到指端（中冲）。掌中支脉：从劳宫分出，沿无名指到指端（关冲），与手少阳三焦经相接。

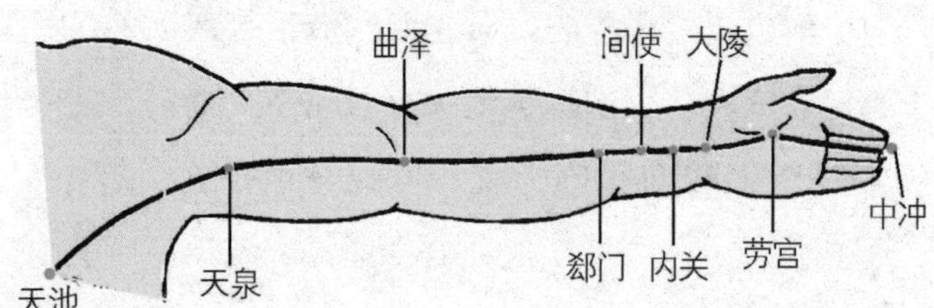

养生要诀

心包经为心之宫城，具有“代心受邪”的功能。病邪只有先攻克心包这个护卫心的忠诚卫士，才能入侵心脏。也就是说，只要心包这个宫城足够坚固，人们就能免除心脏病的侵害。心包经的开穴时间是19：00～21：00，心脏不好的人最适合在此时循按心包经。

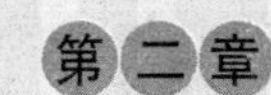

临床主治

点按本经穴位，可以治疗和预防神经系统、循环系统疾病，以及上臂内侧疼痛、肘臂痛等。所谓心包，即心脏外面的一层包膜，能代心受过，替心受邪。故心脏的病患，如冠心病、心绞痛等病症，可以适度点按本经，起到治疗作用。又因“心主神明”，中医学认为，人的精神、意识、思维活动归属于心，故一些神经方面的疾患，如神志昏乱、癔病等病症，可按摩本经穴位来治疗。

天池穴：活血化瘀，宽胸理气

◉ 跟医师学准确取穴

天，天空；池，池塘。该穴在乳旁，乳房之泌乳，有如水自天池而出。

在胸部，当第四肋间隙，乳头外 1 寸，前正中线旁开 5 寸。

◉ 缓解心痛、心悸

患者采取正坐位，施术者拇指指端进行发力，在天池穴进行掐按，5 ~ 10 次，可以起到宽胸理气、散结止痛的作用，从而缓解心痛、心悸等症状。

◉ 促进乳腺发育、丰胸

患者采取正坐位体位，用双手拇指的指端进行着力，按揉天池穴，大约 20 ~ 30 次，按压力度要适中。经常按摩此穴，能刺激雌激素分泌、促进乳腺发育、肌肉发达。减少乳房周围的脂肪堆积，从而达到丰胸的效果。

◉ 特效穴按摩

正坐或仰卧或站立，举起双手，大拇指置于穴位上，用指腹垂直按揉穴位，力度以出现酸痛感为宜，按摩 1 ~ 3 分钟。每天早、晚各按摩 1 次。

天池穴靠近心胸部位，按摩天池穴可活血化瘀，宽胸理气，治疗心绞痛、心包炎等心脏疾病和胸闷气喘等肺脏疾病。

曲泽穴：清暑泄热，和胃降逆

◉ 跟医师学准确取穴

曲，弯曲；泽，沼泽。本穴位于肘部屈曲浅凹处如泽，本穴为手厥阴经合穴，为经气归聚之所，故名。

在肘横纹中，当肱二头肌肌腱尺侧缘。

◉ 主治心痛、心悸、胃痛

患者采取正坐位，施术者用拇指指端放在穴位上，发力掐按 5 ~ 10 次，主治心痛、心悸、胃痛、呕吐、泄泻、热病、肩臂挛痛等病症。

◉ 主治心痛、心悸、烦躁、胃痛

患者采取正坐位，施术者四指在外，拇指屈曲，然后用拇指指端进行按压穴位，每日早、晚各按压 1 次，每次按压 1 ~ 3 分钟。可以治疗心痛、心悸、烦躁、胃痛、呕吐、肘臂酸麻、手臂震颤、关节炎、发热、心绞痛。当手部扭伤时，按压此穴可及时缓解症状。

◉ 特效穴按摩

正坐或站立，伸出手臂，肘关节屈曲约 45°，用另一手握住肘尖，大拇指置于穴位上，用指尖垂直按压穴位，力度以出现酸胀痛感为宜，按摩 1 ~ 3 分钟。用同样的方法按摩另一侧穴位。每天早、晚各按摩 1 次。

活血化瘀，清暑泄热，和胃降逆。按摩曲泽穴，可活血化瘀、疏经通络，对于心痛、心悸和胸痛等病症，有很好的治疗效果。

间使穴：清热散风，舒筋利节

◉ 跟医师学准确取穴

间，间接也；使，指使、派遣也。心包络为心的外围，为尘世之冠，由

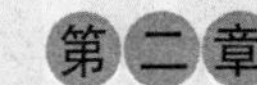

心君主宰，间有臣使之意，故名。

在前臂掌侧，当曲泽与大陵的连线上，腕横纹上3寸，掌长肌肌腱与桡侧腕屈肌肌腱之间。

◉ 治疗心痛、心悸、胃痛

患者采取正坐位，施术者的拇指指甲边缘发力，对间使穴进行掐按，大约5～10次。治疗心痛、心悸、胃痛、呕吐、热病、疟疾、癫狂、痫证。

◉ 缓解心胸痛

患者采取正坐位，施术者暂用拇指指端发力，按揉间使穴，有宽胸理气、活血止痛之功。可以缓解心胸痛。

◉ 防治老年痴呆症

平常自己用中指背侧指间关节稍用力按揉此穴，可防治老年痴呆症。

◉ 特效穴按摩

用拇指指端按压，每次2～3分钟，早晚各1次，两侧穴位交替进行。

清热散风，舒筋利节。可以治疗心痛，心悸，胃痛，呕吐，热病，疟疾，癫狂，精神分裂症，荨麻疹。配水沟、太冲，可治癔病；配尺泽，可治反胃、呕吐。

内关穴：宽胸理气，镇定止痛

◉ 跟医师学准确取穴

内，内外之内；关，关隘。本穴在前臂内侧要处，犹如关隘，故名。

在曲泽与大陵的连线上，腕横纹上2寸，掌长肌肌腱与桡侧腕屈肌肌腱之间。

◉ 晕厥的好帮手

内关穴是心包经的一个非常重要且常用的穴位，它的疗效是公认的。不管心慌也好，胸闷也好，胸痛也好，或者是经常出现晕厥也好，都可以来按摩这个穴位。用拇指压揉，每天按摩2～3次，每次按摩5～10分钟，两边可以交替进行。

◉ 丰胸，促进胸部血液循环

患者采取正坐位，施术者屈曲拇指，然后用指端垂直掐按穴位，每日早、晚各按1次，每次掐按1~3分钟即可。对缓和焦虑、紧张、手痛、手麻都有效果，同时还可以丰胸，促进胸部血液循环。

◉ 安定精神

患者采取正坐位，施术者用拇指指腹进行按压，指压的时候力度稍重，并按摩穴位四周的肌肉，对手臂酸麻、颈椎扭伤有不错的疗效。此外，还能抑制自主神经，达到安定精神的效果。

◉ 解除烦躁，有益睡眠

用拇指指端按压内关穴，在按压的时候，左右交替，一面缓缓吐气，一面指头使劲按压，大约6秒钟时将手离开，重复10次，操作数次，可有效解除烦躁，有益睡眠。

◉ 特效穴按摩

正坐或站立，屈肘，手平伸，手腕部可见到两条肌腱。用另外一只手握住手腕，大拇指置于两肌腱之间的穴位上，用指尖垂直掐按穴位，力度以出现酸胀痛的感觉为宜，按摩1~3分钟。用同样的方法按摩另一侧穴位。每天早、晚各按摩1次。

养心安神，和胃降逆，宽胸理气，镇定止痛。内关是一个经常用到的重要穴位，有养心安神的作用，是治疗各种心脏疾病的必用穴位。内关还可治疗消化系统和精神神经系统的其他多种疾病。

劳宫穴：开窍醒神，消肿止痒

◉ 跟医师学准确取穴

劳，劳作；宫，中央。手掌劳于把握，该穴居其中，故名。

在手掌心，当第二、第三掌骨之间，偏于第三掌骨，握拳屈指时中指尖处。

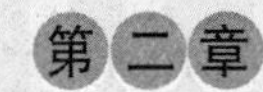

◉ 清心泻火、提神醒脑

患者采取正坐位，施术者屈曲拇指，以指尖掐按，每日早、晚掐按1次，每次1~3分钟可以治疗心痛。有清心泻火、提神醒脑的作用，对口疮、口臭有疗效。

◉ 补养心脏

患者采取正坐位，施术者慢慢按揉劳宫穴，可以起到补养心脏的作用，且补养的速度极快。

◉ 安神定志

在一些比较重要的场合下，有时人会感到非常的紧张，而手心出汗、心跳过速，这个时候可以轻轻按揉劳宫穴（左手效果更好），会起到安神定志的作用，产生从容镇定的感觉。

◉ 特效穴按摩

正坐或站立，屈肘，微握拳，中指尖所指掌心部位即为该穴位。用另一只手托住该手的手背，大拇指置于穴位上，用指甲尖垂直掐按穴位，力度以出现刺痛感为宜，按摩1~3分钟。用同样的方法按摩另一侧穴位。每天早、晚各按摩1次。

劳宫为荥穴，可清心泄热，开窍醒神，消肿止痒。治疗晕厥、昏迷、中暑等热病。

中冲穴：苏厥开窍，清心泄热

◉ 跟医师学准确取穴

中，中间；冲，冲动，涌出。该穴在中指端，心包经之井穴，经气由此涌出，沿经脉上行。

在手中指末节尖端中央。

◉ 缓解心痛，有开窍通闭的作用

患者可以采取正坐位，施术者将拇指指甲边缘放在穴位上，慢慢掐按，每日早、晚各1次，每次1~3分钟。可以缓解心痛，此穴位有开窍通闭的作用，故急救效果极佳。

◉ 改善失眠情况

患者采取正坐位，施术者用拇指指端进行按压中冲穴，能有效治疗心绞痛。此外，指尖持续刺激5分钟，便可以明显改善失眠情况，但掐中冲穴比较痛。

◉ 预防心绞痛的发生

平时可以自己用拇指点按中冲穴，以保持心情舒畅，遇事不怒，可有效预防心绞痛的发生。

◉ 特效穴按摩

正坐，手平伸，掌心向下，手指弯曲，另一手食指和中指夹住该手的中指末节，大拇指弯曲，用指甲尖垂直掐按中指端的穴位，力度以出现刺痛感为宜，按摩1~3分钟。用同样的方法按摩穴位。每天早、晚各按摩1次。

中冲是心包经的井穴，具有苏厥开窍、清心泄热的功效。按摩中冲穴，可治疗热病烦闷、高热昏厥、中风昏迷以及中暑等身热病症。

第三节　手少阴心经：主宰人体的君王

经脉循行

手少阴心经起于心中，出属心系（心与其他脏器相联系的部位），通过横膈，联络小肠。心系向上的脉：夹着咽喉上行，连系于目系（眼球系于脑的部位）。心系直行的脉：上行于肺部，再向下出于腋窝部（极泉），沿着上臂内侧后缘，行于手太阴经和手厥阴经的后面，到达肘窝，沿前臂内侧后缘，至掌后

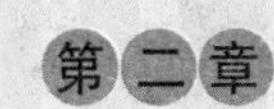

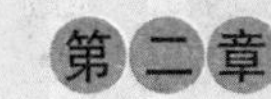

豌豆骨部，进入掌内，沿小指内侧至末端（少冲）与手太阳小肠经相接。

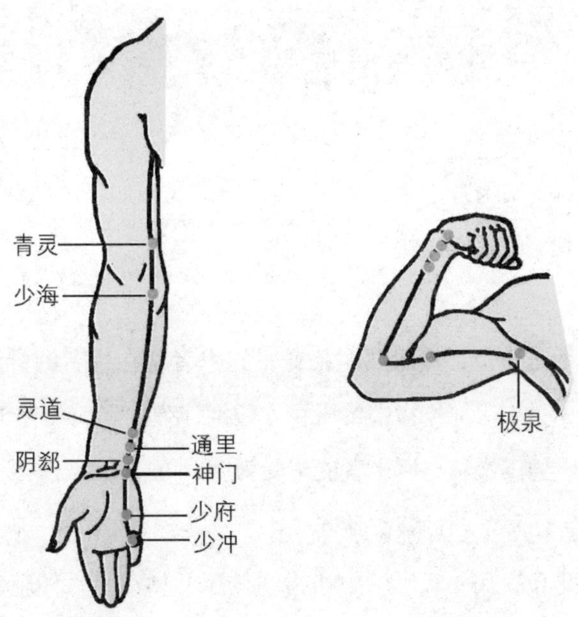

养生要诀

心脏是人体运行血液的器官，心脏周而复始地将血液供给全身，是各部分组织正常发挥作用的重要前提。如果心脏不能够及时地供给各个脏腑器官血液，它们的生理功能就会受到影响，严重者甚至会丧失生理功能。所以古人常说："心者，五脏六腑之大主也"，又说"主不明则十二官危"。心经开穴的时间是11：00～13：00，此时宜养护心经，避免剧烈运动，这样既可以促进心经气血津液的运行，还能起到预防和治疗心脏病的作用。

临床主治

按揉本经穴位，可以治疗和预防心血管疾病，以及臂肘腕疼痛、舌强（舌体僵硬，吐字不清）等。因心为五脏之大主，其功能为主血脉、主神志，故诸如冠心病、心绞痛、心气不足、血液亏虚之症，神志昏乱、癫狂、癔病、失眠等病症，按揉本经，均可起到防治作用。又因心开窍于舌，而"舌者，音声之机也"，故如舌卷、舌强、音哑等病症，也可以点按本经穴位。

极泉穴：宽胸理气，强心安脏

◉ 跟医师学准确取穴

极，高大；泉，水泉。穴在腑窝高处，局部凹陷如泉。

腋窝正中，腋动脉搏动处。

◉ 治疗各种心脏疾病

患者可以采取正坐位，然后屈肘抬臂，施术者站在患者的身侧，然后一手扶着患者的臂部，另一手拇指指端按压在穴位上，弹拨穴位15～30次；再用拇指进行轻轻按揉，力度缓和，以患者能耐受为度，可以治疗各种心脏疾病。

◉ 治疗肋间神经痛、黄疸、腋臭等

体位采取正坐位，用一只手的中指指端按压并揉动另一侧腋窝正中的凹陷处1～3分钟。有特别酸痛的感觉。每日早、晚各按1次，左右交替。治疗肩臂痛、臂丛神经损伤、臂肘冷寒、肩关节炎、肋间神经痛、黄疸、腋臭等疾病。

◉ 特效穴按摩

正坐，屈肘，手臂上举，用一只手的中指指尖按揉另一侧腋窝正中的极泉穴，力度以出现较强的酸痛感为宜。以同样的方法按摩对侧穴位。每天早、晚各按摩1次，每次按摩1～3分钟。

宽胸理气，通经活络。按摩极泉穴，可增强心脏功能，治疗各种心脏疾病，如心肌炎、心绞痛、冠心病等。经常按摩极泉穴，对于肩关节的各种病症也有很好的预防和治疗效果。此穴不宜灸。

少海穴：理气通络，益心安神

◉ 跟医师学准确取穴

少，阴也，水也；海，大也，百川所归之处也。本穴为手少阴经之合穴，

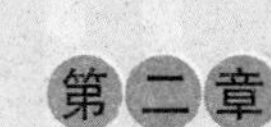

“所入为合”，手少阴经气至本穴有百川入海之势，故名。

屈肘，当肘横纹内端与肱骨内上髁连线之中点。

◉ 治疗高尔夫球肘、网球肘

患者采取正坐位，把手臂慢慢抬起，将手握拳，然后自然放在肩膀上，手肘屈曲，肘尖对外，然后用另一手拇指指端在肘尖内侧轻轻按揉。为防止擦破皮肤，也可以事先涂抹按摩油，这样对于肘部的放松有很好的效果，用于治疗高尔夫球肘、网球肘。

◉ 治疗牙痛、牙龈炎

患者采取正坐位，然后将左手拇指指端放在少海穴上，稍微用力，进行掐按1分钟左右。左右交替。具有祛风散寒、通络止痛的功效，可治疗牙痛、牙龈炎。

◉ 特效穴按摩

正坐，抬起手臂，肘关节屈曲，另一手托住肘部，四指在外侧，大拇指置于穴位上，用指腹按揉穴位。力度以出现酸痛感为宜。以同样的方法按摩另一侧穴位。每天早晚各按摩1次，每次1~3分钟。

理气通络，益心安神。可以治疗神经衰弱、精神分裂症、头痛、眩晕、三叉神经痛、肋间神经痛等病症。

通里穴：清热安神，平心静气

◉ 跟医师学准确取穴

通，通往；里，内里。本穴为手少阴经之络穴，心与小肠相表里，其络从本穴分出，走向手太阳经，其支脉别而上行，沿本经入里，故名。

腕横纹上1寸，尺侧腕屈肌肌腱桡侧。

◉ 治疗因惊吓或者情绪激动而失音

患者采取正坐位，一手屈肘，将前臂斜向胸呈45°，另一手的四指并拢，靠在前臂内侧，将拇指的指端放在通里穴，进行按陷，一掐一松，这样连做5～10分钟。治疗因惊吓或者情绪激动而失音，配合灵道穴效果更好。

◉ 治疗失眠

患者采取正坐位，将左手的拇指指腹放在通里穴上，按揉1分钟，再以右手拇指指腹按揉左手通里穴1分钟。治疗失眠，配合内关穴效果会更好。

◉ 特效穴按摩

用拇指指尖掐按穴位，每次2～3分钟，早晚各1次，双手交替进行。

清热安神，通经活络。可以治疗舌强不语，暴喑，心悸，怔仲，腕臂痛。配神堂、脾俞、臑俞，可治心悸怔仲；配廉泉、哑门，可治不语。

神门穴：宁心安神，行气活血

◉ 跟医师学准确取穴

神，指神明，与鬼相对，气也；门，出入的门户也。本穴名意指此为心气出入之门户，故名。

在腕部，腕掌侧横纹尺侧端，尺侧腕屈肌肌腱桡侧凹陷中。仰掌，豌豆骨（手掌小鱼际肌近腕部有一突起圆骨）桡侧，掌后第一横纹上，尺侧腕屈肌肌腱桡侧缘。

◉ 改善睡眠质量

患者采取正坐位，施术者用一手的拇指放在神门穴，进行反复的按揉，要轻缓，按揉用力要以能耐受为度。另外，神门穴也可配合指掐操作。操作时有酸麻胀感；操作后心胸舒畅有安静感。对改善睡眠质量效果很好。

◉ 提神醒脑

患者平时用拇指按压神门穴，每天36次，两侧穴位交替进行。能提神醒脑，行气活血。

◉ 特效穴按摩

正坐，手臂前伸，屈肘约45°，另一手拇指外的四指握住其手腕，大拇指

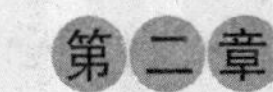

置于穴位上，用指尖垂直按揉穴位，力度以出现酸胀和痛感为宜。每天早晚各按摩 1 次，每次 3 ~5 分钟。

宁心安神，通经活络。按摩神门穴，可增强心脏功能，起到宁心安神的作用，治疗心烦、心悸、多梦等病症。艾灸神门能补益心经气血，让心充满活力并为心脏搏动提供能量来源。

少府穴：清心泻火，理气活络

◉ 跟医师学准确取穴

少，少阴也；府，府宅、聚集之意。本穴为手少阴之荥穴，属火。心也属火，此穴为本经气血汇聚之处，故名。

第四、第五掌骨之间，握拳时，当小指尖处。

◉ 发散心火

施术者用拇指或食指，轻轻地发力按揉；初次按揉后，在穴位局部如果出现酸、微痛、胀等感觉，就可能是指力过大，以后应减轻力度。按揉少府能够起到发散心火的作用，可以用来治疗心区疼痛、烦躁、心悸、遗尿、阴部痒痛、小便不利等。

◉ 特效穴按摩

用拇指指尖掐按穴位，每次 2 ~3 分钟，早晚各 1 次，双手交替进行。

清心泻火，理气活络。可以治疗神经衰弱，心绞痛，心悸，小便不利，遗尿，阴痒，胸痛，手指挛痛，手掌多汗，善笑。配内关，可治心悸；配地机，可治阴部瘙痒。

少冲穴：清热熄风，醒神开窍

◉ 跟医师学准确取穴

少，幼小；冲，冲动。本穴是手少阴经井穴，脉气由此涌出沿经脉上行。

在小指末节桡侧，距指甲角 0.1 寸。

◉ 治疗热病、心火上炎、晕厥

患者采取正坐位，施术者用拇指指甲进行掐压少冲穴，一掐一放，如此进行 36 次，左右交替。然后，让患者屈肘，施术者用拇指指腹按揉其左右侧曲池穴各 36 次，指力要由轻渐重，可以治热病、心火上炎、晕厥等。

◉ 治疗中风昏迷

患者采取坐位，施术者把拇指指端置于少冲穴处，用指端指甲边缘按压，按压后再用手指指端偏峰轻揉穴处，治疗中风昏迷。

◉ 特效穴按摩

正坐或站立，握拳，伸直小指，另一只手捏住该手的小指末端，以大拇指指甲垂直掐按穴位，力度以出现刺痛感为宜。每天早晚各按摩 1 次，每次 3 ~5 分钟。

清热熄风，醒神开窍。井穴可治疗神志昏迷，少冲可治疗热病昏迷以及中风昏迷。当昏迷时，按摩此穴，可醒神开窍，起到急救的作用。

第四节　手阳明大肠经：肺和大肠的保护神

经脉循行

手阳明大肠经分布于上肢外侧前缘，从食指末端（商阳）沿食指桡侧，经第一和第二掌骨之间、两筋之间、上肢外侧前缘，经肩峰前面到项部（大椎），再至锁骨上窝入胸中连线的区域；有一分支从锁骨上窝上颈，穿颊，入下齿龈，还出挟口旁，经鼻唇沟（人中）至对侧鼻孔旁。在体内联系本经之大肠，以及相表里的肺。

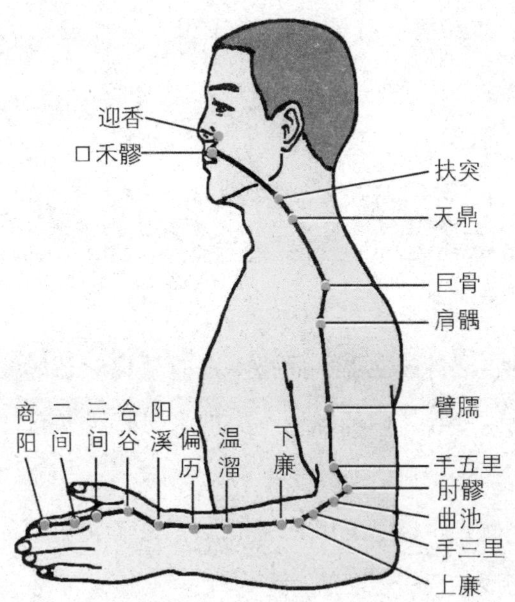

养生要诀

大肠经属于大肠，络于肺。大肠经经气足、气血充盛，才能更好地给大肠提供营养，大肠的功能正常，才能把人体内产生的垃圾及时排出，减少由内在性原因引发的疾病。平时多按揉、拍打大肠经，不但能保健大肠，还能有效缓解大肠经线上尚未被发现的病灶。俗话说："卯时大肠蠕，排毒渣滓出。"也就是说，大肠经的开穴时间是在早上5：00~7：00，此时大肠经气血最为充足，推动最为有力，因此最宜选择在此时对大肠经进行养生保健。

临床主治

手阳明大肠经是人体经络系统的十二正经之一；起始于手食指外侧端，终止于头部。本经双侧共40穴，起始穴为商阳，终止穴为迎香。点按本经穴位，可以治疗和预防头面五官系统、呼吸系统、消化系统疾病，以及肘臂疼痛、肩周炎等。因手阳明大肠经和面部、下齿、鼻子等关系密切，故五官的病患，如牙痛、面瘫、鼻衄等病症，点按本经穴位可以起到防治作用。又因肺与大肠互为表里，肺气的肃降与大肠的传导功能互相影响。因此，按摩本经穴位对于大肠、肺部病患有辅助治疗作用（如便秘、痢疾、咳喘、胸闷等）。

商阳穴：清热泻火，发汗祛邪

◉ 跟医师学准确取穴

商，漏刻也，古之计时之器，此指本穴的微观形态如漏刻滴孔；阳，阳气也。该穴名意指大肠经体内经脉所产生的高温高压气态物会由本穴的漏刻滴孔向外喷射。

在食指末节桡侧，距指甲角0.1寸（指寸）。伸指俯掌，食指爪甲桡侧缘和基底部各作一切线，两线相交部为本穴。

◉ 治疗咽喉肿痛、牙痛、中风昏迷

施术者用双手拇指指端轻轻按压商阳穴，持续1分钟左右，每日数次。力度要能出现酸麻胀感为宜。可治疗咽喉肿痛、牙痛、中风昏迷、食指麻木、急性胃肠炎。配少商、中冲等穴主治中风、中暑；配合谷、少商穴主治咽喉肿痛。

◉ 可延缓性衰老

一手拇指指端进行掐按另一手的商阳穴，大约60~80下，每日2次，双手交替进行。刺激该穴具有明显的强精壮阳之效，可延缓性衰老。

◉ 特效穴按摩

一手食指自然弯曲，另一手以拇指、食指夹住该食指，以施术手的拇指之间垂直掐按被施术手的穴位，每次1分钟，早、晚各1次。

清热泻火，发汗祛邪，醒神开窍。可以治疗齿痛、咽喉肿痛、目赤肿痛、青光眼、中暑、高热昏迷、热病汗不出、中风昏迷。

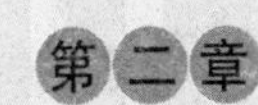

三间穴：泄热止痛，通利咽喉

◉ 跟医师学准确取穴

三，第三；间，间隔。该穴意指气血物质上行至三间后所处的天部位置较二间为高，为大肠经第三穴。

微握拳，在手食指本节（第二掌指关节处）后桡侧凹陷处。半握拳，食指桡侧之赤白肉际上，食指掌指关节后缘的凹陷处为取穴部位。

◉ 治疗脾胃功能低下

患者采取正坐位，将双臂放在身前，一只手平放，另一只手屈曲大拇指，然后用指甲边缘进行掐按穴位，直到出现酸胀感为止。每次掐按 1 ~3 分钟。双手交替进行，治疗脾胃功能低下、便秘、三叉神经痛、牙痛、目痛、咽喉肿痛和肩膀痛。

◉ 治疗咳嗽、气喘

施术者拇指指腹放在穴位上，先轻轻按揉，然后慢慢发力按揉，连续操作1 ~3 分钟，治疗咳嗽、气喘。

◉ 特效穴按摩

以拇指指腹向下按压穴位。

泄热止痛，通利咽喉。可以治疗咽喉肿痛，牙痛，腹胀，咽痛，腹泻，洞泄，身热烦闷。配二间，可治肩周炎；配攒竹，可治目视不清。

合谷穴：镇静止痛，清热解表

◉ 跟医师学准确取穴

合，汇也，聚也；谷，两山之间的空隙也。该穴名意是因为它的位置在大拇指和食指的虎口间，拇指和食指像两座山，虎口似一山谷，合谷穴在其中，故名。

在手背，第一、第二掌骨之间，当第二掌骨桡侧中点处。以一手的拇指掌面指关节横纹，放在另一手的拇指和食指的指蹼缘上，屈指，当拇指尖尽处为取穴部位。

◉ 最有利于肺脏的要穴

合谷穴属于手阳明大肠经的穴位，是最有利于肺脏的要穴。每天坚持按揉双侧合谷穴 3 分钟，同时配以按摩腹部。15 天左右，胸闷气短、多咳多痰、爱发高烧、多出虚汗等症状就会慢慢消失。

◉ 治疗神经性头痛

施术者把拇指指端放在合谷穴上，然后把其他四指放在掌心，稍微用力按揉，大约 5 分钟，每日 2 ~ 3 次；治疗牙痛、衄血。配合内庭穴，治疗神经性头痛可起到立即止痛的效果。3 ~ 5 天可治愈。

◉ 治疗头痛、发热、口干

患者用右手握住左手，右手的拇指屈曲，用指端垂直按压合谷穴，一紧一松，使穴位下面出现酸、麻、胀的感觉。能够有效治疗头痛、发热、口干、流鼻血、关节炎、颈椎病、肩周炎、网球肘等。

◉ 特效穴按摩

轻握空拳，拇指与食指指尖相触，另一只手轻轻握住该拳头，用大拇指指腹垂直按压穴位，力度至出现酸痛胀感为宜。左右各按摩 1 ~ 3 分钟。

镇静止痛，通经活络，清热解表。合谷是齿、眼、咽喉等部位病症的特效穴，尤其对牙痛、牙龈痛等疗效显著。另外，艾灸和按摩合谷穴可以补充大肠经整条经脉气血，有助于肠毒排出体外。

阳溪穴：清热散风，通利关节

◉ 跟医师学准确取穴

阳，热也，气也，指本穴的气血物质为阳热之气；溪，路径也。阳溪即指此穴属阳，位于两筋之间的低洼处，经络的气血就像溪水那样从此处流过。

在腕背横纹桡侧，手拇指向上跷起时，当拇短伸肌肌腱和拇长伸肌肌腱之间的凹陷中。拇指向上翘起，腕横纹前露出两条筋，即拇长伸肌肌腱和拇短伸肌肌腱，两筋与腕骨、桡骨茎突所形成的凹陷为取穴部位。

◉ 有效防止脑中风

把手掌侧放，将拇指伸直并且向上跷起，另一只手轻轻地握住手背，屈曲拇指，垂直按压凹陷处，等到出现酸胀感觉即可。每侧各掐按 1~3 分钟。常用于治疗腱鞘炎、风疹、过敏性鼻炎、腕关节及其周围软组织疾病等，经常按摩可以有效防止脑中风和高烧不退等症。

◉ 治疗心律不齐、失眠头晕

先用右手食指指端点按左手阳溪穴，时间是 5 分钟，前 2 分钟点按不动，后 3 分钟指端不离穴位进行揉动。之后换左手食指点按右手阳溪穴，同时配合少府、通里、内关穴，用于治疗心律不齐、失眠头晕、胸闷等症状。

◉ 特效穴按摩

手掌侧放，拇指上翘，另一手轻握住其手腕，大拇指弯曲，用指甲垂直掐按穴位，力度至有较强的酸胀感为宜，左右各按摩 1~3 分钟。

清热散风，通利关节。对头痛、眼部疾病、耳鸣耳聋、咽喉肿痛等有较好的疗效。阳溪穴位于手腕，对于长时间使用电脑和鼠标而造成的鼠标手、肩肘部疼痛有预防和治疗的作用。

偏历穴：清热利尿，舒筋活络

◉ 跟医师学准确取穴

偏，偏离；历，行经。该穴名意指本穴的气血物质偏离大肠正经而行。

屈肘，在前臂背面桡侧，当阳溪与曲池连线上，腕横纹上 3 寸。患者两手虎口垂直交叉，当中指端所指处有一凹陷，该处为取穴部位。

◉ 治疗网球肘

患者采取正坐位，先对左手进行按压，施术者用左手托扶住患者的左侧手臂，使其抬起屈肘，右手屈曲拇指，然后用指端向下按压。两手每次各按压1~3分钟，配合曲池、手三里穴，治疗网球肘效果很好。

◉ 消除水肿效果很好

用手指轻轻按压偏历穴，如果出现了酸痛的感觉，就说明体内有水肿。可以在酸痛一侧或两侧的穴位按压并配合揉动，每次5分钟，每天多按摩几次，消除水肿效果很好。

◉ 特效穴按摩

用拇指指腹按揉穴位，每次3~5分钟，早晚各1次，双手交替进行。

清热利尿，舒筋活络。可以治疗耳聋，耳鸣，鼻衄，肠鸣腹痛，喉痛，手臂酸痛，水肿。配水分、阴陵泉，可治水肿；配听宫，可治耳鸣、耳聋。

手三里穴：清热明目，调理肠胃

◉ 跟医师学准确取穴

手，上肢；三，数词；里，古代有以里为寸之说。穴在上肢，因距手臂肘端三寸，故名手三里。

屈肘，在前臂背面桡侧，当阳溪与曲池连线上，肘横纹下2寸。

◉ 治疗“苦夏”

患者侧腕屈肘，一手食指与中指并拢，然后用指腹垂直按压对侧的穴位，大约1~3分钟，左右交替。治疗“苦夏”，即夏天胃肠功能下降，不思饮食。

◉ 治疗手臂麻痛

患者将肘弯曲成直角，然后在左、右手前臂的手三里处，分别用手握空拳敲击，不要太大力敲击108下，每敲6下，做1次呼吸，1~3下为吸气，4~6下为呼气，以此类推。左右交替，治疗手臂麻痛。

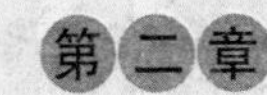

◉ 治疗肩周炎、肩酸痛

用对侧手拇指按揉手三里穴 3 分钟，左右交替进行。配合肩井穴治疗肩周炎、肩酸痛、头酸痛、头重脚轻、眼睛疲劳、耳鸣、高血压、落枕、颈椎病等。

◉ 特效穴按摩

屈肘呈直角，前臂贴在腹部，另一手托住肘部，拇指对准穴位，用指腹垂直按揉穴位，力度至有较强酸痛感为宜。左右各按摩 1 ~3 分钟。

通经活络，清热明目，调理肠胃。按摩手三里对于上肢的关节肌肉疾病有很好的预防和治疗效果。特别对缓解颈部、上肢以及腰部肌肉关节僵硬疼痛有显著疗效。

曲池穴：疏风清热，调和营卫

◉ 跟医师学准确取穴

曲，弯曲；池，水的围合之处、汇合之所，水池。该穴名意肘髎，即指肘关节处大骨外廉凹陷处指在肘部弯曲之处，有一低洼之处。

在肘横纹外侧端，屈肘时当尺泽与肱骨外上髁连线中点。仰掌屈肘成 45°，肘关节桡侧，肘横纹头为取穴部位。

◉ 治疗手臂肿痛、手肘无力

患者轻抬左臂，并屈肘，然后用右手轻握左手肘下，屈曲拇指用指腹垂直掐按、揉按穴位，力度适当、均匀，每日早、晚各 1 次，每次按揉 1 ~3 分钟。治疗手臂肿痛、手肘无力。

◉ 治疗高血压

身心放松，缓慢地提气降气（即深吸气和深呼气），每次按压穴位 200 下，每日坚持早晚各 1 次。有治疗高血压的功效。配合太溪、太冲穴可加强治疗高血压的效果。

◉ 特效穴按摩

正坐，屈肘成90°，前臂贴在腹部，另一手握住肘部，大拇指对准穴位，用指腹垂直按揉，力度至出现酸痛感为宜，左右各按1~3分钟，早晚各1次。

疏风清热，调和营卫，清胃肠热，通络活血。曲池穴对高血压病有很好的疗效，坚持按摩曲池穴能降低、平稳血压。曲池还可治疗湿疹、荨麻疹、丹毒、疥疮、皮肤干燥等皮肤疾病。

肩髃穴：通经活络，疏散风热

◉ 跟医师学准确取穴

肩，肩部；髃，隅角。穴在肩角部。肩髃即指此穴位于肩前之隅角。

在肩部，三角肌上，臂外展或向前平伸时，当肩峰前下方凹陷处。上臂外展至水平位，在肩部高骨（锁骨肩峰端）外，肩关节上出现两个凹陷，前面的凹陷为取穴部位。

◉ 治疗肩臂痛、肩中热、半身不遂

患者用右手的食指指腹进行按压左边穴位，然后用左手的食指指腹按压右边穴位，每日早、晚各1次，每次各按揉1~3分钟。治疗肩臂痛、肩中热、半身不遂、风热瘾疹、瘰疬、诸瘿。

◉ 通经活络

使患者躺在床上，放松，先把右手搭到左肩上，然后将四指尽量展开，抓牢肩部，掌心紧贴肌肉，用大拇指做旋转按揉。轻轻按揉穴位3~5分钟，同时其余四指做抓提按摩。

◉ 特效穴按摩

正坐或直立，屈肘抬臂，与肩同高，另一手中指置于穴位上，用指腹垂直按压，力度至出现酸麻痛胀的感觉为宜。左右各按1~3分钟，早晚各1次。

通经活络，疏散风热。经常按摩肩髃穴，对于肩膀的酸、疼、僵、硬等病变有很好的预防和治疗效果。

迎香穴：祛风通窍，理气止痛

◉ 跟医师学准确取穴

迎，迎受；香，脾胃五谷之气。本穴位于鼻旁，意指接受胃经供给的气血，能迎来香气，改善嗅觉。

在鼻翼外缘中点旁，当鼻唇沟中。

◉ 治疗鼻衄

患者以食指指腹垂直按压，同时也能够用单手拇指指端着力，垂直按压穴位，每次按压1~3分钟，连续按压2次，可与孔最穴一起配合，同时再做仰面朝天的姿势，治疗鼻衄。

◉ 治疗鼻干、鼻塞、流涕

患者采取仰卧位，施术者将双手的食指指端进行点压迎香穴，然后左右方向刺激，每次约1分钟，用拇指外侧沿鼻唇沟及鼻子两侧，做上下、呈正三角形方向摩动。每次约1分钟，按摩后喝1杯热开水，治疗鼻干、鼻塞、流涕。

◉ 特效穴按摩

正坐或仰卧，双手轻握拳，食指伸直，用食指的指腹垂直按揉穴位，一个手指按摩一个穴位，同时按摩。也可用一只手的拇指和食指分别按摩两个穴位。力度至有酸麻感为宜。左右各按摩1~3分钟，早晚各1次。

祛风通窍，理气止痛。迎香穴对鼻部各种病症如鼻炎、鼻窦炎、鼻塞、嗅觉减退等，疗效显著。春季是鼻炎的好发季节，经常按摩迎香穴，可有效地预防鼻炎。

第五节 手少阳三焦经：坚决捍卫头脑安全

经脉循行

手少阳三焦经起于无名指末端（关冲），向上行于小指与无名指之间，沿着手背，出于前臂外侧桡骨和尺骨之间，向上通过肘尖，沿上臂外侧，上达肩部，交出足少阳经的后面，向上进入缺盆部，分布于胸中，散络于心包，向下通过横膈，从胸至腹，属上、中、下三焦。胸中支脉：从胸向上，出于缺盆，上走颈旁，连系耳后，沿耳后直上，出于耳部，上行额角，再屈而下行至面颊部，到达眼下部。耳部支脉：从耳后进入耳中，出走耳前，与前脉交叉于面颊部，到达目外眦（丝竹空之下），与足少阳胆经相接。

养生要诀

《难经》中说："三焦者，元气之别使也，主通行元气，历经于五脏六腑"，可见三焦的重要性。三焦的功能出现异常，元气就不能进入五脏六腑的通道，五脏六腑的功能就会受到影响。21：00～23：00是保健三焦经的最佳时机。这个时间也恰好是安歇睡眠的时候，此时睡觉，百脉都能得到很好的休养生息，对身体十分有益。

临床主治

按揉本经穴位，可以治疗和预防心血管疾病，以及臂肘腕疼痛、舌强（舌体僵硬，吐字不清）等。因心为五脏之大主，其功能为主血脉，主神志，故诸如冠心病、心绞痛、心气不足、血液亏虚之症，神志昏乱、癫狂、癔病、失眠等病症，按揉本经，可以起到防治的作用。又因心开窍于舌，而“舌者，音声之机也”，故如舌卷、舌强、音哑等病症也可以点按本经穴位。

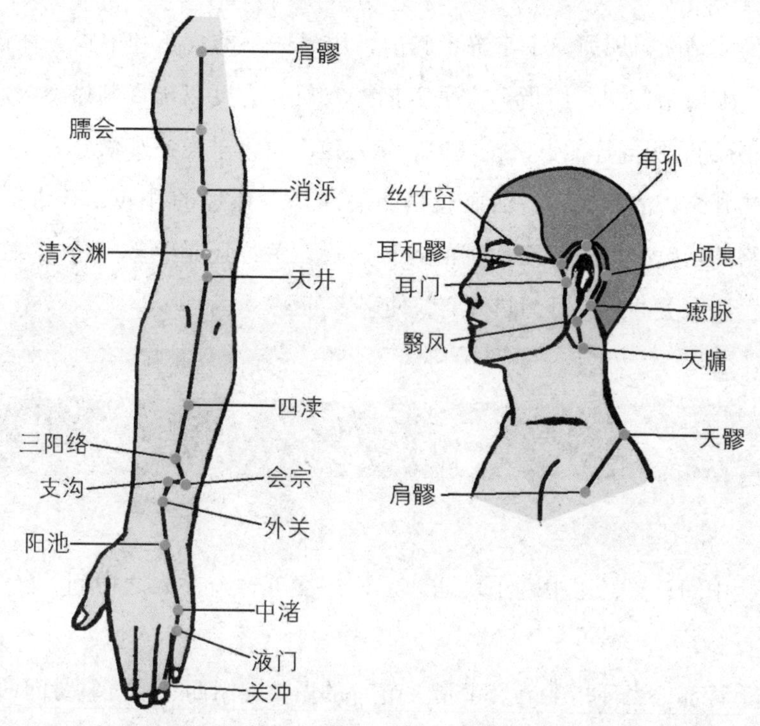

关冲穴：泻热开窍，清利喉舌

◉ 跟医师学准确取穴

关，通“弯”；冲，冲要。无名指不能单独伸直，关在此代表无名指。穴在无名指端，系三焦经井穴，经气由此涌出，沿经脉上行。

在无名指尺侧，距指甲根角 0.1 寸处。

◉ 有效缓解喉咙疼痛

患者采取正坐位，施术者用拇指的指甲边缘进行按压，在关冲穴掐点，大约 8 ~ 10 次，治疗中风、昏迷、热病等，可有效缓解喉咙疼痛。

◉ 治疗晕厥

患者采取正坐位，施术者在双侧关冲穴进行按揉，用拇指指腹轻轻按，再用指甲掐按10次左右，局部产生胀痛感，治疗晕厥。

◉ 特效穴按摩

正坐或站立，屈肘，手掌置于胸前，用另一手的食指和中指夹住该手的无名指，大拇指弯曲，用指甲尖垂直掐按穴位，力度以出现刺痛感为宜，按摩1~3分钟。用同样的方法按摩另一侧穴位。每天早晚各按摩1次。

泻热开窍，清利喉舌，活血通络。关冲是三焦经的井穴，有清利喉舌、活血通络的功效，可治疗头面部的各种病症。关冲还是急救穴位之一，热病昏厥时，按摩关冲穴，可泻热开窍，使患者苏醒。

中渚穴：清热散邪，明目益聪

◉ 跟医师学准确取穴

中，中间；渚，水中之小块陆地。该穴在五输流注穴之中间，经气如水循渚而行。

在手背部，当环指本节（掌指关节）的后方，第四、第五掌骨间凹陷处。

◉ 预防头痛、目赤

患者采取正坐位，施术者用拇指的指端发力，点按、揉动5~10次、可以预防头痛、目赤、耳鸣、耳聋等病症。

◉ 缓解头痛、偏头痛及眩晕等症

患者用一只手的拇指和食指，上下用力，进行揉按对侧的中渚穴，按5~7秒钟，然后，再以同样的程序按另一只手。每只手做5次，能够开窍醒神、缓解头痛、偏头痛及眩晕等症。

◉ 特效穴按摩

用拇指指尖掐揉，每次1~2分钟。

清热散邪，明目益聪，舒筋活络。可以治疗头痛，目赤，耳聋，耳鸣，咽喉肿痛，热病，手指不能屈伸。配翳风、耳门，可治耳鸣；配头维，可治头痛、目眩。

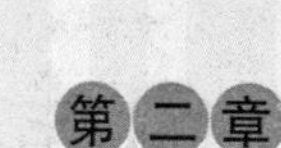

天井穴：行气散结，安神通络

◉ 跟医师学准确取穴

天，天部也；井，孔隙通道也。本穴为手少阳之合，属土。土地出水曰井。该穴在上臂尺骨鹰嘴之上居天位，其处凹陷颇深，犹似深井，故名。

在尺骨鹰嘴后上方，屈肘呈凹陷处。

◉ 治疗颈淋巴结核

患者采取正坐位，施术者用拇指和食指、中指的指腹点压天井穴 5 ~ 10 次，有很好的消气作用，有效治疗颈淋巴结核。

◉ 主治偏头痛、痫证

患者采取正坐位，然后用中指垂直向下进行按揉，每日早、晚各按压 1 次，每次 1 ~ 3 分钟，主治偏头痛、痫证。

◉ 特效穴按摩

用手指指腹或指节向下按压，沿圈状进行按摩。

行气散结，安神通络。可以治疗偏头痛，耳鸣，胸壁痛，颈肩痛，瘰疬，荨麻疹。配率谷，可治偏头痛；配天突，可治瘿气。

阳池穴：和解少阳，益阴增液

◉ 跟医师学准确取穴

阳，天部阳气也；池，屯物之器也。腕背属阳，浅凹为池，该穴在腕背陷中，故名。

在腕背横纹上，当指伸肌肌腱尺侧凹陷处。

◉ 迅速畅通血液循环，温和身体

患者可以采取正坐位，施术者用拇指的指端轻轻点揉，力度可以慢慢由轻到重，按摩 5～10 分钟，可迅速畅通血液循环，温和身体。

◉ 可以使疼痛消失

患者采取正坐位，用拇指指尖进行点按，能够有效缓解肩臂痛，对于肩部侧面疼痛，不能抬起手臂者使用此穴，甚至可以使疼痛消失，手臂即可侧举过头。

◉ 防治“鼠标手”

现代人电脑用得多，所以患有“鼠标手”的大有人在，鼠标手多是腕关节劳损过度所致。如果您感觉手腕不舒服，可以揉捏阳池穴和位于腕关节掌侧横纹中、两筋之间的大陵穴。具体方法是：将健肢拇指指腹放在患腕的大陵穴，中指指腹放在阳池穴，适当用力按压 1～2 分钟，有疏通经络、滑利关节的作用，可防治“鼠标手”。

◉ 特效穴按摩

用拇指指尖点揉，每次 2～3 分钟。

和解少阳，益阴增液。可以治疗目赤肿痛，耳聋，咽喉肿痛，疟疾，腕痛，消渴。配睛明、承泣，可治目痛；配腕骨、外关，可治腕痛。

外关穴：清热解表，通经活络

◉ 跟医师学准确取穴

外，内外之外；关，关隘。该穴在前臂外侧要处，犹如关隘，与内关相对，故名。

在前臂背侧，当阳池与肘尖的连线上，腕背横纹上 2 寸，尺骨与桡骨之间。

◉ 治疗落枕

患者采取正坐位，然后用拇指与食指分别放在外关和内关穴上，两指相对用力，进行捏拿外关，反复捏拿 3～5 分钟，可治疗落枕。

◉ 缓解疼痛

患者采取正坐位，然后用拇指的指端进行点按，力量慢慢加重，以穴位出现酸胀感为度，同时辅以俯仰、转侧、踢腿、下蹲起立等动作，直至腰部肌肉松弛，疼痛缓解。

◉ 缓解肘关节疼痛

患者采取正坐位，施术者可以通过拇指指腹按压穴位，进行轻轻揉动，施力不可太大，每次 10 分钟。感到肘关节疼痛处有温热或疼痛加重感属于正常现象。在按摩时，可令患者活动患侧肢体（由轻到重），疼痛可减轻，多数患者肘关节局部疼痛可基本缓解，少数患者经 2 ~4 次治疗后可痊愈。

◉ 特效穴按摩

正坐或站立，伸出前臂，掌心向下，另一手握住手腕，大拇指置于穴位上，用拇指尖垂直掐按穴位，力度以出现酸痛感为宜，按摩 1 ~3 分钟。用同样的方法按摩另一侧穴位。每天早晚各按摩 1 次。

清热解表，通经活络。外关是三焦经的八脉交会穴，交于阳维脉。外关具有清热解表的作用，可治疗风热感冒、热病神昏等病症。

支沟穴：清热理气，降逆通便

◉ 跟医师学准确取穴

支，通“肢”；沟，指沟渠。该穴在上肢前臂尺、桡两骨之间，因喻脉气行于两骨间如水行于渠，故名。

在手腕背横纹上 3 寸，尺、桡两骨之间。

◉ 治疗便秘

患者采取正坐位，用拇指与食指分别放在支沟与内侧对应处，然后，两指相对捏拿支沟，反复捏拿 1 分钟，治疗便秘。

◉ 治疗两胁胀痛，气郁不畅

患者采取正坐位，然后将左右手用拇指交替按揉，大约 5 分钟，可以治疗两胁胀痛，气郁不畅。

◉ 特效穴按摩

用拇指指端点揉，每次 2～3 分钟，早晚各 1 次。

清热理气，降逆通便。可以治疗耳鸣，耳聋，暴喑，胁肋痛，便秘。配通里、前谷、少商，可治喑哑、失声；配天枢、足三里，可治便秘。

翳风穴：聪耳通窍，祛风泄热

◉ 跟医师学准确取穴

翳，用羽毛做的华盖也，为遮蔽之物；风，风邪。该穴当耳垂后方，为遮蔽风邪之处。

在耳垂后方，当乳突与下颌角之间凹陷处。将耳垂后按于头侧部，耳垂的边缘为取穴部位。

◉ 缓解眩晕、晕车症状

患者采取正坐位，施术者可以通过中指指端进行按揉翳风穴，大约 30～50 次，对面部麻痹、面瘫、痉挛、脸颊红肿、牙痛有明显治疗效果，还能缓解眩晕、晕车症状，治疗耳聋、耳鸣、中耳炎等。

◉ 治疗耳鸣、耳聋

患者采取正坐位，然后用手掌托住面颊，并且用拇指按压耳后的翳风穴，如此反复几次即可。对耳鸣、耳聋有一定治疗作用。翳风穴是治疗神经痛的特效穴位，与耳朵周围的听宫、角孙、头窍阴、耳门等穴位同是治疗重听、耳鸣的特效穴位。

◉ 特效穴按摩

正坐或站立，抬头，目前视，拇指外的四指贴于颈部，大拇指置于穴位上，用指腹按揉穴位，力度以出现酸痛感为宜，按摩 1～3 分钟。每天早晚按摩 1 次。

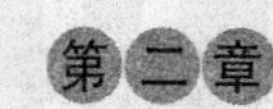

按摩翳风穴可聪耳通窍，祛风泄热，能治疗头面五官的病症，尤其是耳部的疾病。

肩髎穴：祛除风湿，通经活络

◉ 跟医师学准确取穴

肩，指穴在肩部也；髎，孔隙也。该穴当肩关节部骨隙处，故名。

在肩部，肩髃后方，当臂外展时，于肩峰后下方呈现凹陷处。

◉ 预防肩周炎、高血压

将双手交叉，把其中的一掌心放到另一手手臂上，四指并拢，然后一起向肩髎穴按压，一压一松，每次 3 ~5 分钟，早、晚各 1 次。按摩这个穴位，可以预防肩周炎、高血压等病症。

◉ 治疗上肢疼痛不举、痿痹

患者采取正坐位，施术者的拇指指腹或指节慢慢向下按压，然后进行环形按揉，同时嘱咐患者活动患侧上肢，治疗上肢疼痛不举、痿痹，可发挥治疗效果。

◉ 特效穴按摩

站立，两手臂向外伸直，可见到两侧肩峰后下方有凹陷，即为穴位所在。一手绕到对侧肩部，用拇指、食指和中指拿捏穴位，按摩 3 ~5 分钟。每天早晚各按摩 1 次。

祛除风湿，通经活络。按摩肩髎穴可预防和治疗肩关节僵硬、酸痛，肩髎穴和旁边的肩腢穴一起配合使用，对于肩周炎有很好的治疗效果。

角孙穴：清热散风，消肿止痛

◉ 跟医师学准确取穴

角，指耳上角；孙，支别之络，“支而横者为络，络之别者为孙。”手少阳之脉，其支者，从膻中上出缺盆，上项连系耳后，直上出耳上角，交会于足少阳、手阳明。该穴当耳上角，在手少阳经支脉别行之处，故名。

在头部，折耳郭向前，当耳尖直上入发际处。

◉ 缓解眩晕、头痛、头晕

患者采取正坐位，用食指的指腹进行按揉，每日早、晚各揉按1次，每次左右各揉1~3分钟，可以治疗耳鸣、牙痛，缓解眩晕、头痛、头晕。还有缓解晕车之效，对眼睛发炎、中耳炎、牙周病也有不错的疗效。

◉ 缓解牙痛

患者采取正坐位，然后用拇指或中指的指端进行按揉30~50次，用拇指桡侧向后直推30~50次，可以缓解牙痛。

◉ 特效穴按摩

用手指指腹或指节向下按压，沿圈状进行按摩。

清热散风，消肿止痛。可以治疗颊肿，目翳，牙痛，项强。配风池、合谷、颊车，可治牙痛；配外关、中渚、听会，可治目赤肿痛。

耳门穴：开窍聪耳，泄热活络

◉ 跟医师学准确取穴

耳，穴内气血的作用部位为耳也；门，出入的门户也。该穴在耳屏上切迹前，主治耳聋、耳鸣，其处犹如耳之门户，故名。

在耳屏上切迹与下颌骨髁状突后缘之间凹陷处。

◉ 减缓外耳炎的不适感

以食指指端垂直揉按，每日早、晚各揉按1次。每次左右对称各揉1~3分钟，可以防治耳鸣、牙痛。也可与耳下的翳风穴一同使用，能减缓外耳炎的不适感。另外，对颜面神经麻痹、牙齿疼痛也有疗效。

◉ 治疗耳鸣、耳聋

患者采取正坐位，用两手中指或食指分别按于两边耳门穴，由轻渐重，

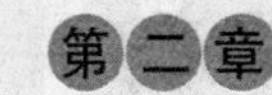

按揉 20 ~ 30 次，并配合弹法操作 5 ~ 10 次。具有疏通耳道气缸、鼓动耳膜的作用，治疗耳鸣、耳聋。

◉ 特效穴按摩

用拇指指尖同时按揉两侧穴位，每次 1 ~ 3 分钟，早晚各 1 次。

开窍聪耳，泄热活络。可以治疗耳鸣，耳聋，聤耳，牙痛，颈颔痛。配翳风、风池、听会，可治耳鸣、耳聋；配丝竹空、合谷，可治牙痛。

丝竹空穴：疏风清热，安神明目

◉ 跟医师学准确取穴

丝，喻纤细之眉梢；竹，喻眉毛如竹丛；空，指凹陷处之孔穴。该穴在眉后凹陷中，故名。

在面部，当眉梢凹陷处。

◉ 治疗近视、斜视、青光眼

患者采取正坐位，然后用拇指或中指的指端进行按揉，大约 50 ~ 100 次，可以治疗近视、斜视、青光眼等眼疾。有明目功能。

◉ 改善面部肌肤营养

用中指和无名指的指腹进行按压，一起向内侧推揉，一边推，一边揉，做环形揉动，默数到 10，放松，再按摩，重复 5 次，可以改善面部肌肤营养。

◉ 特效穴按摩

正坐或站立，举起双手，置于额头两侧，大拇指置于穴位上，用指腹按揉穴位，力度以出现酸胀痛的感觉为宜，按摩 1 ~ 3 分钟。每天早晚各按摩 1 次。

丝竹空在眉梢处，具有疏风清热、安神明目的功效，可以治疗头面五官的疾病，尤其是眼部疾病，常按丝竹空，有很好的预防和治疗作用。

第六节 手太阳小肠经：舒筋活络的关键

经脉循行

手太阳小肠经起于小指内侧端（少泽），沿着手背外侧至腕部，出于尺骨小头，直上沿着前臂外侧后缘，经尺骨鹰嘴与肱骨内上髁之间（小海），沿上臂外侧后缘，出于肩关节，绕行肩胛部，交会于大椎（督脉），从大椎向前经足阳明经的缺盆，联络心脏，沿着食管，通过横膈，到达胃部，属于小肠。缺盆部支脉：沿着颈部，上达面颊（颧髎），至目外眦，转入耳中（听宫）。颊部支脉：上行目眶下，抵于鼻旁，至目内眦（睛明），与足太阳膀胱经相接。

养生要诀

13：00～15：00是小肠经的开穴时间。此时，小肠经内的气血津液最为充足，消化吸收功能也最强，所以是保养小肠的最佳时段。此时应多喝水，帮助小肠排毒降火。长期坚持对小肠经的保健操作，就能轻松拥有健康的消化吸收功能。

临床主治

按揉本经，可以治疗和预防小肠、心胸、咽喉、颈、面、五官等疾病，以及肩臂疼痛、腰扭伤等病症。因小肠与心互为表里，故小肠正常与否也影响着心脏功能的正常发挥，如若小肠有热，则可引起心烦、舌赤、口舌生疮等病症。所以，经常敲打本经穴位不仅能够防治小肠病变，而且可以调节心

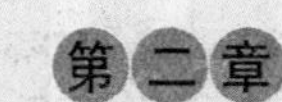

脏功能。又因本经上行至面颊，故按摩本经穴位对面部、五官的病症如面瘫、耳聋、目赤、牙痛等病症，也可以起到防治作用。

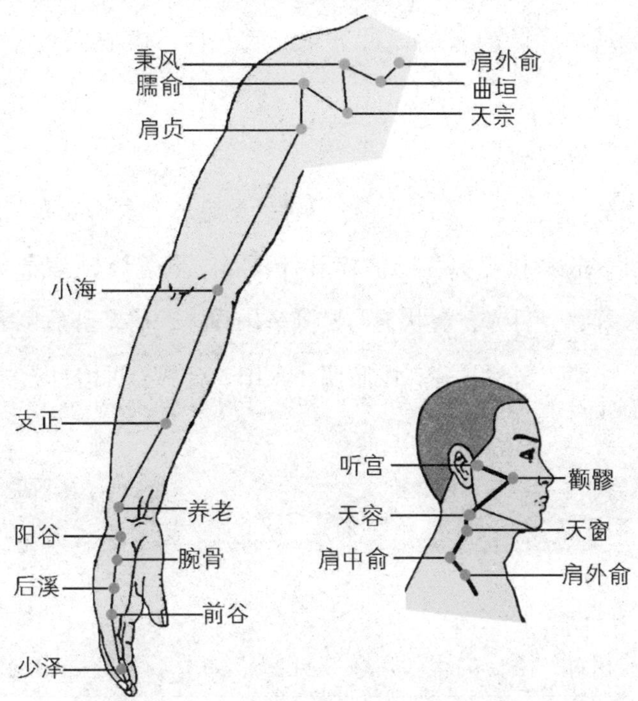

少泽穴：清热通乳，散瘀利窍

◉ 跟医师学准确取穴

少，阴也，浊也；泽，沼泽也。穴在小指上，脉气初生之处，如始于沼泽，故名。

在手小指末节尺侧，距指甲角 0.1 寸。沿小指指甲底部与尺侧缘引线的交点为取穴部位。

◉ 治疗呃逆

用拇指、食指进行按压，力量由轻到重，成人可以用指甲顶压，持续按压大约 1 分钟。按压此穴能够有效治疗呃逆，效果显著。

◉ 增加乳汁、丰胸

对于产妇，以拇指、食指指腹揉或用指腹向下按压，并做环形按摩1~3分钟，能达到增加乳汁的目的；对于非产后女性，揉按少泽穴能起到丰胸作用。

◉ 特效穴按摩

用食指指尖掐按穴位，每次2~3分钟，早晚各1次，双手交替进行。

清热通乳，散瘀利窍。可以治疗乳汁不足，乳腺炎，头痛，咽喉肿痛，热病，耳聋，耳鸣，目赤，翳状胬肉，脑卒中昏迷，肩臂外后侧痛。配翳风、耳门、风池、中渚，可治耳聋；配睛明、太阳、合谷，可治目赤肿痛。

后溪穴：清心安神，通经活络

◉ 跟医师学准确取穴

后，与前相对；溪，沟溪。穴在第五掌指关节后方，握拳时，当尺侧横纹头处，其形有如沟溪，故名。

在手掌尺侧，微握拳，当小指本节（第五掌指关节）后的远侧掌横纹头赤白肉际处。仰掌，握拳，第五掌指关节后，有一皮肤皱襞突起，其尖端为取穴部位。

◉ 治疗颈椎病

施术者用食指指端进行按压患者的后溪穴，并进行有节律的旋转揉动，进行刺激，同时令患者轻转颈部，直至症状完全消失，对于颈椎病有很好的调节作用。

◉ 治疗急性腰扭伤

施术者可以通过用拇指指端通过重力，有节律地掐按后溪穴，并嘱咐患者缓慢地转动腰部，使腰部的痛感逐渐减轻。能治疗急性腰扭伤，对于慢性腰肌劳损也有很好的治疗作用。

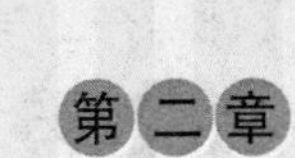

◉ 防止颈肩部疾病的发作

把双手置于体前，然后用一手拇指指腹紧贴对侧的后溪穴上，通过腕关节运动带动拇指进行轻松的环旋揉动。揉动时会有一种轻微的酸痛，即可达到刺激效果，每日按揉3～5分钟，可以放松颈肩，防止颈肩部疾病的发作。

◉ 特效穴按摩

用拇指指尖掐按，每次1～2分钟，早、晚各1次，双手交替进行。

清心安神，通经活络。可以治疗腰骶痛，手指及肘臂挛急，头项强痛，癫狂，癔病，目赤，疟疾。配大椎、天柱，可治头痛；配合谷、三阳络，可治急性腰扭伤。

腕骨穴：祛风理气，安神止痛

◉ 跟医师学准确取穴

腕，腕部；骨，骨头。穴在手外侧腕前起骨（豌豆骨）下凹陷之处，故名。

在手掌尺侧，当第五掌骨基底与钩骨之间的凹陷处，赤白肉际。

◉ 治疗落枕、急性腰扭伤

施术者用拇指指端将患者的腕骨穴掐住，由轻到重，反复按揉，其间嘱咐患者慢慢地活动脖子，会发现脖子的活动度逐渐改善，疼痛逐渐减轻。每次操作3～10分钟，每日可反复进行3～5次。能治疗落枕，同样方法，配合活动腰部，能治疗急性腰扭伤。

◉ 特效穴按摩

用拇指指尖掐按，每次2～3分钟，早、晚各1次，双手交替进行。

祛风理气，安神止痛。可以治疗挛腕痛，无力握物，耳鸣，目翳，头项强痛。配阳谷、前谷，可治目翳；配阳池，可治腕部疼痛。

小海穴：清热祛风，宁神安志

◉ 跟医师学准确取穴

小，微小；海，海洋。小，指小肠经。此系小肠经合穴，气血至此，犹如水流入海。

在肘内侧，当尺骨鹰嘴与肱骨内上髁之间的凹陷处。

◉ 增强人体的消化功能

施术者可以用拇指指腹进行按揉小海穴，并用指端不断弹拨，约1分钟即可。可增强小肠经的传导力，可增加心脏的力量，还能增强人体的消化功能。

◉ 特效穴按摩

用手指指腹或指节向下按压，沿圈状进行按摩。

清热祛风，宁神安志。可以治疗耳聋，耳鸣，头痛，眩晕，面肿，牙龈炎，精神病，癫痫，手震颤，颈项肩臂痛，上肢瘫痪。配手三里，可治肘臂疼痛；配合谷、颊车，可治咽喉炎、颊肿。

养老穴：明目清热，通经活络

◉ 跟医师学准确取穴

养，生养、养护也；老，与少、小相对，为长为尊也。穴主耳聋、目视不明、肩臂疼痛等老年性疾患。为奉养老人、调治老人疾病的要穴，故名。

在前臂背面尺侧，当尺骨小头近端桡侧凹陷中。手掌水平，掌心先向下正对地面，另一手食指按在尺骨小头最高点，当翻转手掌使掌心对胸时，另一手指顺势滑动而摸至骨边缘，所指处为取穴部位。

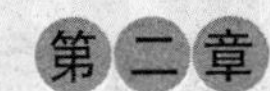

◉ 预防耳聋、眼花等老年疾病

患者可以采取正坐位，然后将两手屈肘，放在胸前。一手掌心向下，另一手四指经外侧托在下面，拇指指端可以按压养老穴，用拇指指端做推擦活动，连做1分钟。能有效预防耳聋、眼花等老年疾病，从而起到抗衰老的保健作用。

◉ 治疗急性腰扭伤

用拇指指端按压养老穴，用力，同时缓慢地活动腰部，会使腰部的疼痛减轻，治疗急性腰扭伤。

◉ 特效穴按摩

用拇指指腹按揉，每次2～3分钟，早、晚各1次，双手交替进行。

明目清热，通经活络。可以治疗落枕，肩背痛，上指关节痛，后头痛，急性腰扭伤，上肢瘫痪。配华佗夹脊，可治颈椎病；配肾俞、委中，可治腰扭伤。

肩贞穴：清头聪耳，缓解疲劳

◉ 跟医师学准确取穴

肩，穴所在部位肩部也；贞，正也。穴在肩下，正对腋纹头上方1寸处，故名。

在肩关节后下方，臂内收时，腋后纹头上1寸。

◉ 治疗肩周炎

施术者将拇指按在肩贞穴上，轻轻按揉，也可通过攘法对肩贞穴进行放松，然后再用弹拨或点按的手法，使患处产生酸胀感，并感觉疼痛减轻为宜；可以治疗肩周炎。

◉ 缓解上肢疲劳

按揉该穴，可以有效加强肩背力量，缓解上肢疲劳，用攘法对该穴进行放松，然后再用弹拨或点按的手法，使患处产生酸胀感，并感觉疼痛减轻为宜。

◉ 特效穴按摩

用中指点揉，每次2~3分钟，早、晚各1次，双手交替进行。

清头聪耳，缓解疲劳。可以治疗手臂麻痛不能上举，风湿痛，肩周炎，瘰疬，耳聋，耳鸣。配肩髃、肩髎，可治肩周炎；配曲池、手三里，可治上肢不遂。

天宗穴：舒筋活络，理气消肿

◉ 跟医师学准确取穴

天，指上部；宗，指本，含中心之意。穴在肩胛冈中点下窝正中，故名。

在肩胛部，当肩胛冈下窝中央凹陷处，与第四胸椎相平。垂臂，由肩胛冈下缘中点至肩胛下角做连线，上1/3与下2/3交点处为取穴部位，用力按压有明显酸痛感。

◉ 治疗落枕

患者采取正坐位，施术者站到患者的身后，然后双手拇指指端点按天宗穴。力量要由轻慢慢加重，同时嘱患者向左右前后缓慢活动头部。如此反复，1~2分钟后疼痛开始缓解。10分钟后疼痛基本可缓解，可基本使颈部活动恢复正常，用于治疗落枕。

◉ 丰胸

用一手搭按在另一侧肩上，用食指指端按揉另一侧天宗穴，有规律、有节奏地进行操作。左右各按揉1~2分钟，有丰胸作用。

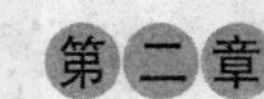

◉ 特效穴按摩

正坐或直立，一手搭在对侧肩膀，食指和中指置于穴位上，以指腹按揉穴位，力度以出现酸胀痛感为宜。用同样的方法按摩对侧穴位。每天早晚各按摩 1 次，每次 1 ~ 3 分钟。

天宗是一个医疗保健中经常用到的穴位，有舒筋活络、理气消肿的功效，可以治疗肩、背、肘等部位的肌肉关节病症。对于肩周炎、肩背软组织损伤等具有很好的疗效。天宗还可治疗女性的乳房疾病，对乳腺炎、乳腺增生有预防和治疗效果。

颧髎穴：祛风镇痉，清热消肿

◉ 跟医师学准确取穴

颧，颧骨也，指穴所在的部位；髎，孔隙也。穴在颧骨下凹处，故名。

在面部，当目外眦直下，颧骨下缘凹陷处。

◉ 改善面部皮肤弹性

施术者可以通过用中指指腹按揉穴位，同时向上慢慢进行推压，能够有效改善面部皮肤弹性，减少皱纹，用这种方法还能缓解痉挛的症状。

◉ 特效穴按摩

正坐或站立，抬头，目视前方，口唇微张开，伸出食指，其余四指屈曲，食指置于穴位上，用指尖垂直按揉穴位，由下往上用力，力度以出现酸胀感为宜。按摩 1 ~ 3 分钟。

祛风镇痉，清热消肿。颧髎穴在面部，对面部的各种病症有很好的疗效，如面部疼痛、面部肿痛、面神经麻痹、面肌痉挛、三叉神经痛等，都可以通过按摩颧髎穴来治疗。按摩颧髎穴对面部还具有美容作用。可消除黑眼圈，使皮肤更有光泽。

听宫穴：聪耳开窍，宁神止痛

◉ 跟医师学准确取穴

听，闻声也；宫，宫殿也。本穴在耳部，能够治疗耳病，有通耳窍之功，故名。

在面部，耳屏前，下颌骨髁状突后方，张口时呈凹陷处。侧卧位，与外耳道相平，间隔耳屏。取穴时，嘱患者张口，耳屏前微凹陷处，下颌骨髁状突后，该处为取穴部位。

◉ 治疗耳鸣、耳聋

患者将食指指腹放在穴位上，轻轻按揉，慢慢加大力度，这样可以连带按摩与它紧邻的听会穴和耳门穴，按摩时可以配合闭嘴、鼓气，每按摩 1 次要 5 秒钟，一共按摩 20 次。能够治疗耳鸣、耳聋。

◉ 改善面部皮肤弹性

患者采取正坐位，施术者可以把食指、中指和无名指放在一起，在听宫穴上按揉，动作要轻柔，不要突然发力，约 1 分钟。能改善面部皮肤弹性；治疗嘴角下垂或㖞斜。

◉ 特效穴按摩

正坐，头抬起，目视前方，口微张开，大拇指伸直，其余四指握拳，以大拇指指尖置于耳屏前的凹陷中，轻轻按揉穴位，力度以出现刺痛感为宜。按摩 1 ~3 分钟。

听宫可以聪耳开窍，宁神止痛。常按听宫，可提高听力，让耳朵更敏锐。当耳部疾病产生时，按摩听宫，能加快耳部的气血运行，增强抗病能力，达到治疗疾病的目的。对于耳鸣、耳聋、中耳炎等耳部疾病，按摩听宫可收到较好的疗效。

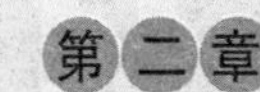

第七节 足阳明胃经：人的后天之本

经脉循行

足阳明胃经起于鼻翼两侧（迎香），上行到鼻根部，与旁侧足太阳经交会，向下沿着鼻的外侧（承泣），进入上齿龈内，回出环绕口唇，向下交会于颏唇沟承浆（任脉）处，再向后沿着发际，到达前额（神庭）。面部支脉：从大迎前下走人迎，沿着喉咙，进入缺盆部，向下通过横膈，属于胃，联络脾脏。缺盆部直行的脉：经乳头，向下夹脐旁，进入少腹两侧气冲。胃下口部支脉：沿着腹里向下到气冲会合，再由此下行至髀关，直抵伏兔部；下至膝盖，沿着胫骨外侧前缘。下经足跗，进入第二足趾外侧端（厉兑）。胫部支脉：从膝下3寸（足三里）处分出，进入足中趾外侧端。足跗部支脉：从跗上（冲阳）分出，进入足大趾内侧端（隐白），与足太阴脾经相接。

养生要诀

足阳明胃经的开穴时间是在上午7：00～9：00，正是大多数人吃早餐的时间，所以早餐宜安排温和养胃的食物，避免过于燥热的食物。早饭后1小时循按胃经是一个非常不错的养生方法，可以充实胃经的经气，使与其联系的脏腑气血充盛，还能调节人体的胃肠功能。

临床主治

按揉本经，可以治疗和预防胃腹部疾病，眼、耳、口、牙、鼻、咽喉等器官的病症，以及本经脉所经过部位的疾病。中医学称胃为“水谷之海”、“太仓”，胃具有受纳和腐熟水谷的功能，故经常敲打本经穴位，对胃部疾病如消化不良、胃脘胀痛等病症有防治作用。胃主通降，以降为和，若胃失通降，则会造成浊气在上，因而会发生口臭、大便秘结等症状，故敲打本经有助于对此类病症的预防和治疗。又因本经分支较多，其主要分布于头面、胸部、腹部，以及腿的外侧靠前的部分，故经常敲打、按揉本经，对这些部位的疾病也具有预防和治疗作用。

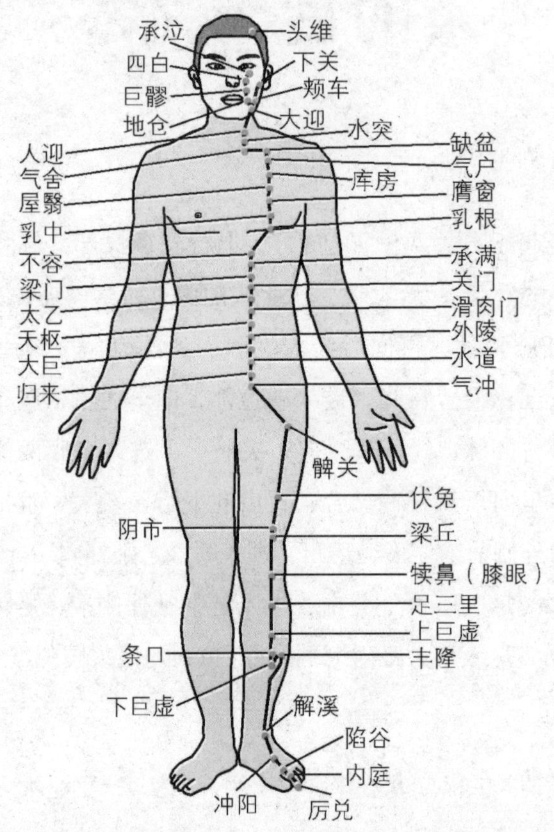

承泣穴：散风清热，明目止泪

◉ 跟医师学准确取穴

承，承受；泣，泪水，流泪。穴在目下，犹如承受泪水的部位。

在面部，瞳孔直下，当眼球与眶下缘之间。

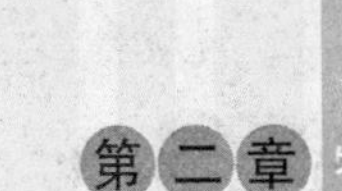

◉ 预防和治疗近视眼

双臂以肘部为支撑点，固定在桌面上，然后用食指按在穴位上进行按揉，力度均匀，按揉3分钟，每日2次。用于预防和治疗近视眼及其他常见的眼部疾病。

◉ 特效穴按摩

正坐、仰靠或者仰卧，眼睛直视前方，食指伸直，指尖放在眼眶的边缘处，用指腹按揉穴位，力度至出现酸痛感为宜，左右各按摩1～3分钟。

散风清热，明目止泪。承泣穴在眼球旁边，能治疗多种眼部的疾病，是治疗眼部疾病很重要的一个穴位，对于目赤肿痛、多泪、夜盲、口眼㖞斜、近视、眼颤动、眼睑痉挛、角膜炎、视神经萎缩、眼睛疲劳、迎风流泪、老花眼、白内障等常见的眼部疾病疗效比较好。

四白穴：祛风明目，通经活络

◉ 跟医师学准确取穴

四，数词，指四面八方，亦指穴所在的周围空间；白，光明也。此穴位于目下，治眼病，改善视觉，明见四方。

在面部，瞳孔直下，当眶下孔凹陷处。

◉ 治疗夜盲症、内外翳障

患者采取仰卧位，施术者在患者的头部上方，用两手的拇指分别放在左右两侧的四白穴处，同时进行按揉。用力要适度，应以两穴位处有酸、麻、胀感为宜，时间2～3分钟，治疗夜盲症、内外翳障、鼻炎、三叉神经痛等。

◉ 治疗黑眼圈

患者呈坐位，将双臂放在桌子上，然后以肘部为支撑点，把两手的食指端分别放在左右两侧的四白穴处上，进行按揉数分钟，以舒适为度。可以治疗黑眼圈。黑眼圈就是胃经气血不足，眼睛周围的陈血没有被及时疏通走，好血没有及时补充造成的，这时候点揉四白穴，把气血引到眼眶四周，效果较好。

◉ 特效穴按摩

正坐或仰靠，食指置于穴位上，用指腹按揉，力度以出现酸痛感为宜。同时以食指指腹按揉左右穴位。每次按摩 1 ~3 分钟。

祛风明目，通经活络。四白穴有明目的功效，可以预防和治疗青少年近视。眼保健操中有一节就是按摩四白穴。也可以预防黑眼圈和老花眼。四白穴还具有美白养颜的作用。经常按摩四白穴，可以使脸部皮肤变得细腻白润。

地仓穴：祛风止痛，增强胃气

◉ 跟医师学准确取穴

地，脾胃之土也；仓，五谷存储聚散之所也。穴值口吻之旁，面下之部，口能容纳食物，且入于胃，故名。

在面部，口角外侧，上直瞳孔。

◉ 治疗面肌痉挛、神经痛

将双手的中指指端分别放在左右两侧的地仓穴，轻轻按揉。使按揉出现有酸胀感为宜，时间约 3 分钟，每日 3 ~5 次，可治疗面肌痉挛、神经痛等。

◉ 治疗面神经麻痹

患者采取仰卧位，施术者可以用两手的拇指指甲放到两侧的地仓穴处，两手的食、中等指置于下颌角的前上方与其相抵，着力掐 1 ~2 分钟。操作时局部应有酸胀等反应，治疗面神经麻痹。

◉ 特效穴按摩

正坐或仰卧，闭口。举起双手，分别将食指置于口角两旁的地仓穴上，用指甲按揉穴位，力度至出现酸痛麻胀的感觉为宜。每天早、晚各按摩 1 次，每次 1 ~3 分钟。

祛风止痛，舒筋活络，增强胃气。可以治疗口歪，流涎，眼睑瞤动。配颊车、合谷，可治口歪、流涎；配迎香，可治三叉神经痛。

人迎穴：利咽散结，理气降逆

◉ 跟医师学准确取穴

人，民众也；迎，迎受也。因为此穴在人迎脉旁，故名。

在颈部，喉结旁，当胸锁乳突肌前缘，颈总动脉搏动处，喉结旁开 1.5 寸处。摸颈总动脉搏动之内侧缘，平喉结处为取穴部位。

◉ 治疗咽喉肿痛、气喘

患者采取仰卧位，施术者将双手的拇指指腹放在穴位上，然后轻轻按揉 3 分钟，每日按揉 5 次即可。对咽喉肿痛、气喘、瘿气、呃逆有良好的疗效。

◉ 治疗“双下巴”

患者采用正坐位，将双手的手指按压人迎穴，力度要均匀。有利于增进面部血液循环和使脸部皮肤紧缩的功能，可以去除“双下巴”。

◉ 特效穴按摩

用拇指和食指指腹同时按压两侧穴位。

利咽散结，理气降逆。可以治疗咽喉肿痛，气喘，瘰疬，瘿气，高血压。配足三里、三阴交、攒竹，可治呃逆；配大椎、太冲，可治高血压。

乳根穴：通乳化瘀，宣肺理气

◉ 跟医师学准确取穴

乳，乳房；根，根部。穴在乳房根部，以部位命名。

在胸部，当乳头直下，乳房根部，第五肋间隙，距前正中线 4 寸。

◉ 治疗胸闷、咳喘、胸痛

体位可采取坐位或仰卧位，用双手食指或中指指端。放在穴位上，左右同时揉动，一般按摩 50 ~ 100 次。可用于治疗胸闷、咳喘、胸痛。

◉ 具有良好的隆胸效果

患者采取仰卧位，施术者将双手的拇指或中指指端放在两侧穴位上，然后同时进行按揉 2 ~ 3 分钟，治疗乳房硬块。配合库房穴，共同调节乳腺。对单纯性胃气不足所致的乳房扁平细小或乳房下坠，具有良好的隆胸效果。

◉ 特效穴按摩

用手指指腹或指节向下按压，并进行圈状按摩。

通乳化瘀，宣肺理气。可以治疗咳嗽，气喘，呃逆，胸痛，乳痈，乳汁少。配少泽、膻中，可治乳痈；配少泽、足三里，可治乳汁少。

厉兑穴：清热和胃，通经活络

◉ 跟医师学准确取穴

厉，指磨砺，又登高、涉水也称厉；兑，指尖端。本穴位于足趾端，故名。

在足第二趾末节外侧，距趾甲角 0.1 寸。第二趾趾甲角外侧缘线与下缘线之交点处为取穴部位。

◉ 治疗神经错乱、失眠、多梦

患者采取仰卧位，施术者用双手的拇指指甲进行按压厉兑穴，大约 1 分钟。有节律地按揉，左右各压 50 次。治疗神经错乱、失眠、多梦效果较好。

◉ 特效穴按摩

用拇指和食指分别捏住第二脚趾的指尖两侧，向中央方向施压，或用棒状物指节按压穴位。

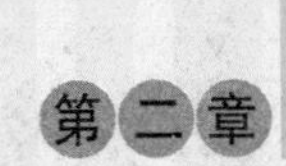

清热和胃，通经活络。可以治疗鼻衄，齿痛，咽喉肿痛，腹胀，热病，多梦，癫狂。配内关、神门，可治多梦；配间使、膈关，可治癫狂。

颊车穴：祛风清热，开关通络

◉ 跟医师学准确取穴

颊，指穴所在的部位为面颊；车，运载工具也。指牙床。穴在颊部，近下颌骨角。

在面颊部，下颌角前上方约一横指（中指），当咀嚼时咬肌隆起，按之凹陷处。

◉ 治疗虚热性牙痛、牙龈肿痛

患者采取仰卧位，然后在颊车穴上进行轻轻按揉，可以很好地缓解面部紧张，减轻“磨牙”的状况。另外，施术者以两手拇指或食、中指罗纹面于两侧颊车穴处按揉1~2分钟，100~120次，然后以拇指自听会处沿下颌外缘经颊车穴推至大迎穴，反复操作5~7次。可以治疗虚热性牙痛、牙龈肿痛、面神经炎、下颌功能紊乱等。

◉ 改善面部皱纹，治疗腮腺炎

将双手的拇指分别放在同侧的颊车穴，然后先轻后重，进行按压1~2分钟，每日30次。通过按摩颊车穴，面部皱纹、腮腺炎、扁桃体炎、面肌痉挛症状会得到改善。

◉ 特效穴按摩

正坐或仰卧，伸出食指和中指，两指的指腹置于穴位上，即咬牙时咬肌隆起处，用力揉按，力度至有酸胀感为宜。可左右同时按摩，也可单侧按摩。每次按摩1~3分钟。

祛风清热，开关通络。颊车穴对头面五官的疾病有很好的疗效，可治疗口眼㖞斜、牙关紧闭、下牙痛、三叉神经痛等头面部病症。

下关穴：消肿止痛，益气聪耳

◉ 跟医师学准确取穴

下，下方；关，关界，指颧骨弓。穴在其下缘，与上关相对。

在面部耳前方，当颧弓与下颌切迹所形成的凹陷中。闭口，由耳屏向前摸有一高骨，其下方有一凹陷，若张口，则该凹陷闭合和突起，此凹陷为取穴部位。

◉ 治疗口眼㖞斜

患者采取侧卧位，施术者在患者头部上方，用食指放在耳后翳风处，拇指置耳前下关穴处，两指同时用力按揉2～3分钟，然后再用中指指腹轻轻旋转揉按。治疗下颌关节功能紊乱、神经炎所致的口眼㖞斜等。

◉ 使面部经络、气血顺畅

双手食指放于两侧四白穴上，双手拇指放于两侧下关穴，按之有酸胀感，以一定节律按揉。可使面部经络、气血顺畅，使面色红润，有美容保健作用。

◉ 特效穴按摩

正坐、仰卧或仰靠。闭口，手掌握拳，中指置于穴位上，用指腹按揉，力度以出现酸胀感为宜。每次按摩1～3分钟。

消肿止痛，益气聪耳，疏风清热，通关利窍。下关位于耳前，靠近口，对口耳的疾病有很好的疗效。还能治疗耳鸣耳聋、牙痛、牙关紧闭、口㖞等病症。

头维穴：清利头目，止痛镇痉

◉ 跟医师学准确取穴

头，头部；维，隅角，维护。穴在头之额角部位。该穴位意指两侧的头

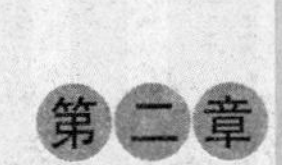

维穴就像是侍立于头部两侧的卫兵一样，维护着我们头脑的健康，故名。

在头侧部，当额角发际上0.5寸，头正中线旁4.5寸。耳前鬓角前缘向上直线与前发际交点上5分处为取穴部位。

◉ 治疗头痛、面肌痉挛

患者采取坐位或仰卧位，将双手的拇指指端放在穴位上，按压时配合呼吸，在瞬间吐尽空气的同时，加大按压力度。每秒钟按压1次，如此反复10～20次；指压时如果张口喊“啊……”，使眼、鼻发生振动，效果更佳。可治疗头痛、面肌痉挛等。

◉ 缓解头痛

用手指在头维穴上进行交替按揉，可以使得头痛、头胀、头晕等症状得到缓解。眉棱骨痛或者太阳穴痛，按头维穴也有很好的止痛效果。

◉ 特效穴按摩

正坐、仰靠或仰卧，食指与中指并拢，用两指指腹按压穴位，力度至有酸胀感为宜，每天早、晚各1次，每次1～3分钟。

清利头目，止痛镇痉。对各种头痛、头痛欲裂有很好的治疗效果。

梁门穴：和胃理气，健脾调中

◉ 跟医师学准确取穴

梁，指屋顶之横木；门，指出入之通道。穴在上腹部，该穴寓意为饮食入胃之门户。

在上腹部，当脐中上4寸，距前正中线2寸。平肚脐与胸剑联合连线之中点，前正中线旁开2寸为取穴部位。

◉ 缓解腹胀

患者采取仰卧位，施术者可以用双手掌放在腹部，沿左右肋进行推揉，顺时针旋转，揉双侧梁门穴1～2分钟，可有效缓解腹胀。

◉ 解除胃痉挛、腹泻

患者采取俯卧位，施术者将右手掌心紧紧贴于患者的上腹部梁门穴，顺时针方向环旋揉摩3分钟，可以配合一指掸推法在中脘、下脘、梁门穴推按2分钟，然后以行手拇指按压梁门穴，持续约2分钟，直至局部产生温热感时，缓缓放手，能有效解除胃痉挛、腹泻等症。

◉ 特效穴按摩

正坐、仰卧或站立，食指和中指并拢伸直，其余三指屈曲，中指指腹置于穴位上，垂直向下按揉，同时用食指指腹按揉周围穴位。力度以出现酸痛感为宜。按摩1~3分钟。

和胃理气，健脾调中。可增强脾胃的气血，提高脾胃的功能。对胃部疾病有很好的疗效。

天枢穴：理气行滞，调经止痛

◉ 跟医师学准确取穴

天，指上部；枢，指枢纽。古时候根据肚脐来分上、下腹部，脐上应天、属天部；脐下应地，属地部。穴当肚脐两旁，为胃肠气机之枢纽，故名。

在上腹部，横平脐中，前正中线旁开2寸。

◉ 治疗腹胀、腹痛、腹泻

患者在按摩前先排空大便，然后采取仰卧位或正坐位的姿势，全身尽量放松，施术者分别用拇指指腹按压在两侧天枢穴上，力度由轻渐重，缓缓下压（指力以患者能耐受为度），持续4~6分钟，将手指慢慢抬起（但不要离开皮肤），再在原处按揉片刻。整个治疗过程仅需数分钟，治疗腹胀、腹痛、腹泻。多数患者能立见疗效。

◉ 治疗便秘

患者可以将两脚分开站立，与肩同宽，以食指、中指的指腹按压天枢穴，在刺激穴位的同时，向前挺腹部并缓慢吸气，然后上身缓慢向前倾并缓慢呼气，反复做5次，两腿并拢坐于椅上，按压天枢穴，左腿尽量向上抬、收回，换右腿上抬、收回，作为1次，反复做5次，治疗便秘。

◉ 特效穴按摩

正坐或仰卧，双手各按与之同侧的穴位，食指和中指并拢，指腹置于穴位上，用力向下按揉，力度至出现酸痛为宜。每天早晚各1次，每次1~3分钟。

通调脏腑，理气行滞，调经止痛。天枢对因大肠功能紊乱引起的消化道病症有很好的预防和治疗作用，还能治疗便秘、腹泻、腹胀、腹痛等肠道疾病。

归来穴：温经散寒，行气止痛

◉ 跟医师学准确取穴

归，归回；来，到来。本穴能治宫脱、疝气等，有归复还纳之功，故名。

在下腹部，当脐中下4寸，距前正中线2寸。前正中线上，耻骨联合上缘上一横指处，再旁开两横指处为取穴部位。

◉ 治疗痛经、月经不调

患者采取仰卧位，施术者将食指、中指、无名指都放在穴位上，以腕关节为中心，连同掌、指做节律性的顺时针环旋运动，肘关节自然屈曲，腕部放松，指掌自然伸直，动作缓和而协调，每分钟120次左右，连续操作1~3分钟，力度以能耐受为度。治疗痛经、月经不调。

◉ 特效穴按摩

正坐或仰卧或站立，食指和中指并拢伸直，中指指腹置于穴位上，食指置于穴位旁边，同时按揉穴位，力度以出现轻微刺痛和胀的感觉为宜。每天早晚各按摩1次，每次1~3分钟。

温经散寒，行气止痛，通调下焦气机，利湿消炎。

梁丘穴：理气和胃，通经活络

◉ 跟医师学准确取穴

梁，山梁也；丘，丘陵、土堆也。梁丘名意指穴当膝上，犹如山梁之上，故名。

屈膝，在大腿前面，当髂前上棘与髌底外侧端的连线上，髌底上 2 寸。下肢用力蹬直时，髌骨外上缘上方可见一凹陷，此凹陷正中处为取穴部位。

◉ 治疗急性胃肠炎、胃痉挛、胃反酸

用拇指在梁丘穴上用力按压，以能耐受为度，局部有酸、麻、胀、痛感。每次压 20 秒，间隔 5 秒，再继续下一次施压。治疗急性胃肠炎、胃痉挛、胃反酸。

◉ 治疗乳房痛、膝盖痛

患者采取仰卧位，施术者用拇指进行按揉，稍微用力，对急性乳痈引起的突然乳房痛或突然膝盖痛（排除陈旧性）有很好疗效。

◉ 特效穴按摩

取坐位，双手的食指、中指两指并拢伸直，用指腹垂直按揉穴位。因此处肌肉较厚，若手指力度不够，可握拳，用手背的指关节突按揉穴位。力度以出现酸痛感为宜。每天早晚各按摩 1 次，每次 1 ~ 3 分钟。

理气和胃，通经活络。可以治疗膝肿痛，下肢不遂，胃痛，乳痈，血尿。配阴市、伏兔，可治下肢不遂；配足三里、公孙，可治胃痛。

犊鼻穴：疏风散寒，理气消肿

◉ 跟医师学准确取穴

犊，小牛；鼻，鼻子。髌骨下两侧凹陷，形似牛鼻孔，穴在外孔中，如

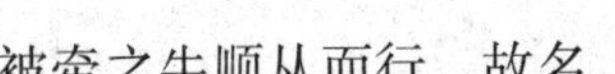

被牵之牛顺从而行，故名。

屈膝，在膝部，髌骨与髌韧带外侧凹陷中。

◉ 治疗关节炎

患者采取正坐位，施术者通过用拇指指端进行点按，大约 1~3 分钟。按摩犊鼻穴的时候手法要轻，按摩力量集中，治疗关节炎，缓解膝盖怕凉和膝关节疼痛。

◉ 治疗膝盖受损

患者采取正坐位，把两个手掌心快速搓热，然后以腕关节为中心，连同前臂做节律性的环旋运动，在膝盖上，相对上下摩擦，以膝盖为中心环绕膝盖做包绕的环旋摩动操作。可治疗膝盖受损、关节积水、走路不稳等。

◉ 特效穴按摩

取坐位，双腿并拢弯曲，中指指腹置于穴位上，垂直向下按揉，力度至出现酸胀感为宜。每天早晚各按摩 1 次，每次 1~3 分钟。

犊鼻穴可祛风湿，通经络，疏风散寒，理气消肿，利关节止痛。可治疗膝关节的各种病症。

足三里穴：调理脾胃，补中益气

◉ 跟医师学准确取穴

足，指穴位在足部；三里，指穴内物质作用的范围。古有以里为寸之说，穴在下肢，位于膝下 3 寸。

在小腿前外侧，当犊鼻下 3 寸，距胫骨前缘一横指（中指）。站位，用同侧手张开虎口围住髌骨上外缘，余四指向下，中指尖处为取穴部位。

◉ 健脾和胃，延年益寿

患者采取正坐位，施术者将手指并拢，然后放在小腿内侧，进行按压足三里穴，如此捏动 36 次。两侧交替进行，能健脾和胃，延年益寿。

◉ 治疗神经衰弱、失眠、多梦

患者采取正坐位，将腿弯曲，然后把拇指指端置于足三里穴处，连做7次按压，要使足三里穴有针刺一样的酸胀、发热的感觉。配合涌泉穴按摩，对于神经衰弱、失眠、多梦、头晕目眩等症状，可起到立竿见影的疗效。

◉ 使头脑清晰

患者采取正坐位，将小腿略向前伸，然后深吸一口气，手握穴拳，击打穴位，同时将气吐尽，如此反复重复10次，能使头脑清晰。

◉ 特效穴按摩

取坐位，双腿并拢屈曲，食指和中指伸直，指腹置于穴位上，用指腹垂直用力按揉，力度至出现酸痛、胀、麻的感觉为宜。每天早晚各按摩1次，每次1～3分钟。

足三里有调节机体免疫力、增强抗病能力、调理脾胃、补中益气、通经活络、疏风化湿、扶正祛邪的作用。因此经常按摩该穴位，能强身健体、抗病祛邪、益寿延年。

丰隆穴：健脾化痰，和胃降逆

◉ 跟医师学准确取穴

丰，丰满；隆，隆盛。穴位所处肌肉丰满隆盛，故名。

在小腿前外侧，当外踝尖上8寸，条口外，距胫骨前缘二横指（中指）。平腘横纹与足腕横纹连线之中点，在胫骨、腓骨之间，距胫骨前嵴约二横指处为取穴部位。

◉ 治疗水肿、腹泻

用拇指指端进行点按丰隆穴，大约3分钟，然后沿顺时针揉丰隆穴10分钟，再用拇指从丰隆穴向下搓动10分钟。治疗痰湿聚集之水肿、腹泻，痰湿蒙蔽清窍之眩晕、癫痫。

◉ 减肥

将一侧下肢平放在对侧膝关节上，用对侧手中指指端放在小腿外侧丰隆穴上，拇指附在小腿内侧，相对用力捏0.5～1分钟。每天早晚坚持做1遍，同时配合做收腹提臀运动20～30次，可以减肥。

◉ 治疗咳嗽、气喘

患者采取仰卧位，施术者用拇指或中指的指端进行发力，在丰隆穴上揉动50～100次，治疗痰涎壅盛、咳嗽、气喘等病症。

◉ 特效穴按摩

取坐位，双腿并拢屈曲，食指和中指伸直，指腹置于穴位上，用指腹垂直用力按揉，力度以出现酸胀痛的感觉为宜，按摩时间为1～3分钟。

健脾化痰，和胃降逆，开窍。丰隆穴是胃经的络穴，络穴不仅能治疗本经的病症，而且能治疗其表里经的疾病。胃经与脾经相表里，故丰隆穴也能治疗脾经的病症。丰隆穴具有健脾化痰的功效，可治疗咳嗽痰多、水肿等痰湿泛滥疾病。

解溪穴：清胃化痰，镇静安神

◉ 跟医师学准确取穴

解，通“骱”，骨结相连处；溪，沟溪，凹陷处。穴在踝关节前的凹陷中。

在足背与小腿交界处的横纹中央凹陷中，当踝长伸肌肌腱与趾长伸肌肌腱之间。足背屈，踝关节前横纹中两条大筋之间的凹陷中，与第二足趾正对处为取穴部位。

◉ 加速腿部血液循环

用拇指的指腹进行垂直向下按压，在吐气的时候，用力按压，10秒钟后放手，停止5秒钟后再次按压，反复10次。能加速腿部血液循环，纤细脚踝。

◉ 治疗惊风、吐泻

用拇指的指甲掐解溪，大约3~5次，并用拇指指端或罗纹面着力，揉动50~100次，常用于治疗惊风、吐泻、踝关节屈伸不利、足下垂等病症。

◉ 清利湿热，滑利关节

患者位采取仰卧位，施术者用虎口放在小腿的下段，自上向下经解溪穴放到足背部，反复数次，再用拇指指甲按压解溪穴1分钟，可以清利湿热，滑利关节，治疗踝关节肿痛。

◉ 特效穴按摩

坐于地板上，屈髋屈膝，脚放平，中指置于穴位上，用指腹向内向下按揉，力度至出现酸痛为宜。每天早晚各1次，每次1~3分钟。

舒筋活络，清胃化痰，镇静安神。解溪穴位于踝关节上，可治疗踝关节的各种病症。当脚腕扭伤时，按摩解溪穴可舒筋活络，活血止痛。

内庭穴：清胃泻火，理气止痛

◉ 跟医师学准确取穴

内，入也；庭，指门庭。穴在足背第二、第三趾间缝纹端，趾缝如门，喻穴在纳入门庭之处，故名。

在足背，当第二、第三趾间，趾蹼缘后方赤白肉际处。

◉ 治疗便秘

患者采取正坐位，屈膝，然后用一侧拇指指腹进行按揉内庭穴，以有酸胀感为宜，每侧1分钟，内庭穴是泻胃火的特效穴，对过食酒肉辛辣所致的便秘治疗效果较好。

◉ 治疗牙痛、咽喉肿痛、鼻衄

患者采取仰卧位，施术者用双手的拇指指甲发力，在内庭穴上掐3~5次，向指端方向传导，主要用于治疗牙痛、咽喉肿痛、鼻衄。

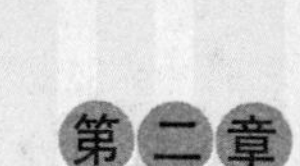

◉ 特效穴按摩

用拇指指腹点揉穴位，每次2~3分钟，早晚各1次，两侧穴位可同时或交替点揉。

清胃泻火，理气止痛。可以治疗齿痛，咽喉肿痛，口歪，鼻衄，胃病吐酸，腹胀，泄泻，痢疾，便秘，热病，足背肿痛。配地仓、颊车，可治口歪；配合谷，可治齿痛。

第八节　足少阳胆经：人体消化的好帮手

经脉循行

足少阳胆经起于眼外角（瞳子髎），上行至额角部，下行至耳后（风池），沿颈旁，行于手少阳三焦经之前，至肩上退后，交出手少阳三焦经之后，向下进入缺盆。耳部支脉：从耳后（完骨）进入耳中，出走耳前，至眼外角后方。外眦部支脉：从眼外角分出，下走大迎，会合于少阳经到达目眶下，下行经颊车，由颈部向下会合前脉于缺盆，然后向下入胸中，通过横膈，联络肝脏，属于胆，沿着胁肋内，出于少腹两侧腹股沟股动脉部，绕阴部毛际，横向入髋关节部（环跳）。缺盆部直行脉：从缺盆下行腋下，沿胸侧，经季胁，下行会合前脉于髋关节部，再向下沿大腿外侧、膝外侧，下行经腓骨前面，直下到达腓骨下段，下出外踝前面，沿足背部，进入第四趾外侧端（足窍阴）。足背部支脉：从足背（临泣）分出，沿第一、第二跖骨间，出趾端，回转通过趾甲。出于趾背毫毛部，接足厥阴肝经。

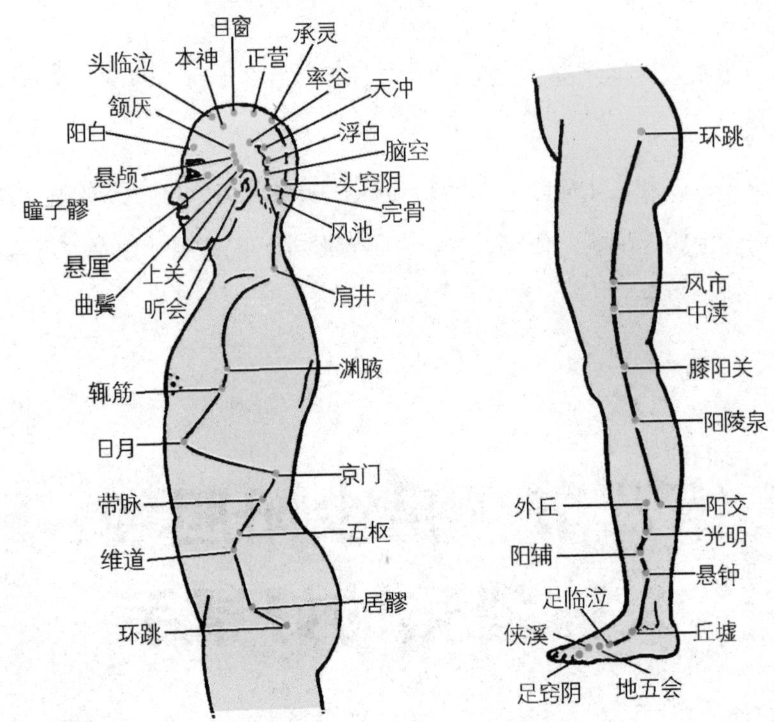

养生要诀

胆经的开穴时间是23：00～1：00，这也是保养胆经的最佳时间。此时人体转入安静，开始进入睡眠状态，全身经络的气血也开始集中到胆经。胆经是全身阴阳相互转换的枢纽，此时正是由阴入阳的枢转时期，所以很多养生学家都建议人们在23：00的时候开始入睡，就是为了保障阴能够顺利地转阳。否则阴阳失调，就会引起许多疾病。

临床主治

按揉本经穴位，可以预防和治疗头、耳、目、鼻、咽喉，以及本经所经过部位的疾病，如肩部、腿部、腰部疾病。中医学认为，“胆者，中精之府”，内藏胆汁，而胆汁具有助消化、润脾胃功能，经常敲打本经穴位，可以防治腹胀、胁下胀满、口苦、呕吐等病症。又因本经行走于身体的两个侧面，从小腿到上身，再到脖子、头，故若本经出现问题，就会导致这些部位发生病

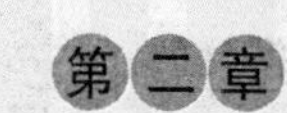

症，如出现腰胯疼痛、下肢痿痹、膝踝肿痛、半身不遂、腰痛、目翳、耳鸣、鼻塞等。常按揉本经穴位，则有助于防治这些病症。

瞳子髎穴：平肝熄风，明目退翳

◉ 跟医师学准确取穴

瞳子，即瞳孔；髎，骨隙。该穴当瞳子外方，眶骨外凹陷中，故名。

在面部，眼外角旁，当眶外侧缘处。眼眶骨外缘有一凹陷，距外眼角5分处，为取穴部位。

◉ 治疗头痛

患者采取俯伏坐位或俯卧位，将拇指指端按揉穴位，每次点按3～5分钟，可用于治疗头痛。

◉ 治疗迎风流泪、视力减退

患者采取正坐位或仰卧位，用双手中指或拇指指腹进行按压左右瞳子髎穴，轻而和缓地旋转呈圆形运动，反复操作。可用于治疗头痛、目赤肿痛、迎风流泪、视力减退、口眼㖞斜。

◉ 特效穴按摩

按摩前先用肥皂洗手。正坐、仰卧或站立，举起双手，放在额头两侧，拇指外的四指屈曲，大拇指置于穴位上，用指尖按揉穴位，力度以出现酸、胀、痛的感觉为宜，按摩时间1～3分钟。每天早晚各按摩1次。

平肝熄风，明目退翳。瞳子髎可清肝明目，按摩该穴位，可以促进眼部血液循环，治疗常见的眼部疾病，还可以去除眼角皱纹。

听会穴：开窍聪耳，通经活络

◉ 跟医师学准确取穴

听，听觉；会，聚会。该穴在耳前凹陷中，当经气会聚之处；耳主听，故名。

耳屏间切迹前，下颌骨髁状突后缘。

◉ 治疗耳鸣

患者采取俯伏坐位或俯卧位，将双手的拇指或食指伸直，用力按压穴位，每次点按 3 ~5 分钟，可用于治疗耳鸣。

◉ 治疗耳聋

患者采取俯伏坐位或俯卧他，用单手或双手的指腹放在穴位上，施以旋转回环的连续按揉动作，力量由小逐渐增大，再大逐渐减小，均匀持续，可以治疗耳聋。

◉ 特效穴按摩

正坐或站立，张口，食指置于穴位上，用指尖按揉穴位，力度以出现酸痛感为宜，按摩 1 ~3 分钟。

开窍聪耳，通经活络。听会穴、听宫穴和耳门穴 3 个穴位并列处于耳屏前面，都有开窍聪耳的功效，能治疗耳朵的各种病症。

阳白穴：清头明目，祛风泄热

◉ 跟医师学准确取穴

阳，阴阳之阳；白，明亮、清白也。头为阳，该穴在头面部，有明目之功，故名。

前额部，瞳孔直上，眉上 1 寸。

◉ 治疗目眩

患者采取正坐位，然后用双手拇指或食指伸直，用力按压穴位，每次点按 3 ~5 分钟。可用于治疗目眩。

◉ 治疗前额痛

患者采取正坐位或仰卧位，施术者将单手或双手的指腹放在穴位上，施以旋转回环的连续按揉动作，力量可以从小逐渐增大，由大逐渐减小，均匀持续。用于治疗前额痛。

◉ 治疗目痛、目眩

患者采取正坐位或仰卧位，施术者可以用双手拇指指腹，或大鱼际，或双手拇指桡侧偏峰于患者前额正中，同时着力分别向左右两侧分推，往返推移，以皮肤潮红为宜。可以治疗目痛、目眩、迎风流泪、沙眼、角膜炎、眼睑下垂、眉棱骨痛、前额痛。

◉ 特效穴按摩

用中指或食指指腹同时点揉两侧穴位，每次3~5分钟，早晚各1次。

清头明目，祛风泄热。可以治疗心痛，目眩，目痛，视物模糊，眼睑瞤动。配太阳、睛明、鱼腰，可治眼睑下垂；配四白、地仓、颊车，可治面神经麻痹。

风池穴：祛风解表，聪耳明目

◉ 跟医师学准确取穴

风，风邪；池，屯居水液之器也，池塘。该穴在项侧，凹陷如池，为风邪易侵之处，也是治疗风证之要穴，故名。

胸锁乳突肌与斜方肌上端之间凹陷处。

◉ 治疗头晕火痫、感冒

患者采取正坐位，然后将食指和小指指端放在穴位上，按压，并且双手点按，每次点按1~3分钟，可用于治疗头晕火痫、感冒。

◉ 治疗头痛、眩晕、失眠

患者采取正坐位，施术者以单手或双手的指腹放在穴位上，然后施以旋转同环的连续按揉动作，力量从小逐渐增大，再由大逐渐减小，均匀持续，双手同时相对施力，可用于治疗头痛、眩晕、失眠。

◉ 治疗目赤肿痛、耳鸣

患者采取正坐位，施术者站在患者的背后，操作前先将双手拇指挑起，然后中指随之伸直，以虎口对准同侧耳垂，拇指指端对准耳后下风池穴，中指指端置于太阳穴，然后四指同时施力，向内归而向上提，由表及里，持续着力。主治头痛、眩晕、失眠、头颈项痛、目赤肿痛、耳鸣。

◉ 特效穴按摩

正坐或站立，抬起手臂，双手置于脑后，四指屈曲，大拇指置于穴位上，用指腹从下往上按揉穴位，力度以出现酸、胀、痛感为宜，按摩 1 ~3 分钟。早晚各按摩 1 次。

风池穴有祛风解表、聪耳明目的功效，可治疗头痛、眩晕及目、鼻、口等部位的病症。按摩风池穴，还可很好地预防和治疗中风。

率谷穴：清热熄风，通经活络

◉ 跟医师学准确取穴

率，统率；谷，山谷。该穴在耳上，为以“谷”命名诸穴的最高者，如诸谷的统帅，故名。

在头部，当耳尖直上入发际 1.5 寸，角孙直上方。

◉ 治疗偏头痛

患者采取俯伏坐位或俯卧位，施术者将左右手拇指或食指伸直，然后用力按揉，每次点按 3 ~5 分钟。可用于治疗偏头痛。

◉ 治疗眩晕、耳鸣

患者采取正坐位，以单手或双手的指腹放在穴位上，施以旋转回环的连续按揉动作，力量由小逐渐增大，再由大逐渐减小，均匀持续。用于治疗眩晕、耳鸣。

◉ 治疗烦躁、失眠

患者采取正坐位，施术者垂肘，双手十指稍微分开，自然屈曲，以指端及指腹着力于头部左右（耳轮发际之上）对称用力搓动，搓而不滞，动而不浮，形如洗头，相对用力，缓慢移动直至头顶正中交叉对拢，再反复数次，主治烦躁、失眠等。

◉ 特效穴按摩

用中指或食指指腹同时点揉两侧穴位，每次 3 ~5 分钟，早晚各 1 次。

清热熄风，通经活络。可以治疗烦躁，失眠，眩晕，高血压，偏头痛，小儿惊风，急性腰扭伤。配百会、悬颅，可治头痛；配印堂、太冲、合谷，可治小儿惊风。

头窍阴穴：理气镇痛，开窍聪耳

◉ 跟医师学准确取穴

头，头部；窍，空窍；阴，阴阳之阴。肝肾属阴，开窍于耳目。该穴在头部，治疗耳目之疾。

耳后乳突后上方，天冲与完骨弧形连线的中 1/3 与下 1/3 交点处。

◉ 治疗头重、头颈项痛

患者采取俯伏坐位或俯卧位，施术者左手拇指或食指伸直，用力进行按压穴位，每次点按 3 ~5 分钟。可用于治疗头重、头颈项痛。

◉ 治疗耳鸣、耳聋、耳痛

患者采取俯伏坐位或俯卧位，用单手或双手的指腹放在穴位上，施以旋转回环的连续按揉动作，力量由小逐渐增大，再由大逐渐减小，均匀持续用力。治疗头颈项痛、耳鸣、耳聋、耳痛。

◉ 特效穴按摩

用手指指腹或指节按压，沿圈状进行按摩。

理气镇痛，开窍聪耳。可以治疗耳聋，耳鸣，头痛。配听会、中渚，可治耳鸣、耳聋；配风池、支沟、太冲，可治偏头痛。

足窍阴穴：祛风止痛，通经聪耳

◉ 跟医师学准确取穴

足，足部；窍，孔窍；阴，阴阳之阴。肾肝属阴，开窍于耳目，该穴在足部，治疗耳目之疾。

在足第四趾末节外侧，距趾甲角0.1寸。

◉ 治疗偏头痛

患者采取正坐位或仰卧位，施术者屈曲食指，用力按压穴位，每次点按1~3分钟，可用于治疗偏头痛。

◉ 治疗耳聋、耳鸣

患者采取正坐位或仰卧位，施术者用单手或双手的指腹放在穴位上，施以旋转同环的连续按揉动作，力量由小逐渐增大，再由大逐渐减小，均匀持续，用于治疗耳聋、耳鸣。

◉ 特效穴按摩

用拇指指尖掐按，每次3~5分钟，早晚各1次。

祛风止痛，通经聪耳。可以治疗耳聋，咽喉肿痛，头痛，目赤肿痛，热病，失眠，胁痛，咳逆，月经不调。配翳风、听会、外关，可治耳鸣、耳聋；配头维、太阳，可治偏头痛。

肩井穴：祛风清热，活络消肿

◉ 跟医师学准确取穴

肩，肩部；井，水井。该穴在肩上，局部凹陷如井，故名。

在肩上，前对乳中，当大椎与肩峰连线的中点。

◉ 治疗头项肩背痛

患者采取正坐位，施术者屈曲拇指或食指，用力按压穴位，每次点按1~

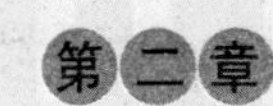
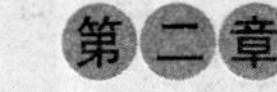

3 分钟，可以治疗头项肩背痛。

◉ 治疗乳腺炎

患者采取正坐位，操作以单手或双手的掌根、鱼际及掌心吸定在穴位局部，将手腕及臂部放松，做腕关节连动前臂的回旋动作，使腕部灵活自如地旋动，可以治疗颈项肩背痛、乳腺炎。

◉ 治疗感冒

患者采取正坐位，一手放在对侧肩井部，然后用拇指与其余四指指腹合力捏拿，主要治感冒。

◉ 特效穴按摩

正坐或站立，双手分别伸到肩部，食指和中指并拢，中指置于穴位上，用两指的指腹一起按揉穴位，力度以出现酸、麻、胀、痛的感觉为宜，按摩 1 ~3 分钟。每天早晚各按摩 1 次。

祛风清热，活络消肿。肩井穴位于肩部，有行气活血，疏经通络的功效，按摩肩井穴，可治疗肩背、手臂、颈项部位的僵硬、疼痛。肩井穴还有祛风清热的功效，可以治疗头痛、耳鸣以及眼睛疲劳等病症。

日月穴：疏肝理气，降逆止呕

◉ 跟医师学准确取穴

日，太阳；月，月亮。日为阳，指胆；月为阴，指肝。该穴为治肝胆疾病的要穴。

乳头直下，第七肋间隙中。

◉ 治疗胁痛、呕吐、吞酸

患者侧卧位，施术者屈曲食指，将力贯注于指端，指端着力穴位，按而压之，每次掐按 1 ~3 分钟，可用于治疗胁痛、呕吐、吞酸。

◉ 治疗黄疸、乳痈

患者体位采取仰卧位，施术者用单手或双手的掌根、鱼际及掌心放在穴位局部，将手腕及臂部放松，做腕关节连动前臂的回旋动作，使腕部灵活自如地旋动，可以治疗黄疸、乳痈。

◉ 治疗呕逆、黄疸

患者仰卧位，施术者在患者上腹部推运后，然后将双手拇指伸直，用力按压穴位，将拇指分别置于左右同时对点，按揉，可用于治疗胁痛、呕吐、吞酸、呕逆、黄疸、乳痈。

◉ 特效穴按摩

用大拇指指腹同时按揉两侧穴位，每次3~5分钟，早晚各1次。

疏肝理气，降逆止呕。可以治疗胁肋疼痛，胃脘痛，呃逆，呕吐，吞酸，黄疸，急慢性肝炎，胆囊炎，胃溃疡。配大椎、至阳、肝俞、阴陵泉，可治黄疸；配内关、中脘，可治呕吐。

京门穴：补肾壮腰，宽肠通气

◉ 跟医师学准确取穴

京，通“原”；门，门户。该穴为肾募，肾气为人身之原气，本穴为肾原气募聚之处，故名。

在侧腰部，章门后1.8寸，当第十二肋游离端下方。

◉ 治疗胸胁痛、腰背痛

患者仰卧位，施术者在患者的腹部推运，然后双手拇指伸直，用力按压，余指屈曲，将拇指分别置于左右同时对点，按揉穴位。可用于治疗胸胁痛、小便不利、水肿、腰背痛等。

◉ 治疗水肿、小便不利

患者采取正坐位，以单手或双手的掌根、鱼际及掌心吸定在穴位局部，将手腕及臂部放松，做腕关节连动前臂的回旋动作，使腕部灵活自如地旋动，可用于治疗水肿、小便不利。

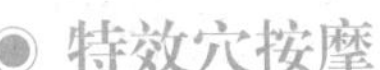

◉ 特效穴按摩

用拇指指腹同时按揉两侧穴位，每次3~5分钟，早晚各1次。

补肾壮腰，宽肠通气。可以治疗胁痛，腹胀，腰痛，泄泻，小便不利，泌尿系结石，水肿，肾炎，疝痛，肋间神经痛，高血压，耳聋。配天枢、中脘、支沟，可治腹胀；配肾俞、足三里、三阴交，可治泌尿系结石、肾绞痛。

环跳穴：祛风化湿，强健腰膝

◉ 跟医师学准确取穴

环，环曲；跳，跳跃。该穴在髀枢中，髀枢为环曲跳跃的枢纽，故名。

侧卧，屈膝屈髋位，股骨大转子最凸点与骶管裂孔连线的外1/3与中1/3交点处。

◉ 治疗腰腿痛、下肢痿痹

患者采取侧卧位，然后将食指指端着力于穴位，用力按压，每次点按1~3分钟，或用肘尖着力于施治部位，点压，可用于治疗腰腿痛、下肢痿痹。

◉ 治疗半身不遂、行动不便

患者采取侧卧位，施术者用肘尖放在环跳穴局部，将臂部放松，做肩关节连动前臂的回旋动作，使肘部灵活自如地揉动，可用于治疗腰腿痛、下肢痿痹、半身不遂、行动不便。

◉ 特效穴按摩

站立，两手分别放在两侧臀部，虎口对准髋部，拇指外的四指在前，拇指置于穴位上，以大拇指的指腹用力按揉穴位，力度以出现酸痛感为宜，按摩3~5分钟。用同样的方法按摩对侧穴位。每天早晚各按摩1次。

按摩环跳穴可补脾益气，达到祛风化湿，强健腰膝的效果，可用来治疗腰腿部关节的病症。

带脉穴：健脾调经，通经止痛

◉ 跟医师学准确取穴

带，腰带；脉，经脉。该穴属胆经，交会在带脉之上。

在侧腹部，章门下1.8寸，当第十一肋游离端下方垂线与脐水平线的交点上。腋中线上，与通过脐中的水平线相交，为取穴部位。

◉ 治疗月经不调、闭经

患者侧卧位，施术者屈曲食指，将力贯注于指端，指端按揉穴位，每次点按1~3分钟，可用于治疗月经不凋、闭经、带下、腹痛。

◉ 治疗腹痛

患者采取侧卧位，用单手或双手的掌根、鱼际及掌心放在穴位局部，将手腕及臂部放松，做腕关节连动前臂的回旋动作，使腕部灵活自如地旋动，可以治疗腹痛。

◉ 特效穴按摩

用拇指指腹同时按揉两侧穴位，每次3~5分钟，早晚各1次。

健脾调经，通经止痛。可以治疗腹痛，月经不调，带下，腰胁痛，下肢无力，子宫内膜炎，附件炎，盆腔炎，阴道炎，带状疱疹。配血海、膈俞，可治月经不调；配白环俞、阴陵泉、三阴交，可治带下病。

风市穴：清热止痛，通经活络

◉ 跟医师学准确取穴

风，风邪也；市，集市也。该穴主治下肢风痹不仁，言其为风气集结之处，又为祛风之要穴，故名。

大腿外侧中线上，腘横纹上7寸。

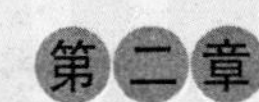

◉ 治疗腰腿酸痛、中风瘫痪

患者采取正坐位或仰卧位，施术者屈曲食指，然后用力按压，每次点按1～3分钟。可用于治疗腰腿酸痛、中风瘫痪、下肢痿痹。

◉ 治疗头痛、头晕

患者采取正坐位，然后用单手或双手的指腹放在穴位上，施以旋转同环的连续按揉动作，力量从小逐渐增大，再由大逐渐减小，均匀持续，用于治疗头痛、头晕。

◉ 治疗下肢痿痹、脚气

患者侧卧位（患腿在上），施术者以单手或双手拇、食、中、无名指或五指指腹往股外侧快速捏合，一松一紧、一张一合、一起一落地反复捏拿，以皮有印痕、微有温感为度。再以手指伸直，双指并拢，拍打捏拿过的风市穴上下，直至局部灼热潮红。可用于治疗腰腿痛、中风瘫痪、下肢痿痹、脚气、全身瘙痒、头痛、头晕，并能消除腿肿。

◉ 特效穴按摩

直立，手自然下垂，贴于大腿中线，用中指的指腹垂直按揉穴位，力度以出现酸、麻、胀的感觉为宜，按摩1～3分钟。每天早晚各按摩1次。

清热止痛，通经活络。可以治疗中风后遗症、半身不遂、下肢瘫痪、腰腿痛、膝关节炎、脚气、小儿麻痹后遗症。

阳陵泉穴：疏泄肝胆，清利湿热

◉ 跟医师学准确取穴

阳，阴阳之阳；陵，丘陵；泉，水泉。外为阳，膝外侧腓骨小头隆起如陵，该穴在其下陷处，犹如水泉。

在小腿外侧，当腓骨头前下方凹陷处。坐位，屈膝呈90°，膝关节外下方，腓骨小头前缘与下缘交叉处的凹陷，为取穴部位。

◉ 治疗胆腑病症

《灵枢·邪气藏府病形篇》言："胆病者，在足少阳之本末，亦视其脉三陷下者灸之，其寒热者，取阳陵泉。"这里虽然是关于治疗胆腑病症的记载，但是中医理论素有肝胆相表里的说法。所以，阳陵泉在临床上常被用来作为肝病治疗的有效穴位。阳陵泉是上阳胆经的合穴，肝胆相照，因此用手点按这个穴位，对肝胆的疏泄功能均有好处，可以疏肝利胆，行气止痛，治疗胆腑病症，养肝护肝。

◉ 治疗半身不遂、麻木

患者仰卧位，施术者以双手拇指与其余四指的对合力着力于小腿外侧，循足、阳之经筋顺序捏拿至外踝、足背，往返 3 ~ 5 次可用于治疗半身不遂、麻木、膝髌肿痛、胁肋痛、呕吐、黄疸、小儿惊风、肌肉抽搐、腰痛、眩晕、消化不良、恶心呕吐。

◉ 特效穴按摩

取坐位，要按摩的腿屈曲，大拇指置于穴位上，用指腹垂直按揉穴位，力度以出现酸胀痛的感觉为宜，按摩 1 ~ 3 分钟。用同样的方法按摩对侧的穴位。

疏泄肝胆，清利湿热，舒筋健膝。阳陵泉有舒筋和强筋的作用，故可以用来治疗肌肉关节病症，尤其是下肢膝关节的疾病。阳陵泉是胆经的合穴，可治疗脏腑病症。阳陵泉可疏肝利胆，常用来治疗肝胆病症。如肝炎、胆囊炎、胆绞痛等，都可通过按摩阳陵泉穴来治疗。

悬钟穴：平肝熄风，舒肝益肾

◉ 跟医师学准确取穴

悬，吊挂也，指空中；钟，古指编钟，为一种乐器，其声浑厚响亮。该穴当外踝尖上 3 寸，昔时常有小儿在此处悬带响铃似钟，故名。

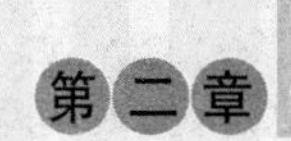

在小腿外侧，当外踝尖上3寸，腓骨前缘。

◉ 治疗中风、半身不遂

患者采取正坐位，将拇指指腹放在穴位上，点按1~3分钟，可用于治疗中风、半身不遂。

◉ 治疗腹痛、腹胀、胁痛

患者采取正坐位或仰卧位，施术者用单手或双手的指腹放在穴位上，施以旋转回环的连续按揉动作，力量由小逐渐增大，再由大逐渐减小，均匀持续。用于治疗腹痛、腹胀、胁痛。

◉ 治疗落枕、腰痛

患者仰卧位，施术者以双手拇指与其余四指对合力着力于小腿外侧，循阳之经筋顺序捏拿至外踝、足背，往返拿3~5次。可用于治疗中风、半身不遂、颈项痛、腹痛、腹胀、胁痛、下肢痿痹、足胫挛痛、脚气、火痛、落枕、腰痛、手脚麻痹、痔疾。

◉ 特效穴按摩

取坐位，要按摩的腿屈曲，大拇指置于穴位上，用大拇指指腹按揉穴位，力度以出现酸胀痛的感觉为宜，按摩1~3分钟。

清髓热，舒筋脉；平肝熄风，舒肝益肾。悬钟穴有平肝熄风、疏肝益肾的功效，可以治疗中风后半身不遂、下肢痿痹等疾病。

足临泣穴：疏肝熄风，化痰消肿

◉ 跟医师学准确取穴

足，指穴在足部；临，居高临下之意；泣，泪也。与头临泣上下对应，主治头目之疾，故名。

足第四趾本节的后方，小趾伸肌肌腱外侧凹陷处。

◉ 治疗头痛、目眩

患者采取正坐位或仰卧位，用单手或双手的拇指指端进行按压，将力贯注于着力的指端，施用掐法时着力或持续，或一下掐点。可用于治疗头痛、目眩、目外眦痛、气喘、瘰疬、胁肋痛、乳房胀痛、月经不调、足趾挛痛、足跗肿痛。

◉ 治疗气喘、胁肋痛

患者采取正坐位或仰卧位，施术者以单手或双手的指腹吸定在穴位上，施以旋转回环的连续按揉动作，力量由小逐渐增大，再由大逐渐减小，均匀持续。用于治疗气喘、胁肋痛。

◉ 特效穴按摩

坐姿，两腿并拢屈曲，要按摩的脚跷起，大拇指置于穴位上，用指腹按揉穴位，力度以出现酸胀痛的感觉为宜，按摩1～3分钟。用同样的方法按摩对侧穴位。

疏肝熄风，化痰消肿。足临泣穴虽在足部，但有疏肝熄风的功效，因此可治疗肝火上扰而导致的头痛、眩晕、目痛等病症。足临泣穴还有化痰消肿的作用，可治疗乳痛、瘰疬等病症。

第九节　足太阳膀胱经：运行人体体液的水官

经脉循行

足太阳膀胱经起于目内眦（睛明），上过额部，交会于巅顶（百会，属督脉）。巅顶部支脉：从头顶到颞部。巅顶部直行的脉：从头顶入里络于脑，复返出来分开下行项后（天柱），沿着肩胛部内侧（大杼始），夹脊柱，到达腰部，从脊旁肌肉进入腹腔，联络肾，属于膀胱。腰部的支脉：向下通过臀部，

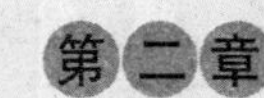

进入腘窝中。后项的支脉：通过肩胛骨内缘直下，经过臀部（环跳，属足少阳胆经）下行，沿大腿后外侧，与腰部下来的支脉会合于腘窝中，从此向下，通过腓肠肌，出于外踝后面（昆仑），沿着第五跖骨粗隆，至小趾外侧端（至阴），与足少阴经相接。

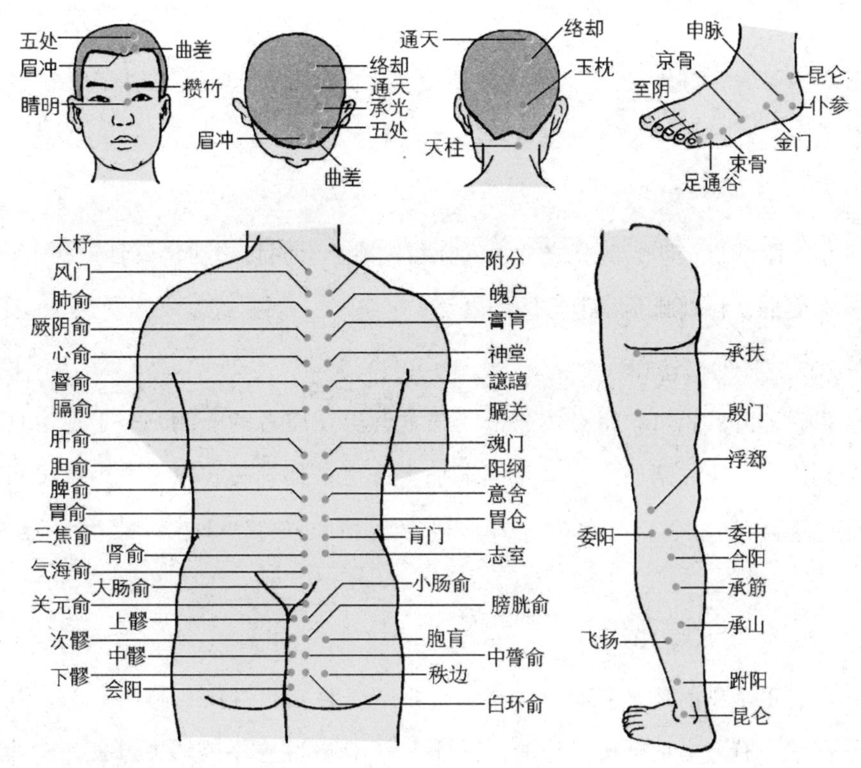

养生要诀

膀胱位于下腹部，是人体的六腑之一，也是全身唯一一个专门用来储存水液的器官，主要功能是行气化水，贮藏和排泄尿液。人体的五脏六腑在膀胱经都有反应点，对膀胱经进行保健养生，就能同时对全身的五脏六腑起到良性调节的作用，所以十分有必要进行。每天的15：00～17：00是膀胱经的气血津液最为充盛的时候，因此是膀胱经的最佳保健时间。

临床主治

敲打、按揉本经穴位，可以预防和治疗泌尿系统、生殖系统、消化系统、呼吸系统、循环系统，以及本经所经过部位的病症。膀胱的主要生理功能为贮尿和排尿，故若膀胱发生病变，就会出现尿频、尿急、小便不利等症状。同时，膀胱与肾又互为表里，肾藏精，主生殖，故敲打本经穴位，又可以防治生殖系统病变。

睛明穴：泻热明目，祛风通络

◉ 跟医师学准确取穴

睛，眼睛也；明，明亮之意。穴在目内眦，有明目之功，故名。

在面部，目内眦角稍上方凹陷处。

◉ 治疗呃逆、头痛

患者仰卧、闭目，将身体放松，施术者坐在患者的一侧，一手拇、食两指分别用力点按在睛明穴，力量逐渐加大许可稍加旋转，用力大小以患者有酸胀感能耐受为宜，每次 2 分钟，根据病情点按 1 ~ 4 次，能治疗呃逆、头痛。

◉ 改善老花眼和近视

患者正坐桌前，将双肘放于桌上，将双手食指指端放在睛明穴上，其余四指握拳，有节奏地揉按半分钟，每日 3 ~ 5 次，注意不能用力过猛。能改善老花眼和近视的症状，预防眼部疾病。

◉ 特效穴按摩

按摩前用肥皂将手清洗干净。正坐，轻闭双目，两手上抬，大拇指以外的手指屈曲，用大拇指的指尖轻轻揉按穴位，力度以出现酸、胀或稍微刺痛的感觉为宜。早晚各按摩 1 次，每次 1 ~ 3 分钟。

泻热明目，祛风通络。睛明在眼内角，和眼睛密切相关，能够治疗各种眼部的疾病。经常按摩睛明穴，能使眼睛更明亮而有神。

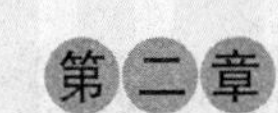

攒竹穴：清热明目，安神止痛

◉ 跟医师学准确取穴

攒，簇聚；竹，竹子。穴在眉头，眉毛丛生，犹如竹子簇聚，故名。

皱眉，眉毛内侧端隆起处为取穴部位。

◉ 治疗呃逆

体患者采取正坐位或仰卧位，施术者立于患者对面或坐于头前，用双手拇指指端（以指代针）分别点按患者两侧攒竹穴，然后，由轻到重，向后方用力，持续点按1~2分钟，用力以患者能够耐受为度，治疗呃逆。

◉ 缓解头痛，消除脸部水肿

将双手的拇指按住两侧的攒竹穴，轻轻按揉约1分钟，可以缓解头痛，消除脸部水肿。

◉ 特效穴按摩

正坐，轻闭双目，双手上抬，大拇指以外的手指屈曲，用大拇指的指腹由下往上揉按穴位，力度以出现酸、胀或稍微刺痛的感觉为宜。早晚各按摩1次，每次1~3分钟。

清热明目，祛风通络。攒竹穴在眉头内侧，具有清热明目的作用，可治疗目赤肿痛、迎风流泪、近视等多种眼部疾病。

承扶穴：通便消痔，舒筋活络

◉ 跟医师学准确取穴

承，承受；扶，佐助。本穴位于股部上段，当臀下横纹的中点，有佐助下肢承受头身重量的作用。

在大腿后面，臀下横纹的中点。

◉ 治疗腰腿痛

患者采取俯卧，揉按背部及股部，连续进行3遍，然后施以攘按、捏拿等手法反复几遍，令其肌肉、组织、筋脉松弛，最后在承扶穴按揉5分钟，剧痛减轻，对于伴有股后肌群拉伤的患者可以在股后施以按揉，同时加点按手法效果更佳，能够治疗腰腿痛。

◉ 提臀美身

用双手的拇指指腹压左右臀下横纹中心的承扶穴，首先把背挺直，肛门夹紧。慢慢吸气，拇指以外的四指指端按压承扶穴，往上按6秒钟时，将气吐出，如此重复10次。每日早、晚各做10次，能够起到提臀美身的效果。

◉ 特效穴按摩

站立，手臂向下，手放在臀部，食指置于穴位上，用指腹按揉穴位，力度以出现酸、痛为宜。每天早晚各按摩1次，每次1~3分钟。

通便消痔，舒筋活络。承扶穴下面有坐骨神经经过，经常按摩承扶穴，可增强气血对神经的营养作用，能有效地预防和治疗坐骨神经痛。承扶穴还可治疗臀部、腰骶部以及下肢的病症，对腰骶部疼痛、下肢麻痹以及便秘、痔疮有较好的治疗作用。

天柱穴：行气活血，疏经通络

◉ 跟医师学准确取穴

天，天空；柱，支柱。上部为天，因颈椎在古时称为“柱骨”，穴在其旁，故名。

在项部，大筋（斜方肌）外缘之后发际凹陷中，约当后发际正中旁开1.3寸。低头，后发际正中直上5分处是哑门穴，由哑门穴旁开约两横指，项部大筋的外侧缘为取穴部位。

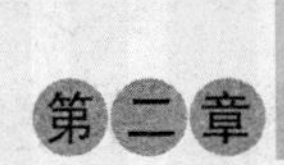

◉ 治疗头痛、眩晕

患者采取正坐位，施术者站在患者的侧面，然后用一手的手掌扶在前额处固定头部，将另一手拇指指腹放在大柱穴上，进行有节奏地按揉，使局部有酸胀感为宜，可以治疗头痛、眩晕。

◉ 治疗颈椎病

患者采取正坐位，施术者站在患者的侧面，用一手手掌扶在前额发际处，然后扶住头部，用另一手从天柱穴开始沿颈部自上而下做捏拿动作，反复操作约20次，可以治疗颈椎病。

◉ 治疗颈椎不适、落枕

患者采取正坐位，自己用拇指指腹或食指和中指指腹从天柱穴沿颈部向下（沿膀胱经走行）至大杼穴，可治疗颈椎不适、落枕等。

◉ 特效穴按摩

正坐或站立，双手举起，放在头后部，大拇指外的四指屈曲，大拇指置于穴位上，用指腹按揉穴位，力度以出现酸、麻、胀、痛的感觉为宜。每天早、晚各按摩1次，每次1~3分钟。

行气活血，疏经通络。天柱穴位于后颈部，其内气血可向上供养头部，故天柱穴能治疗头部和肩颈部的疾病。按摩天柱穴，对后头痛、颈项僵硬、肩背疼痛等疾病有很好的预防和治疗效果。

承光穴：清热散风，明目通窍

◉ 跟医师学准确取穴

承，承受；光，光明。因主治目疾，使之重新承受光明，故名。

前发际正中直上2.5寸，旁开1.5寸。

◉ 治疗头痛、目眩

患者采取正坐位，施术者用拇指或食指的指腹按压承光穴，有节奏地按揉，持续1分钟左右，治疗头痛、目眩等。

◉ 治疗视力减退，烦心

将十指微弯，用指端有节奏地从前向后轻叩头部3次，然后将拇指、中指、无名指和小指半握拳，将食指伸直，并微幅曲，利用手腕的摆动，使得食指的指端对承光穴有节奏的叩击，约2分钟。可用于治疗视力减退、烦心等。

◉ 特效穴按摩

用手指指腹或指节向下按压，沿圈状进行按摩。

清热散风，明目通窍。可以治疗鼻塞，流涕，头痛，眩晕，视力减退，烦心，呕吐，热病无汗。配百会，可治头痛；配通天，可治鼻炎。

京骨穴：清热止痉，明目舒筋

◉ 跟医师学准确取穴

足外侧大骨为京骨，该穴位于其前下方，故名。

第五跖骨粗隆下方赤白肉际处。

◉ 治疗慢性腰肌劳损

患者采取仰卧位，施术者用拇指用较重的力量按揉，并嘱患者缓慢地转动腰部，使腰部的痛感逐渐减轻。这种方法对于患有慢性腰肌劳损的人，有很好的治疗作用。

◉ 缓解腰痛、头痛

患者采取坐位，用拇指按揉同侧的京骨穴，每次按揉100下，两侧都做，每日2次。可缓解腰痛、头痛。

◉ 特效穴按摩

用手指指腹或指节向下按压，同时沿圈状进行按摩。

清热止痉，明目舒筋。可以治疗头痛，项强，癫痫，腰腿痛，膝痛脚挛。配百会、太冲，可治头痛；配中封、悬钟，可治下肢痿痹。

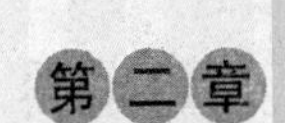

眉冲穴：清头明目，通窍安神

◉ 跟医师学准确取穴

眉，眉毛；冲，直上。因穴在前发际，眉头的直上方，故名。

攒竹直上入发际0.5寸，神庭与曲差连线之间。

◉ 治疗头痛、眩晕

施术者将食指、中指指端放于眉冲穴上，向下按压（用拇指指甲角向下点压，以增加刺激量），并有节奏地按揉。力量以患者能够耐受为度，在局部会有轻微胀痛感，可以治疗头痛、眩晕。

◉ 特效穴按摩

用中指指腹揉按，每次1～3分钟，两侧穴位交替进行。

清头明目，通窍安神。可以治疗眩晕，眼病，头痛，鼻塞，癫痫。配太阳，可治头痛；配大椎、后溪，可治癫痫。

风门穴：宣肺解表，益气固卫

◉ 跟医师学准确取穴

风，风邪；门，门户，出入之处。该穴居易为风邪侵入之处，并可治风邪之病，认为是风邪出入之门户，故名。

在背部，当第二胸椎棘突下，旁开1.5寸。大椎穴往下2个椎骨，其下缘旁开约两横指（食指、中指）处，为取穴部位。

◉ 治疗落枕，预防颈椎病

先用手掌轻抚穴位及其周围，再用掌根按揉风门穴，用擦法放松穴位及周围，然后用拇指指端掐按，如果穴位及其周围组织有僵硬感，可以适当用弹拨手法。在风门穴上涂抹姜汁，再进行手法操作效果更佳。能够治疗落枕，预防颈椎病。

◉ 治疗风寒感冒

先用手掌轻抚穴位及其周围，再用掌根按揉风门穴，然后拇指指端按压，也可以用拇指指甲边缘着力增加刺激量。对于风寒感冒有一定的治疗作用。

◉ 特效穴按摩

正坐或站立，低头，双手举起，放在肩背部，食指和中指并拢伸直，其他手指屈曲，中指置于穴位上，用食指和中指的指腹按揉穴位，力度以出现酸、胀、痛为宜。每天早晚各按摩一次，按摩1~3分钟。

宣肺解表，益气固卫。风门也是风邪出入的门户，所以风门可治疗各种风疾，是临床驱风最常用的穴位之一。按摩风门穴，对于伤风、咳嗽、发热头痛等疾病有很好的预防和治疗效果。

肺俞穴：补虚清热，化痰止咳

◉ 跟医师学准确取穴

肺，肺脏；俞，输注。本穴是肺气传输于后背体表的部位。

在背部，当第三胸椎棘突下，旁开1.5寸。大椎穴往下3个椎骨，即第三胸椎，其下缘旁开约两横指（食指、中指）处，为取穴部位。

◉ 调补肺气，补虚清热

肺俞穴属于足太阳膀胱经上的背俞穴之一，俞，意为“通输”，有转输经气运行之意。肺俞穴具有调补肺气，补虚清热的功效，现代研究证明，刺激肺俞穴能明显改善肺功能，治疗呼吸系统疾病。

◉ 防治小儿支气管炎

用双拇指指腹分别按揉双侧肺俞穴，反复按摩50下，每日1次，连做7日，如果配合擦膻中穴，效果更佳。能减轻小儿支气管炎症状，从而防治小儿支气管炎。这种方法对于成人的慢性支气管炎也有很好的治疗作用。

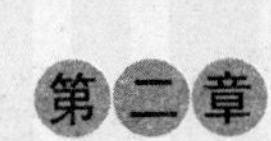

◉ 祛痰止咳

用单侧上肢绕过肩后，将中指指腹放在同侧肺俞穴上，适当点揉0.5～1分钟，以酸胀为佳。当咳嗽较重时，将中指压在肺俞穴上，并配合吐气，能够祛痰止咳。

◉ 特效穴按摩

正坐或站立，一手伸到肩背部，中指置于穴位上，用指腹垂直按揉穴位，力度以出现酸痛为宜。每天早晚各按摩1次，每次1～3分钟。

调补肺气，补虚清热，化痰止咳。肺在体合皮，其华在毛，肺和皮肤毛发的关系非常密切，所以肺俞能治疗一些皮肤疾病。肺俞穴能分发肺脏的热气，可以治疗肺部的一些疾病。对于咳嗽、气喘、潮热、盗汗，经常按摩肺俞穴，有很好的治疗效果。

心俞穴：清热除烦，养心安神

◉ 跟医师学准确取穴

心，心脏；俞，输注。因本穴是心气传输于后背体表的部位，故名。

在背部，当第五胸椎棘突下，旁开1.5寸。由平双肩胛骨下角之椎骨（第7胸椎），往上2个椎骨，即第五胸椎棘突下缘，旁开约两横指（食指、中指）处，为取穴部位。

◉ 治疗心肌炎

患者采取俯卧位，施术者双手拇指直接点压该穴位，患者感觉到局部有酸胀感觉时，施术者以顺时针方向按揉，每分钟按揉80次，坚持每日按摩3～5次，按摩2～3天可起到明显效果，用于治疗心肌炎。

◉ 改善睡眠，缓解心悸症状

患者俯卧在床上，施术者以一手手掌置于心俞穴进行按揉，力度要轻柔，平稳，不可忽轻忽重，以顺时针为主，反复3～5分钟后，再揉另一侧，能够改善睡眠，缓解心悸症状。

◉ 特效穴按摩

正坐或站立，一手伸到肩背部，中指置于穴位上，用指腹垂直按揉穴位，力度以出现酸、痛感为宜。每天早晚各按摩 1 次，每次 1～3 分钟。

清热除烦，养心安神，活血通络。心俞和心的功能密切相关。心主血脉，心藏神，对循环系统和神志起主导作用。经常按摩心俞，可治疗各种心脏疾病、循环系统疾病以及神志病症。对于心痛、惊悸、失眠、健忘、盗汗、癫痫等疾病具有很好的调理和治疗作用。

肝俞穴：疏肝利胆，理气明目

◉ 跟医师学准确取穴

肝，肝脏也；俞，输也。本穴是肝气传输于后背体表的部位，与肝相应，故名。

在背部，当第九胸椎棘突下，旁开 1.5 寸。由平双肩胛骨下角之椎骨（第七胸椎），往下 2 个椎骨，即第九胸椎棘突下缘，旁开约两横指（食指、中指）处，为取穴部位。

◉ 疏肝理气，养血明目

古语说："肝，肝脏，又木也，干也。俞，同腧、同输，又通枢。"肝俞穴内通肝脏，肝脏的湿热水气由此外输膀胱经，所以经常按摩这一穴位可以散肝脏之热，疏肝理气，养血明目，潜阳熄风。

◉ 缓解妊娠腹痛

施术者用双手拇指分别按压在双侧肝俞穴上，做按揉动作，由轻到重至能承受为止，每次持续 10～30 分钟，每日 3～5 次，能够缓解妊娠腹痛。

◉ 治疗结膜炎

施术者用拇指指端，用力点按肝俞穴，每分钟 30～40 次，持续 3～5 分钟，每日1次，3次为1个疗程。如果配合睛明穴效果更佳，对结膜炎有一定的治疗作用。

◉ 特效穴按摩

正坐或站立，双手绕到背部，大拇指置于穴位上，用指腹垂直按揉穴位，力度以出现酸痛感为宜。每天早晚各按摩1次，每次1~3分钟。

疏肝利胆，理气明目。对于肝炎、胃炎、黄疸等消化系统疾病，按摩肝俞穴可起到很好的调理和治疗作用。

脾俞穴：健脾和胃，利湿升清

◉ 跟医师学准确取穴

脾，脾脏；俞，输注。本穴是脾气传输于后背体表的部位，因与脾相应，故名。

在背部，当第十一胸椎棘突下，旁开1.5寸。与肚脐中相对应处即第二腰椎，由第二腰椎往上3个椎体，即第十一胸椎，其棘突下缘旁开约两横指（食指、中指）处，为取穴部位。

◉ 治疗小儿腹泻

施术者用拇指指腹放在穴位上，做顺时针或逆时针方向旋转揉动，操作时压力轻柔而均匀，手指不要离开皮肤，使该处的皮下组织随手指的揉动而滑动，不要在皮肤上摩擦，以免损伤皮肤，每分钟200~280次，每日1次，此方法多与捏脊法配合。可以治疗小儿腹泻或消化不良。

◉ 特效穴按摩

正坐或站立，双手绕到背部，大拇指置于穴位上，用指腹垂直按揉穴位。力度以出现酸痛感为宜。每天早晚各按摩1次，每次1~3分钟。

健脾和胃，利湿升清。按摩脾俞穴还可治疗各种出血疾病。

肾俞穴：益肾助阳，强腰利水

◉ 跟医师学准确取穴

肾，肾脏；俞，输注。因本穴是肾气传输于后背体表的部位，与肾相应，故名。

在腰部，当第二腰椎棘突下，旁开1.5寸。与肚脐中相对应处即第二腰椎，其棘突下缘旁开约两横指（食指、中指）处，为取穴部位。

◉ 调养肾气找肾俞

腰为肾之府，中医认为腰膝酸软就是肾虚。经常转动腰，对肾就有好处，传统养生里面叫“晃龙”。太极拳或者气功站桩，都有一个要点叫松腰，就是通过松腰来调养肾气。在腰上有个要穴叫肾俞穴，经常拍打肾俞穴，对肾的精气有很好的调养作用。

◉ 减轻肾绞痛

用双手拇指用力按压同侧肾俞穴，力度至患者自觉局部酸、胀、麻、得气为止，按压5分钟后疼痛逐渐减轻，25分钟后疼痛基本消失。可以减轻肾绞痛。

◉ 治疗各类腰部疾患

先在阿是穴附近进行轻柔按压，幅度由小到大，以患者舒适为宜；然后按揉两侧肾俞穴，以酸胀为宜，手法宜柔和，再点按两穴，共5分钟，每日1次，5次为1个疗程，能够缓解腰痛，治疗各类腰部疾患。

◉ 特效穴按摩

正坐或站立，双手绕到腰部，大拇指置于穴位上，以指腹用力按揉，力度以出现酸、胀、痛感为宜。每天早晚各按摩1次，每次1~3分钟。

益肾助阳，强腰利水。肾俞穴为肾脏气血输注之处，可调节肾脏的功能。经常按摩肾俞穴，可益肾助阳，能治疗肾脏疾病，肾虚病症、泌尿生殖疾病以及月经疾病。

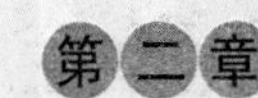

膀胱俞穴：通利膀胱，强壮腰脊

◉ 跟医师学准确取穴

膀胱，膀胱腑；俞，输注。因本穴是膀胱之气传输于后背体表的部位，与膀胱相应，故名。

在骶部，当骶正中嵴旁开 1.5 寸，平第二骶后孔。俯卧位，先摸骶后上嵴内缘下，其与背脊正中线之间为第二骶后孔，平该孔的椎体为第二骶椎，其旁开约两横指（食指、中指）处，为取穴部位。

◉ 能够治疗、调节尿液排泄

先用抚法放松身心，按揉膀胱经的后背部循行的路线，用掌根按揉膀胱俞穴，同时可以结合拇指指腹揉按进行操作，使穴位局部有酸胀感。能够治疗、调节尿液排泄（既可以调节遗尿，也可以调节尿潴留）。

◉ 治疗腰骶部疼痛

双手握拳，用拳背按揉膀胱俞穴 5 ~ 10 分钟，每日 2 次，治疗腰骶部疼痛。

◉ 特效穴按摩

用拇指指腹同时按揉两侧穴位，每次 2 ~ 3 分钟，早晚各 1 次。

利膀胱，强腰脊。可以治疗小便不利、遗尿等膀胱气化功能失调病症，以及腰骶痛、腹泻、便秘。配中极、阴陵泉、三阴交、行间，主治小便不利。配阴陵泉、下巨虚、天枢，主治腹痛泄泻。

大肠俞穴：理气降逆，调和肠胃

◉ 跟医师学准确取穴

大肠，大肠腑也；俞，输注。因本穴是大肠之气传输于后背体表的部位，与大肠相应，故名。

在腰部，当第四腰椎棘突下，旁开1.5寸。两侧髂前上棘连线与脊柱之交点，即第四腰椎棘突下，其旁开约两横指（食指、中指）处，为取穴部位。

◉ 预防和改善便秘

双手推空拳，用屈曲的食指关节按压双侧大肠俞穴，有酸胀感，保持按压几分钟，待有便意时，可屏气，以此增加腹压，以便于排便。平时患者也可以自己做些保健按摩，如在晚上睡觉前，躺着或坐着，以一手掌绕脐在腹部做顺时针圆周摩动，就可以治疗便秘，坚持每天都做，对便秘症状将有预防和改善作用。

◉ 减轻腰背酸痛

施术者先按腰部、臀部，反复进行数遍放松操作，再用手掌根按揉大肠俞穴，力量要适度，达到软化结节，缓解痉挛，使肌肉组织放松的目的。此按摩手法能够减轻腰背酸痛。

◉ 特效穴按摩

正坐或站立，双手绕到腰部，大拇指置于穴位上，以指腹用力按揉，力度以出现酸、胀、痛感为宜。每天早晚各按摩1次，每次1~3分钟。

理气降逆，调和肠胃。按摩大肠俞穴，能增强大肠的传导和排泄功能，可以预防和治疗各种肠道疾病。

次髎穴：清利湿热，理气调经

◉ 跟医师学准确取穴

次，第二；髎，骨隙。因本穴当第二骶后孔，故名。

在骶部，当髂后上棘内下方，适对第二骶后孔处。

◉ 能够治疗痛经

患者采取俯卧位，施术者按揉腰部脊柱两旁及骶部，进行放松，然后施

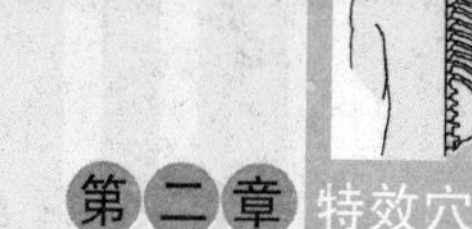

用一指禅推法（或按法）于次髎，以酸胀感为度；再在骶部次髎穴用擦法治疗，以透热为度。能够治疗痛经。

◉ 能够治疗腰骶痛

用双手手掌沿腰椎部两侧足太阳膀胱经循行区，用较大力量的擦法上下往返5~6遍。再以较重刺激手法按揉大肠俞、次髎、秩边等穴，然后用手掌横擦腰骶部，均以透热为度；最后拍击腰背部两侧竖脊肌，以皮肤微红为度，能够治疗腰骶痛。

◉ 特效穴按摩

用拇指指腹同时按揉两侧穴位，每次2~3分钟，早晚各1次。

清利湿热，理气调经。可以治疗小便不利，遗精，阳痿，月经不调，带下，下肢痿痹，腰腿痛。配上髎、肾俞，可治肾虚带下；配三阴交、中极、肾俞，可治遗尿。

志室穴：益肾固精，清热利湿

◉ 跟医师学准确取穴

志，肾之精也，肾气也；室，房屋之内间也，与堂相对。肾藏志，因穴在肾俞旁，如肾气聚集之房室，故名。

在腰部，当第二腰椎棘突下，旁开3寸。与肚脐中相对应处即第二腰椎，其棘突下缘旁开四横指处，为取穴部位。

◉ 治疗腰肌疼痛

先在阿是穴附近施以轻柔按压，幅度由小到大，以患者舒适为宜；然后按揉两侧志室穴，以酸胀为宜，手法柔和，再点按两穴，共5分钟，每日1次，5次为1个疗程，能够治疗腰肌疼痛。

◉ 特效穴按摩

用拇指指腹同时按揉两侧穴位，每次2~3分钟，早、晚各1次。

益肾固精，清热利湿。可以治疗遗精，阳痿，水肿，腰脊强痛，小便不利。配命门，可治遗精；配复溜，可治小便不利。

承山穴：理气止痛，舒筋活络

◉ 跟医师学准确取穴

承，承受、承托也；山，土石之大堆也，指腓肠肌隆起处。腓肠肌肌腹下端凹陷处形若山谷，穴在其下，有承受之势，故名。

委中与昆仑之间，伸直小腿或足跟上提时，腓肠肌肌腹下出现尖角凹陷处。

◉ 治疗腰扭伤

患者采取俯卧位，施术者站在床尾，用双手拇指按揉患者的承山穴，然后在双手拇指按揉患者承山穴的时候，嘱患者双手支撑用力起身，腰屈胯向后坐于施术者双手上，稍停片刻后，立即向前重新俯卧于床上。重复此动作7~9次。最后嘱患者卧床休息10分钟。能够治疗腰扭伤。

◉ 缓解落枕

双手拇指按压单侧承山穴，力量以能耐受为度，同时活动颈部，活动幅度由小到大，逐渐加强。指压的时间一般在15~20分钟，两侧都做，每日1次，能够缓解落枕。

◉ 特效穴按摩

取坐位，将要按摩的腿放在另一条腿的膝盖上，一手扶住小腿。另一手大拇指置于穴位上，用指腹按揉穴位，力度以出现酸痛感为宜。再用同样的方法按摩另一条腿上的穴位，每个穴位按摩1~3分钟。

理气止痛，舒筋活络，消痔。承山可治疗下肢、腰背部肌肉疲劳和酸痛，还可治疗便秘、痔疮等肛肠疾病，是一个较常用的穴位。

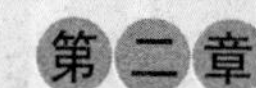

委中穴：散瘀活血，清热解毒

◉ 跟医师学准确取穴

委，弯曲；中，中间。因本穴在腘窝横纹中点，故名。

腘窝横纹中点，当股二头肌肌腱与半腱肌肌腱的中间。

◉ 治疗腰扭伤

患者采取俯卧位，然后把足部垫高一点，使膝关节放松，施术者用拇指指腹先按揉患侧委中穴，手法由轻渐重，其间间歇用重手法按揉委中穴 6～10 次，按揉持续时间 5～10 分钟，双侧交替进行，按揉双下肢委中穴时患者会感到局部出现较难忍受的酸痛，部分痛感会向上传导，这时应嘱患者忍痛。能治疗腰扭伤。

◉ 缓解腰腿痛

患者采取坐位，双手拇指捏于腘窝，一松一捏，有节奏地捏按 100 下，每日 1～2 次，即可对腰腿痛起到缓解作用。

◉ 特效穴按摩

取坐位，一手绕到腘窝，大拇指置于穴位上，另一手扶住膝盖，以大拇指指腹按揉穴位，力度以出现酸、胀感为宜。每天早晚各按摩 1 次，每次 1～3 分钟。

委中有疏经通络、活血散瘀、清热解毒的作用，可治疗腰背腿部的肌肉关节病症。对于腰部疼痛、臀部疼痛、膝盖疼痛等病症，按摩委中穴可有很好的预防和治疗作用。

昆仑穴：强肾健骨，消肿止痛

◉ 跟医师学准确取穴

昆仑，山名，指外踝高起，比作昆仑，穴在其后，故名。

外踝尖与跟腱之间凹陷处。

◉ 治疗跟腱疼痛

患者采取俯卧位，施术者立于脚部，用捏拿法放松小腿及跟腱组织，再在跟腱两侧分别按揉，然后用大鱼际揉按昆仑穴及其周围组织，最后用拇指点按昆仑穴，也可用拇指指甲边缘掐按昆仑穴，增加刺激量，以出现酸胀感为宜。能够治疗跟腱疼痛。

◉ 治疗头颈项痛

患者采取坐位，然后用拇指掐按同侧的昆仑穴 100 下，两侧都按，每日 1 ~ 2 次，可治疗头颈项痛。

◉ 特效穴按摩

取坐位，将要按摩的那条腿屈曲，脚回缩置于身体旁，用同侧的手握住脚后跟，大拇指置于穴位上，用指腹按揉穴位，力度以出现酸、痛感为宜。再用同样的方法按摩另一侧的穴位。每个穴位按摩时间 1 ~ 3 分钟。孕妇不宜按摩该穴位。

舒筋活络，强肾健骨，消肿止痛。昆仑有舒筋化湿、强肾健骨的作用，可治疗腰部、脚踝、脚部等部位的关节肌肉病症。

至阴穴：正胎催产，理气活血

◉ 跟医师学准确取穴

至，到达；阴，阴阳之阴，在此指足少阴肾经。经脉由此从足太阳下至少阴，故名。

足小趾末节外侧，距趾甲角 0.1 寸。

◉ 调整胎位

患者采取仰卧位或正坐位，施术者在双侧至阴穴进行轻轻按揉，然后用指甲掐按 10 次左右，局部产生胀痛感，每隔 10 分钟重复操作 1 次，能够调整

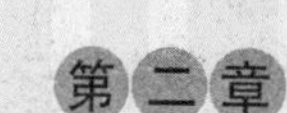

胎位。如果配合艾灸效果更好。

◉ 减轻头项痛

用拇指指腹按揉双侧的至阴穴，约3分钟，能减轻头项强痛，施术者先用拇指指腹按揉，再用指甲掐按10次左右，局部产生胀痛感，每隔10分钟重复操作1次。

◉ 特效穴按摩

取坐位，把要按摩的脚跷起，脚跟着地，用同侧的手握住脚趾部，拇指置于穴位上，用指尖垂直掐按穴位，以出现刺痛感为宜。用同样的方法按摩另一侧穴位，每个穴位按摩1~3分钟。

开窍醒神，正胎催产，理气活血，清头明目。至阴穴是膀胱经的井穴，此穴有空隙与体内相通，是膀胱经体内和体表气血交换之处。至阴穴有矫正胎位的作用，按摩至阴穴，对于胎位不正有很好的疗效。

第十节　足太阴脾经：妇科病的首选

经脉循行

足太阴脾经起于足大趾末端（隐白），沿着大趾内侧赤白肉际，经过大趾本节后第一跖趾关节后面，上行至内踝的前面，再上腿肚，沿着胫骨后面，交出足厥阴经的前面，经膝股部内侧前缘，进入腹部。属于脾脏，联络胃，通过横膈上行，夹咽部两旁，连系舌根，分散于舌下。胃部支脉：向上通过横膈，流注于心中，与手少阴心经相接。

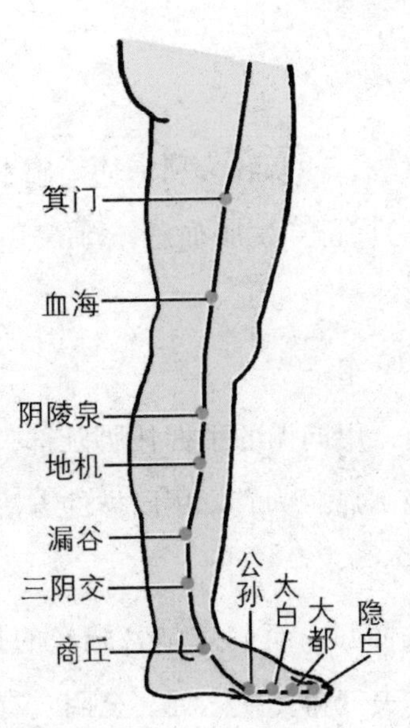

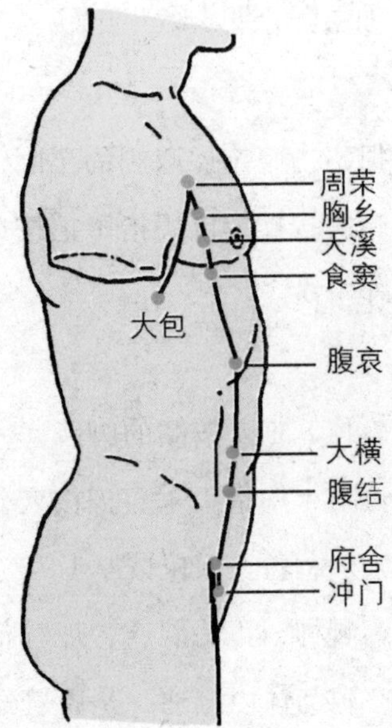

养生要诀

脾主管人体的消化、吸收、排泄，也是人体血液的统领。足太阴脾经的开穴时间是9：00～11：00，此时，全身的气血津液都开始灌注于脾经，脾经的功能达到了一天中最强的时候。在这个时间段拍打刺激脾经，不但能增强脾脏的功能，还能对脾经络线上的不适起到预防和治疗作用。同时，在这个时间段也应避免食用燥热及辛辣刺激性的食物，以免伤胃败脾。

临床主治

按揉本经，可以防治胃肠疾病，五官的口、舌、咽等病症，部分出血症，以及本经所经过部位的病症。因脾与胃互为表里，同属消化系统主要脏器，对机体的消化吸收功能起着主导作用，故经常敲打、按摩本经穴位，可以对胃肠疾病如胃胀腹满、食欲不振等有防治作用。又因脾具有统血之功能，“脾贮血，温五脏”，故敲打、按揉本经穴位，对月经不调、月经过多、便血、尿血等出血症也有防治作用。因本经起始于足趾，终止于胸部，途经腿、胸等部位，故按揉本经穴位，还可以治疗这些部位的病症。

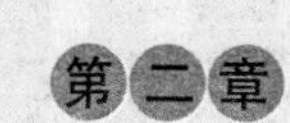

隐白穴：调经统血，健脾同阳

◉ 跟医师学准确取穴

隐，隐秘、隐藏也；白，白色，肺之色也。穴居隐蔽之处，其处白色。

在足大趾末节内侧，距趾甲角 0.1 寸。足大趾内侧，由大趾趾甲内侧缘与下缘各作一垂线之交点为取穴部位。

◉ 治疗崩漏、月经不调

患者采取仰卧位，施术者可以用拇指指端点压隐白穴，每日每侧各点压 100 下，力度以患者能耐受为度，治疗经期延长所致崩漏和月经不调。

◉ 治疗慢性鼻炎、衄血

患者采取正坐位或仰卧位，用指端点按穴位，每次 2 ~ 3 分钟，可通鼻窍，治疗慢性鼻炎、衄血。

◉ 治疗睡觉流涎

患者采取仰卧位，施术者用双手拇指罗纹面放在穴位上。力度均匀地进行按揉隐白穴，每次 5 分钟，每日 2 次，坚持操作 1 个月，可治疗睡觉流涎。

◉ 特效穴按摩

取坐位，用大拇指的指甲垂直掐按穴位，力度以出现刺痛感为宜。每天早晚各按摩 1 次。每次 1 ~ 3 分钟。

调经统血，健脾同阳。可增强脾经内的阳热之气，帮助脾统摄血液。

太白穴：健脾和胃，理气止泻

◉ 跟医师学准确取穴

太，甚大；白，白色。穴在大趾白肉上；此处之白肉更为开阔。

在足内侧缘，当足大趾本节（第一跖趾关节）后下方赤白肉际凹陷处。

◉ 治疗睡觉流涎

患者采取仰卧位，施术者用拇指指腹捏揉患者的太白穴，36 次为 1 遍，一般捏揉 3 ~ 6 遍即可，每日数次或患者本人用拇指内侧面多捏揉太白穴。可治疗睡觉流涎、舌头两边有齿痕、消化不良。

◉ 调节血精，治疗糖尿病

患者采取坐位，然后将双手拇指指腹轻轻按揉太白穴，每分钟 80 ~ 120 次，有酸麻感为好，治疗手脚冰凉、女性月经不调淋漓不尽、头晕等。揉太白还可以调节血精，治疗糖尿病。

◉ 特效穴按摩

取坐位，抬起一条腿，一手握住脚腕。另一手大拇指置于穴位上，用指腹垂直按压穴位。力度以出现酸胀的感觉为宜。每天早晚各按摩 1 次，每次 1 ~ 3 分钟。

健脾和胃，理气止泻。经常灸疗此穴能消食化滞，通腑泻热，能帮助喜好美食的“美眉们”解决多吃一点就会发胖的烦扰。

公孙穴：健脾益胃，通调冲脉

◉ 跟医师学准确取穴

公，有通的意思；孙，孙络，在此特指络脉。脾经之络脉是从此通向胃经的。

在足内侧缘，当第一跖骨基底部的前下方。由足大趾内侧后有一关节（第一跖趾关节）往后用手推有一弓形骨，弓形骨后端下缘的凹陷（第一跖骨基底内侧前下方）为取穴部位。

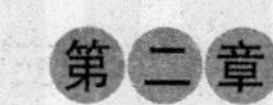
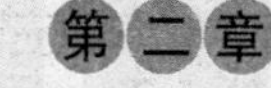

◉ 调理妇科月经病

患者采取坐位，然后用双手拇指进行按揉公孙穴，大约1～3分钟，力量以能耐受为度，局部有酸胀感为宜。可迅速抑制胃酸，增加小肠蠕动，促进消化不良，调理妇科月经病。

◉ 特效穴按摩

取坐位，抬起一腿，一手握住足背，另一手大拇指弯曲，用指尖垂直按揉穴位。力度以出现酸、麻、痛的感觉为宜。每天早晚各按摩1次，每次1～3分钟。

健脾益胃，通调冲脉。可以治疗胃痛、呕吐、腹痛、腹泻、痢疾、痛经、月经不调、胎盘滞留、心烦、失眠、狂症等。

三阴交穴：延缓衰老，延年益寿

◉ 跟医师学准确取穴

三阴，指足部三条阴经；交，交会。此系脾、肝、肾三阴经在本穴交会。

在小腿内侧，当足内踝尖上3寸，胫骨内侧缘后方。以手四指并拢，小指下边缘紧靠内踝尖上，食指上缘所在水平线在胫骨后缘的交点，为取穴部位。

◉ 健脾益血，调肝补肾

三阴交是足太阴脾经、足少阴肾经和足厥阴肝经交汇的地方，最终归属于脾经，但是因为和另外两条经脉的特殊关系，所以经常按揉三阴交这个穴位，就可健脾益血，调肝补肾。每天17：00～19：00，正是肾经当令之时，可在此时用力按揉每条腿的三阴交穴各15分钟左右。

◉ 治疗痛经、遗精

患者采取坐位，以拇指罗纹面放在穴位上，轻柔按30～50次，用于治疗泌尿系统疾病。用拇指或中指按揉1分钟，以局部发热或发红为佳。治疗痛经、遗精等。

◉ 调节血压，治疗眩晕

患者采取仰卧位，施术者用拇指罗纹面进行按揉，做自上而下或自下而上的直推法150~200次，可调节血压，治疗眩晕以及头部的跳痛。

◉ 治疗痛经、月经不调

患者采取侧卧位，患者此时屈曲膝关节，三阴交穴向上，平放床上。施术者以一手四指置于三阴交穴处进行指摩，每分钟80~120次，可治疗痛经、月经不调。

◉ 特效穴按摩

取坐位，抬起一只脚放在另一条腿上，大拇指弯曲，指头置于穴位上，用指尖垂直按压穴位。力度以出现较强的酸痛感为宜。每天早晚各按摩1次，每次1~3分钟。孕妇禁按此穴。

健脾胃，益肝肾，调经带，治疗各种妇科病症，延缓衰老，延年益寿。

阴陵泉穴：清热利湿，健脾理气

◉ 跟医师学准确取穴

阴，阴阳之阴；陵，山陵；泉，水泉。内为阴。穴在胫骨内上髁下缘的凹陷中，如山陵下之水泉。

在小腿内侧，当胫骨内侧髁后下方凹陷处。坐位，用拇指沿小腿内侧骨内缘（胫骨内侧）由下往上推，至拇指抵膝关节下时，胫骨向内上弯曲之凹陷为取穴部位。

◉ 治疗尿不尽、风湿

患者采取仰卧位，施术者将食指屈曲，然后用近端指间关节背侧点按并弹拨三阴交、阴陵泉穴各1分钟。然后握住足内外踝，对阴陵泉穴适当按揉放松，每次按揉100~160下。每日早晚各1次，两腿都需要操作，治疗尿不

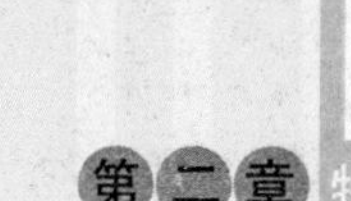

尽、风湿、水肿、各种炎症。

◉ 缓解肩周炎

患者采取坐位，用双手拇指指腹放在穴位上，进行按揉1~3分钟，能够有效缓解肩周炎；如果配合内关穴按摩，还可治疗心中烦闷。

◉ 特效穴按摩

取坐位，拇指置于穴位上，用拇指指尖按揉穴位，力度以出现刺痛和酸胀的感觉为宜。每天早晚各按摩1次，每次1~3分钟。

阴陵泉穴能清热利湿，健脾理气，可加强脾运化水液的功能，从而治疗泌尿系统的疾病。阴陵泉穴还可治疗消化系统疾病，对腹胀、泄泻、黄疸等疗效很好。

冲门穴：健脾化湿，理气解痉

◉ 跟医师学准确取穴

冲，冲射、冲突也；门，出入的门户也。穴位于气街部，为经气通过的重要门户。

在腹股沟外侧，距耻骨联合上缘中点3.5寸，当髂外动脉搏动处外侧。

◉ 治疗腹痛、腹泻

患者采取仰卧位，施术者用双手的手掌大鱼际或者是掌根放在穴位上，腕部放松，以肘部为支撑点，前臂做主动摆动，带动腕部做轻柔缓和的摆动，治疗腹痛、腹泻。

◉ 特效穴按摩

用手指指腹按压穴位，几秒后移开，重复动作几次。

健脾化湿，理气解痉。可以治疗腹痛，疝气，崩漏，带下。配大敦，可治疝气；配中脘、气海、三阴交，可治子宫脱垂。

大横穴：温中散寒，调理胃肠

◉ 跟医师学准确取穴

大，穴内气血作用的区域范围大也；横，穴内气血运动的方式为横向传输也，风也。穴位在内应横行之大肠。

在腹中部，距脐中4寸。仰卧位，由两乳头向下作与前正中线的平行线，再由脐中央作一水平线，三线之两个交点为取穴部位。

◉ 治疗腹泻、便秘、腹痛

患者采取仰卧位，然后用一手或两手四指掌侧并置于大横穴处，经过天枢穴到对侧大横穴处止，反复进行横摩数次；大横穴处着力稍重，脐周用力宜轻柔；操作时局部有拉扯感和微胀感；操作后局部温热，肠鸣音增强；可温补脾肾，调中和胃。治疗腹泻、便秘、腹痛。

◉ 特效穴按摩

正坐或仰卧或站立，食指和中指并拢，用指腹按揉穴位，按揉时配合吸气、缩腹，力度以出现胀痛的感觉为宜。每天早晚各按摩1次，每次1~3分钟。

大横穴可温中散寒、调理胃肠。艾灸大横能帮助运化水湿，从而让腹部保持平坦没有多余的赘肉。按摩大横穴可很好地预防和治疗一些胃肠疾病。

血海穴：调经统血，健脾化湿

◉ 跟医师学准确取穴

血，气血的血；海，海洋，大也。该穴名意指穴为足太阴脉气所发，气血归聚之海。穴主妇人漏下，若血闭不通，逆气胀。为妇人调经要穴，故名。

屈膝，在大腿内侧，髌底内侧端上2寸，当股四头肌内侧头的隆起处。

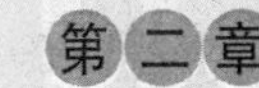

坐位，屈膝呈 90°，取穴者立于患者对面，用左手掌心对准右髌骨中央，手掌伏于其膝盖上，拇指尖所指处为取穴部位。

◉ 治疗月经不调、崩漏

患者采取侧卧位，下肢屈曲，血海穴向上，置于床上，施术者将拇指罗纹面放在血海穴上，做环形揉动，反复操作数次。再以一手全掌置箕门穴的高度，自上向下抚摩，经血海穴到阴陵泉穴止。反复操作数次。操作时患者应有紧张和酸胀感；操作后下肢温热、轻松，下腹部舒适。治疗月经不调、崩漏等妇科病症。

◉ 治疗妇女阴痛

将拇指指腹放在血海穴上，余四指拿按膝上肌肉，点按拿揉并行，操作 3 ~ 5 分钟，切勿以手指甲按压，以免抓伤患者皮肤。每天固定时间进行，治疗妇女阴痛。

◉ 特效穴按摩

取坐位，一腿放于另一腿上，拇指置于穴位上，用指尖按揉穴位，力度以出现酸胀感为宜。每天早晚各按摩 1 次，每次 1 ~ 3 分钟。

调经统血，健脾化湿。可以治疗月经不调、功能性子宫出血、子宫内膜炎，也可用于治疗湿疹、荨麻疹、皮肤瘙痒症、神经性皮炎。

大包穴：宣肺理气，宽胸益脾

◉ 跟医师学准确取穴

大，大小之大；包，包容。本穴为脾之大络，统络阴阳诸经，故名。

在侧胸部腋中线上，当第六肋间隙处。

◉ 治疗胸胁胀痛、全身无力

患者采取仰卧位，施术者用双手的拇指进行发力，点揉 50 ~ 100 次，以患者能耐受为度。治疗胸胁胀痛、食不下、全身无力、急性腰扭伤、急性颈扭伤、急性肋间神经痛。

◉ 特效穴按摩

正坐或站立，一手绕到对侧腋下，食指和中指置于穴位上，用指腹按揉穴位，力度以出现胀、刺痛的感觉为宜。每天早晚各按摩1次，每次1～3分钟。

大包穴能宣肺理气，宽胸益脾，可治疗肺部的疾病以及胸胁部位的病症。经常按摩大包穴，还能起到丰胸美容的作用。

第十一节　足少阴肾经：人生的先天之本

经脉循行

足少阴肾经起于足小趾之下，斜向足心（涌泉），出于舟骨粗隆下（然骨），沿内踝后，进入足跟，再向上行于腿肚内侧，出腘窝内侧，向上行于股内后缘，通向脊柱（长强，属督脉），属于肾（腧穴通路）还出于前，向上行腹部前正中线旁开0.5寸，胸部前正中线旁开2寸，终止于锁骨下缘俞府穴，联络膀胱。肾脏部直行的脉：从肾向上通过肝和横膈，进入肺中，沿着喉咙，夹于舌根部。肺部支脉：从肺部出来，联络心脏，流注于胸中（膻中），与手厥阴心包经相接。

养生要诀

传统中医学认为，“肾为先天之本”，“肾主藏精”。人体的精微物质都先由肾中得精气化生而来，人的生、长、壮、老、已，也是伴随着肾的生长、充盈与衰老同步进行的。肾的既能活跃，人的生命就能源源不竭。每

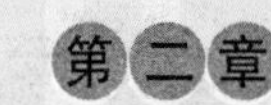

天的 17：00 ~ 19：00 是最佳的肾经保健时间，此时不宜进行太剧烈的运动，也不宜大量喝水，可以沿着肾经的走行线，对肾经进行保健按摩。

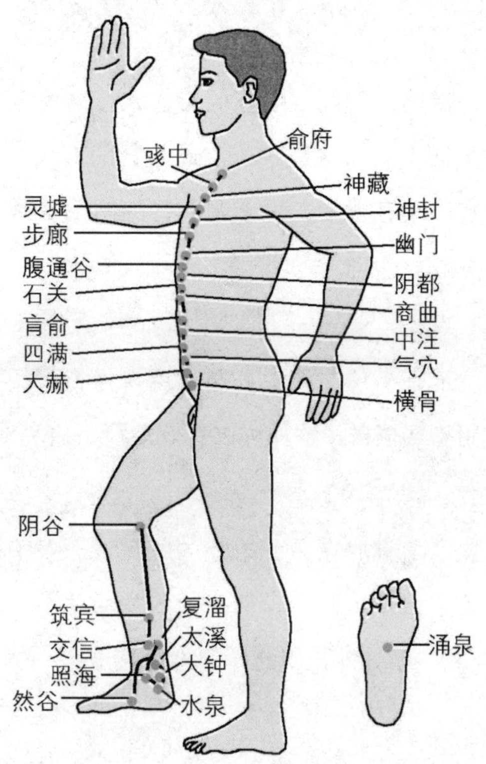

临床主治

足少阴肾经属人体经络系统的十二正经之一；起始于足小趾之下，斜走于足心，终止于胸。本经双侧共有 54 穴，起始穴为涌泉，终止穴为俞府。按摩本经穴位，可以治疗和预防生殖系统、泌尿系统、呼吸系统、循环系统、消化系统疾病，以及本经脉所经过部位的病症。

涌泉穴：苏厥开窍，滋阴益肾

◎ 跟医师学准确取穴

涌，涌出；泉，水泉。水上出为涌泉。穴居足心陷中，经气自下而上，如涌出之水泉。

当足底第二、第三趾纹头端与足跟连线的前1/3与后2/3交点上。

◉ 平衡阴阳，益肾

患者要先把双手搓热，用位于手心的劳宫穴按摩涌泉穴。因为足心涌泉通于肾，而手心劳宫通下心。这是一个交通心肾的方法，对人体的生长、发育、生殖、纳气、水代谢有帮助，对于调节肾的阴阳平衡有很大的作用，因此对肾的保养非常有益。

◉ 治疗头痛

患者采取仰卧位或正坐位，施术者通过用拇指指腹按揉涌泉穴，用力要重，病情严重时可用指端掐按，这样可以有效治疗头痛。

◉ 特效穴按摩

取坐位，把要按摩的脚放在另一条腿的膝盖上。一手扶住小腿，另一手握住足底，大拇指置于穴位上。用大拇指指腹从后往前推按穴位，力度以出现酸痛感为宜，按摩1~3分钟。用同样的方法按摩另一侧穴位。两侧穴位每天早晚各按摩1次。

苏厥开窍，滋阴益肾，平肝熄风。涌泉穴在人体养生、防病、治病、保健等各个方面都有重要的作用。经常按摩涌泉穴，可起到滋阴益肾的作用。

太溪穴：滋阴益肾，壮阳强腰

◉ 跟医师学准确取穴

太，甚大；溪，沟溪。该穴在内踝与跟腱之间凹陷中，如沟溪，故名。

在足内侧，内踝后方，当内踝与跟腱之间凹陷处。

◉ 治疗支气管哮喘

患者采取仰卧位或正坐位，然后将对侧手轻握，全身放松，用拇指由上往下剐按太溪（若行病症，偏感极强。不可过度用力，尤其孕妇更应小心），每日早、晚各刮按3分钟，治疗支气管哮喘。

◉ 治疗尿失禁，牙痛

患者采取仰卧位或正坐位，将食指的指面放在太溪穴上，反复按揉1分钟，治疗尿失禁，牙痛。

◉ 特效穴按摩

取坐位，把要按摩的脚放在另一条腿的膝盖上。一手扶住膝盖，另一手握住脚踝，大拇指置于穴位上。用大拇指指腹从上往下推按穴位，力度以出现胀痛感为宜，按摩1~3分钟。用同样的方法按摩另一侧穴位。两侧穴位每天早晚各按摩1次。

滋阴益肾，壮阳强腰。按摩太溪穴可增强肾气，提高人体正气，强身健体，抗病御邪。经常按摩太溪穴，可滋阴壮阳，治疗各种肾虚病症。比如耳鸣耳聋、遗精阳痿、下肢厥冷等。

照海穴：滋阴清热，宁神利咽

◉ 跟医师学准确取穴

照，同昭，含明显之义；海者，百川之所归也。该穴在足内踝下1寸，为阴跷脉所生，足少阴经气归聚处。因穴处脉气阔大如海，其义昭然，故名。

在踝区，内踝尖下1寸，内踝下缘边际凹陷中。

◉ 治疗失眠

患者采取仰卧或正坐位，施术者将拇指或食、中二指的指腹放在穴位上进行按揉，大约1~3分钟，可以治疗失眠。

◉ 治疗咽喉疼痛

用拇指指端按压照海穴30~40次，刺激量以有酸胀的得气感觉为宜，每日1~3次，可以治疗肩周炎、咽喉疼痛。

◉ 治疗肩周炎

患者采取仰卧位或正坐位，用手掌平踏床面，施术者用用于拇指指端分别点按两侧照海穴 2 ~3 分钟，刺激量以患者有得气感为宜，治疗肩周炎。

◉ 特效穴按摩

取坐位，把要按摩的脚放在另一条腿的膝盖上。一手扶住小腿，另一手握住脚踝，大拇指置于穴位上。用大拇指指腹按揉穴位，力度以出现酸痛感为宜，按摩 1 ~3 分钟。用同样的方法按摩另一侧穴位。两侧穴位每天早晚各按摩 1 次。

滋阴清热、宁神利咽。肾阴亏虚可导致阴虚火热，火热上炎会引起咽喉肿痛；火热内扰心神，则会引起失眠。照海穴可滋阴清热，按摩照海穴能很好地预防和治疗肾阴虚引起的咽喉肿痛和失眠。

复溜穴：补肾益阴，温阳利水

◉ 跟医师学准确取穴

复，同“伏”，深伏；溜，流动。该穴居照海之上，在此指经气至“海”，入而复出，并继续溜注之意。

在小腿内侧，太溪直上 2 寸，跟腱前方。

◉ 治疗干咳

患者采取仰卧位或正坐位，将拇指指腹放在复溜穴，其他四指放于小腿适当部位，用力捏拿左右侧复溜各 36 次，交替捏拿至局部有温热感为宜，可以治疗干咳。

◉ 治疗女性痛经、手脚水肿

患者采取仰卧位或正坐位，用手掌包住脚腕，用拇指轻轻地按压穴位，双侧分别进行，各按 20 次，对女性下焦冷、痛经、手脚水肿有效。

◉ 消除下肢水肿

当感到疲劳的时候，用手指在复溜穴按揉 36 次，左右两足反复做 2 次即

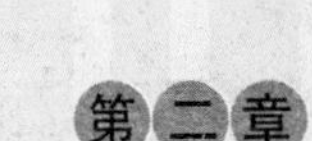

可，直至局部产生热感，可消除下肢水肿。

◉ 特效穴按摩

正坐，把要按摩的脚放在另一条腿的膝盖上。一手扶住膝盖，另一手握住脚踝，大拇指置于穴位上。用大拇指指腹从上往下推按穴位，力度以出现酸痛感为宜，按摩 1 ~3 分钟。用同样的方法按摩另一侧穴位。两侧穴位每天早、晚各按摩 1 次。

复溜穴具有补肾益阴、温阳利水的作用，按摩复溜穴对女性下焦冷、痛经、手脚水肿有很好的调理作用。对于各种肾炎，经常按摩复溜穴，也可起到很好的治疗作用。

肓俞穴：通便止泻，理气止痛

◉ 跟医师学准确取穴

肓，心下膈膜也；俞，输也。穴在脐旁，意为肓膜之俞，故名。

在腹中部，当脐中旁开 0.5 寸。

◉ 缓解腹痛

患者采取仰卧位或正坐位，然后把拇指指腹放在肓俞穴上，进行有节奏的按揉，若要加强刺激量也可以用拇指的指甲边缘掐按，持续 1 分钟左右，能缓解腹痛。

◉ 缓解腹胀

患者采取仰卧位或正坐位，然后将拇指、中指、无名指和小指半握拳，把食指微屈曲，利用手腕的摆动，使食指指端对肓俞穴产生有节奏的叩击，从而起到疏肝调肠、理气活络的作用，能缓解腹胀。

◉ 特效穴按摩

用手指指腹或指节向下按压，沿圈状进行按摩，每次按压约 10 秒，持续 3 ~5 分钟。

通便止泻，理气止痛。可以治疗腹胀，腹泻，腹痛，痢疾，便秘。配天枢、足三里、大肠俞，可治习惯性便秘、泄泻；配中脘、足三里、内关、公孙，可治胃痛。

第十二节 足厥阴肝经：丑时熟睡保肝脏

经脉循行

足厥阴肝经起于足大趾上毫毛部（大敦），沿足背内侧上行，经过内踝前1寸处（中封），向上行于小腿内侧（经足太阴脾经的三阴交），至内踝上8寸处交出足太阴经的后面，上行于膝内侧，沿着股部内侧（曲泉），进入阴毛中，绕过阴部，上达小腹，挟着胃旁，属于肝，联络胆腑，向上通过横膈，分布于胁肋，沿喉咙的后面，向上进入鼻咽部，连接于目系（眼球连系于脑的部位），向上出于前额，与督脉会合于巅顶。目系支脉：从目系下行颊里，环绕唇内。肝部支脉：从肝分出，通过横膈，向上流注于肺，与手太阴肺经相接。

养生要诀

中医理论认为“肝藏血”，“人卧则血归于肝”。肝经在凌晨1：00～3：00开穴，此时，人体周身气血俱注于肝，所以夜里11点以前，就应该让机体进入睡眠状态，才能有利于身体健康。这也是对肝经最好的关怀。

临床主治

按揉本经，可以治疗和预防头、耳、目、咽喉、神志等病症，以及本经所经过部位的病症。肝开窍于目，因而肝功能正常与否，可以通过双目反映出来，如肝之阴血不足，则两目干涩，视物不清或夜盲。肝主疏泄，故按揉本经穴位，可以调畅气机，促进脾胃运化，调畅情志；同时，肝还具有藏血功能，肝血不足或肝不藏血时，可引起月经量少，或月经过多。中医学有“肝藏魂”之说，故肝血不足，心血亏损，则魂不守舍。经常敲打本经穴位，可以防治梦游、梦呓、神志昏乱等病症。

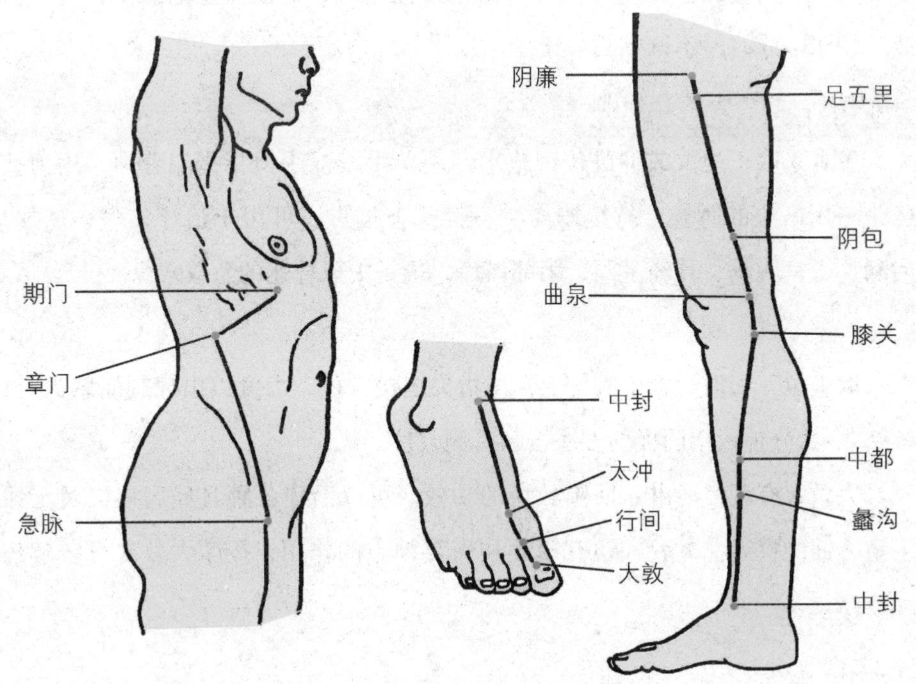

大敦穴：调经通淋，回阳救逆

◉ 跟医师学准确取穴

大，大小之大；敦，敦厚。大，指大趾。该穴在大趾内侧，肌肉敦厚，故名。

在足大趾末节外侧，距趾甲角 0.1 寸。在大趾背外侧，由趾甲根正中至趾关节外侧作一“田”字，“田”字的中央为取穴部位。

◉ 治疗子宫脱垂

患者采取正坐位或仰卧位，施术者屈曲食指，然后用力按揉穴位，每次点按 1 ~3 分钟可用于治疗疝气、遗尿、崩漏、子宫脱垂。

◉ 治疗月经不调、阴部瘙痒

患者采取正坐位或仰卧位，施术者用单手或双手的指腹放在穴位上，施以旋转回环的连续按揉动作。力量由小逐渐增大，再由大逐渐减小，均匀持续，用于治疗月经不调、阴部瘙痒。

◉ 治疗疝气、遗尿、崩漏

患者采取正坐位或仰卧位，施术者用单手或双手拇指指端着力，用力按压，施用掐法的时候，持续按压，一上一下掐点，可用于治疗疝气、遗尿、崩漏、子宫脱垂、月经不调、阴部瘙痒，也是中风昏迷的急救穴位。

◉ 特效穴按摩

取坐位，大拇指置于穴位上，用指尖掐按穴位，力度以出现刺痛感为宜，按摩 3 ~5 分钟。用同样的方法按摩对侧穴位。

大敦穴有调经通淋、回阳救逆的功效。可以治疗各种月经病症以及泌尿生殖方面的疾病。大敦穴还有镇静和恢复神志的作用，按摩大敦穴可缓解焦躁情绪。

行间穴：清肝泄热，安神止血

◉ 跟医师学准确取穴

行，运行；间，中间。穴在第一、第二趾间缝纹端，因喻气行于两趾之间而入本穴，故名。

在足背侧，当第一、第二趾间，趾蹼缘的后方赤白肉际处。

◉ 治疗崩漏、小便不利

患者采取正坐位或仰卧位，施术者屈曲食指，用力按揉，每次点按 1 ~3

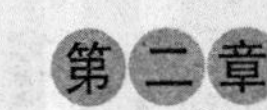

分钟。可用于治疗崩漏、小便不利。

◉ 治疗头痛、目赤肿痛

患者采取正坐位或仰卧位，施术者用单手或双手的指腹进行按揉，并且施以旋转回环的连续按揉动作，力量由小逐渐增大，再由大逐渐减小，均匀持续，可以治疗头痛、目赤肿痛。

◉ 治疗崩漏、小便不利

患者采取正坐位或仰卧位，施术者用拇指的指端着力，进行掐按，持续一上一下掐按。可用于治疗崩漏、小便不利、头痛、目赤肿痛、口㖞、胁痛、癫痫等。

◉ 特效穴按摩

用食指指尖掐按，每次2~3分钟，早晚各1次。

清肝泄热，安神止血。可以治疗头痛，目眩，目赤肿痛，口㖞，痛经，带下，中风，足跗疼痛。配太冲、合谷、风池，可治眩晕、头痛；配百会、气海、足三里、肝俞，可治月经过多。

太冲穴：平肝泄热，舒肝养血

◉ 跟医师学准确取穴

太，大也；冲，指冲盛。该穴为肝经之原，当冲脉之支别处。肝藏血，冲为血海，肝与冲脉、气脉相应合而盛大，故名。

在足背侧，当第一跖骨间隙后方凹陷处。由第一、第二趾间缝纹向足背上推，至其两骨联合缘凹陷中（约缝纹头上两横指）处，为取穴部位。

◉ 平肝潜阳，行气解郁

太冲穴是肝经的原穴，原穴的含义有发源，也有原动力的意思，也就是说肝脏所表现的个性和功能，都可以从太冲穴找到表现。由生气带来的多为气滞或气逆，所以生气的人必须消气。肝火旺时，点按此穴，可以平肝潜阳，行气解郁，活血化淤，清肝利胆。用拇指指尖对穴位慢慢地进行垂直按压。一次持续 5 秒钟左右，进行到疼痛缓解为止。

◉ 治疗头痛、眩晕

患者采取正坐位或仰卧位，施术者屈曲食指，然后用力按压太冲穴，每次点按 1 ~ 3 分钟。可用于治疗头痛、眩晕、失眠、目赤肿痛、肝炎、胃肠炎。

◉ 治疗胁痛、崩漏

患者采取正坐位或仰卧位，施术者用单手或双手的指腹放在穴位上，施以旋转回环的连续按揉动作，力量由小逐渐增大，再由大逐渐减小，均匀持续，用于治疗胁痛、崩漏、痛经、疝气、小便不利。

◉ 治疗失眠、目赤肿痛

患者采取正坐位，施术者以单手或双手拇指指端着力，用力进行掐按，持续一上一下掐点。可用于治疗头痛、眩晕、失眠、目赤肿痛、肝炎、胃肠炎、小儿惊风、内踝前缘痛。

◉ 特效穴按摩

取坐位，两腿并拢屈曲，大拇指置于穴位上，用拇指的指腹按揉穴位，力度以出现酸痛感为宜，按摩 3 ~ 5 分钟。用同样的方法按摩另一侧穴位。

太冲有平肝泄热、舒肝养血的功效，可以治疗头痛、眩晕、目赤肿痛等肝热上扰引起的病症，还可以治疗月经不调、痛经、闭经、带下等妇科疾病。

章门穴：健脾疏肝，清热利湿

◉ 跟医师学准确取穴

章，同“障”；门，出入的门户也。本穴在季肋下，如同屏障内脏之门户，故名。

在侧腹部，当第十一肋游离端下方。由腋前线往下循摸肋弓下之第一游离肋之前下缘处，为取穴部位。

◉ 治疗胁痛、肠鸣

患者采取正坐位或仰卧位，施术者用以单手或双手的指腹放在穴位上，然后施以旋转回环的连续按揉动作，力量由小逐渐增大，再由大逐渐减小，均匀持续，可用于治疗胁痛、腹胀、肠鸣、呕吐、泄泻、胃下垂、消化不良。

◉ 治疗腹胀、腹痛

患者采取仰卧位，施术者双手拇指伸直，将力贯于指端，余指屈曲，将拇指分别置于左右章门同时对点，点按。可用于治疗腹胀、腹痛、胸胁胀满、消化不良、喘咳。

◉ 特效穴按摩

正坐或站立，双手大拇指置于两侧穴位上，其余四指屈曲，用大拇指的指腹垂直按揉穴位，力度以出现胀痛感为宜，按摩 1～3 分钟。

章门是脾脏的募穴，募穴是脏腑之气聚集于胸腹部的腧穴。章门有健脾疏肝、清热利湿的功效，可以治疗肝脾不和引起的消化疾病。对于腹胀、腹痛、泄泻、黄疸等病症，按摩章门穴可有很好的疗效。

期门穴：健脾疏肝，理气活血

◉ 跟医师学准确取穴

期，周期；门，门户。两侧胁肋如敞开之门户。该穴在胁肋部，经气运行至此为一周期，故名。

胸部，当乳头直下，第六肋间隙，前正中线旁开 4 寸。

◉ 治疗胁痛、腹胀、肠鸣

患者采取正坐位或仰卧位，用单手或双手的指腹放在穴位上，并且施以旋转回环的连续按揉动作，力量由小逐渐增大，再由大逐渐减小，均匀持续。可用于治疗胁痛、腹胀、肠鸣、呕吐、泄泻、胃下垂、消化不良。

◉ 治疗乳痈、食欲不振

患者采取仰卧位，施术者在患者的上腹部推运，然后双手拇指伸直，用力按揉。可以用于治疗乳痈、食欲不振、恶心、呕吐、胃痛、腹泻、糖尿病、气喘、月经不调等。

◉ 特效穴按摩

正坐或仰卧或站立，大拇指置于穴位上，其余四指屈曲，用大拇指的指腹垂直按揉穴位。力度以出现胀痛感为宜，按摩1～3分钟。

期门是肝的募穴，有健脾疏肝、理气活血的功效，可以治疗各种消化病症。

第十三节　任脉：人体的“阴脉之海”

经脉循行

任脉起于小腹内，下出会阴，向上行于阴毛部，沿腹内，向上经过关元等穴，到达咽喉部，再上行环绕口唇，经过面部，进入目眶下（承泣）。

养生要诀

任脉为“阴脉之海”，如果把人体的诸条阴经比喻为江河，那么任脉就是蓄灌诸条阴经的湖泊。任脉上有几个重要的穴位，对它们进行重点刺激，可以对任脉起到保养作用。对任脉进行保健，不仅可以良性调节任脉本身，还能间接地维护人体的诸条阴经。

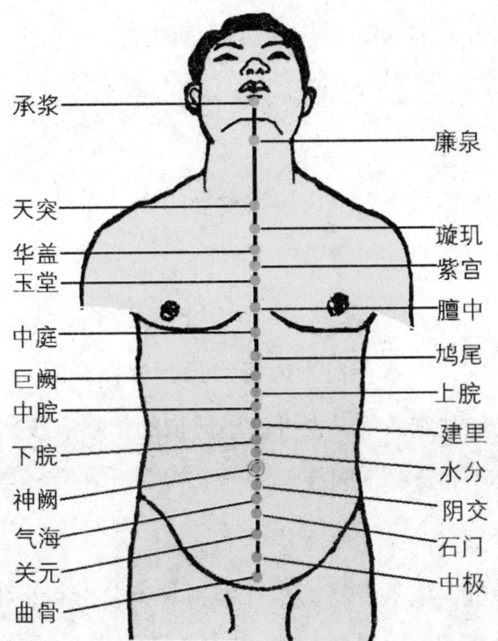

临床主治

敲打、按揉本经，可以预防和治疗泌尿系统、神经系统、消化系统、呼吸系统、生殖系统，以及本经所经过部位的病症。任脉的“任”字，有担任、妊养的意思。任脉循行于腹面正中线，腹为阴，其脉多次与手足三阴及阴维脉交会，对全身阴经脉气具有总揽、总任的功效，故又有“阴脉之海”或“总任诸阴”之称。故若脉气失调，可发生前阴诸病，如疝气、带下病、遗尿、遗精等。又因任脉起于胞中，有“主胞胎”功能，所以跟女子生育有关，故对本经的施治，可治疗不孕等生殖问题。

会阴穴：调经补肾，清利湿热

◉ 跟医师学准确取穴

会，交会也；阴，在此指下部两阴窍。该穴处于两阴之间，又为冲、任、督相会之所，故名。

在会阴部，男性当阴囊根部与肛门连线的中点，女性当大阴唇后联合与肛门连线的中点。

◉ 沟通任督，调和阴阳

一手中指屈曲，然后用中指指端揉动会阴 20～30 次。具有沟通任督、调和阴阳、补益脾肾的作用。

◉ 治疗小腹冷痛、阴痒

患者采取仰卧位，施术者把大拇指的指腹放在会阴穴上，然后有节奏地进行按揉，如果要加强刺激量，也可以用拇指的指端点按，持续 1 分钟左右；能补肾益气，治疗小腹冷痛、阴痒。

◉ 治疗遗精

患者采取仰卧位，施术者将拇指、中指、无名指和小指半握拳，并且把食指伸直，并微屈曲，利用手腕的摆动，使食指的指端对会阴穴产生有节奏的叩击，从而起到补肾益气的作用。能治疗遗精。

◉ 特效穴按摩

一手中指指腹按压穴位，另一手中指指腹按压其指甲，两手中指交叠，以指腹用力揉按，每次 1～3 分钟，早、晚各 1 次。

调经补肾，清利湿热。可以治疗小便不利，痔疾，脱肛，遗精，阳痿，月经不调，癫狂，昏迷。配关元，可治遗精；配十宣，可治昏迷。

中极穴：益肾助阳，通经止带

◉ 跟医师学准确取穴

中，正中；极，点。该穴处于一身上下左右之中点，故名。

在下腹部，前正中线上，当脐中下 4 寸。

◉ 调节泌尿系统

患者采取正坐位或仰卧位，施术者用食指指腹揉按穴位，也可左右手拇

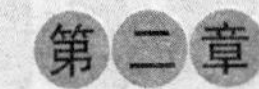

指指腹重叠按压穴位，同时左右手互换用力按揉1~3分钟，交替进行，对泌尿系统有调节作用。

◉ 增强精力

患者采取正坐位或仰卧位，施术者用手指压中极，一面缓缓吐气，另一面慢压6秒钟，如此重复20次，可以增强精力。

◉ 治疗尿潴留

患者采取正坐位或仰卧位，让腹部慢慢放松，取脐下4寸中极穴，一手食指、中指、无名指并拢做环形按摩2~3分钟。然后，一手掌根部置于膀胱底部，另一手叠放其上，缓慢均匀用力向后向下按压膀胱底部，直至尿液排尽方可松手，若效果不佳，可停10~30分钟，重复以上操作，治疗尿潴留。

◉ 特效穴按摩

用中指指腹点揉，每次3~5分钟，早晚各1次。

益肾助阳，通经止带。可以治疗小便不利，遗尿，疝气，遗精，阳痿，早泄，恶露不止，月经不调，崩漏，带下，阴挺。配膀胱俞、肾俞、三阴交、会阴，可治尿潴留；配石门、阴交、伏兔、天枢，可治疝气。

关元穴：培补元气，温肾壮阳

◉ 跟医师学准确取穴

关，关藏；元，本元。该穴近男子藏精、女子蓄血之处，为人生之关要、真元之所存，故名。

在下腹部，前正中线上，当脐中下3寸。

◉ 治疗胃下垂

患者采取仰卧位，将两上肢前伸，施术者先进行推按关元，然后嘱患者慢慢坐起，双手能触到脚尖后再平卧，反复做32次，治疗胃下垂。

◉ 治疗男子不育、女子不孕

患者采取正坐位或仰卧位，施术者将双手掌重叠在一起，以贴放于脐下3

寸的关元穴上，先按顺时针方向、后按逆时针方向，各揉动30~50次，或揉至局部有热感，能加强机体免疫能力，还有助于治疗内脏下垂以及男子不育、女子不孕、尿频、遗尿等病症。

◉ 特效穴按摩

正坐或仰卧或站立，双手放在小腹上。用左手中指的指腹按压穴位，右手中指的指腹按压在左手中指的指甲上，两手中指同时用力揉按穴位，力度以出现酸胀的感觉为宜，每天早晚左右手轮流按摩穴位，先左后右，每次按揉1~3分钟。

关元又叫作下丹田，是人体元气关藏之处，具有培补元气、温肾壮阳的功效，可治疗肾虚引起的各种生殖系统病症。

气海穴：调经同经，益气助阳

◉ 跟医师学准确取穴

气，元气；海，海洋，大也。本穴居腹部，为生气之海，故名。

在下腹部，前正中线上，当脐中下1.5寸。

◉ 理气解郁，补肾壮阳

患者采取仰卧位，先用手指指腹向下按压，然后做环形按摩，按摩此穴有理气解郁、补肾壮阳的作用，是男性精力的源泉。

◉ 治疗子宫脱垂

患者采取仰靠坐位或仰卧位，施术者可以用食指指间关节背侧于气海穴进行指压，同时配合患者大口吸气、缓慢吐气，每6秒钟按压1次，治疗子宫脱垂。

◉ 增强免疫力

以一手食、中二指指端着力，点气海穴1分钟，可以增强免疫力。

◉ 特效穴按摩

正坐或仰卧或站立，双手放在脐下部，用左手中指的指腹按压穴位，右

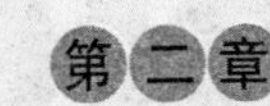

手中指的指腹按压在左手中指的指甲上，两手中指同时用力揉按穴位，力度以出现酸、胀的感觉为宜，每天早晚左右手轮流按摩穴位，先左后右，每次按摩 1 ~3 分钟。

气海穴可调经同经，具有很好的调理月经的功效，可以治疗闭经、崩漏、痛经等月经病症。气海还有益气助阳的功效，可以治疗遗精、阳痿等肾虚病症。对于腹痛、泄泻、便秘等消化系统疾病，按摩气海穴也有较好的疗效。

神阙穴：温阳救逆，健运脾胃

◉ 跟医师学准确取穴

神，神气；阙，宫门。本穴在脐中，脐为胎儿气血运行之要道，如神气出入之宫门，故名。

在腹中部，脐中央。

◉ 治疗失眠、慢性胃肠炎

患者采取仰靠坐位或仰卧位，施术者将食指指腹着力于肚脐上，然后做环形的揉动，顺时针按揉 1 分钟，再逆时针按揉 1 分钟，治疗失眠、慢性胃肠炎。

◉ 主治腹痛、泄泻不止

患者采取仰靠坐位或仰卧位，施术者快速搓双手至微热，然后双掌重叠，同时对穴位进行摩法操作，每次左右手互换，各 1 ~3 分钟，主治腹痛、泄泻不止。

◉ 特效穴按摩

正坐或仰卧或站立，双手放脐旁，用左手中指的指腹按压肚脐中央，右手中指的指腹按压在左手中指的指甲上，两手中指同时用力揉按穴位，力度以出现酸、胀的感觉为宜，每天早、晚左右手轮流按摩穴位，先左后右，每次按摩 1 ~3 分钟。

神阙穴具有温阳救逆、健运脾胃的功效，对腹痛肠鸣、泄痢脱肛、中风脱症、昏厥等有很好的疗效。经常按摩神阙穴，可使人体真气充盈、精神饱满、体力充沛、腰肌强壮、面色红润、耳聪目明、延年益寿。

中脘穴：和胃健脾，降逆利水

◉ 跟医师学准确取穴

中，中间；脘，胃脘。本穴当胃脘之中部，故名。

在上腹部，前正中线上，当脐中上4寸。

◉ 一切脾胃之疾，无所不疗

中脘虽然是任脉的穴位，但同时也是胃的募穴（即脏腑之气直接输注的地方），还是腑会，所以对六腑的疾病尤其是胃病有很好的疗效。它的作用可以总结为健脾和胃，通腑降气。按揉中脘穴可以防治胃痛、腹痛、腹胀、反胃、恶心、呕吐、泛酸、食欲不振及泄泻等消化系统的胃肠功能紊乱。《循经》中有一句话说中脘："一切脾胃之疾，无所不疗。"

◉ 缓解呕吐、泄泻、痢疾

患者采取仰靠位或仰卧位，施术者将食指指腹放在穴位上，按压并做环形揉动，不要用太大的力，以免压迫腹部内脏，对呕吐、泄泻、痢疾等有缓解的作用。此穴对胃部、十二指肠的疾病疗效最佳。

◉ 治疗小儿腹泻

患者采取仰靠坐位或仰卧位，施术者将一手掌贴放在中脘穴上，然后做顺时针及逆时针的环形摩动，每个方向摩30~50次，主要用于促进胃的蠕动，用来增强消化功能，可以治疗小儿腹泻。

◉ 治疗胃痛、胃胀、呕吐

患者采取仰卧位，施术者将拇指指腹放在穴位上，轻轻按压，操作的时候让局部肌肉放松，一面慢慢吐气，一面用力下压，6秒钟时将手离开，重复

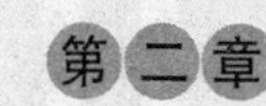
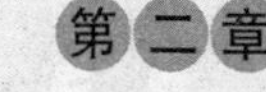

10 次，能使胃感到舒适，用于治疗胃痛、胃胀、呕吐等。

◉ 特效穴按摩

正坐或仰卧或站立，双手放存上腹部，用左手中指的指腹按压穴位，右手中指的指腹按压左手中指的指甲上，两手中指同时用力揉按穴位，力度以出现酸、胀的感觉为宜，每天早晚左右手轮流按摩穴位，先左后右，每次按揉 1 ~3 分钟。

中脘穴是胃的募穴，是任脉和小肠经、三焦经及胃经的交会穴。中脘穴具有和胃健脾、降逆利水的功效，可以治疗各种胃病，对胃痛、腹胀、反胃等病症有很好的疗效。

膻中穴：宽胸理气，止咳平喘

◉ 跟医师学准确取穴

膻，指胸腔；中，中间。本穴居胸腔中间，故名。

在胸部，当前正中线上，平第四肋间隙，两乳头连线的中点。

◉ 宽心、护心、缓解胸闷

按揉膻中穴，能改善心脏的神经调节，增加心肌供血。有宽心、护心、缓解胸闷、气短、心烦、心悸以及减少早搏的功效。可用拇指指腹先顺时针再逆时针，各按揉膻中 60 下，约 1 分钟左右即可。也可以将手掌压在膻中穴上，顺时针转上百圈，逆时针转上百圈。还可以将拇指鱼际置于膻中穴，手扶于胸，上下滑动推擦按摩，左右两手各推擦、按摩上百下。

◉ 治疗阵发性心动过速、缺乳

患者采取仰靠坐位或仰卧位，施术者将食指的指面放在膻中穴，然后轻轻按揉 1 分钟，治疗阵发性心动过速、缺乳。

◉ 治疗胸闷、气短、咳嗽

患者采取仰靠坐位或仰卧位，施术者先用食指指间关节背侧进行点按膻中穴 1 分钟，然后，再用手掌的大小鱼际按揉膻中穴 1 分钟。能够宽胸理气，治疗胸闷、气短、咳嗽等。

◉ 特效穴按摩

正坐、仰卧或站立，双手放在胸部，左手中指的指腹置于穴位上，右手中指的指腹按压在左手中指的指甲上，两手中指同时用力揉按穴位，力度以出现刺痛感为宜，每天早晚左右手轮流按摩穴位，先左后右，每次按摩 1 ~ 3 分钟。

膻中穴具有宽胸理气、止咳平喘的功效，可治疗咳嗽、气喘、胸痛、呼吸困难等病症。膻中靠近乳房，具有行气活血的作用，还可治疗乳腺炎等乳房疾病。

天突穴：宣通肺气，化痰止咳

◉ 跟医师学准确取穴

天，指与天气相通；突，突出，又指烟囱。本穴居上胸部，能通利肺气，故名。

在颈根部，当前正中线上，胸骨上窝中央。

◉ 治疗呃逆

患者采取仰靠坐位或仰卧位，施术者使用中指指端进行按揉天突穴，反复掐按 1 分钟，治疗呃逆。

◉ 治疗咳嗽、哮喘、咽干

患者采取仰靠坐位或仰卧位，施术者用手指指腹慢慢按压穴位，并做环形按揉的动作，穴位靠近喉咙，所以，在按压的过程中用力要适度。治疗咳嗽、哮喘、咽干、呃逆、暴喘、噎膈、瘿气、咽喉肿痛。

◉ 特效穴按摩

正坐或站立，抬头，目前视，用食指指腹按揉穴位，力度以出现酸痛

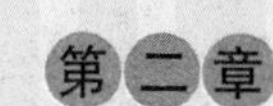

感为宜，一边按摩一边配合做吞咽动作，可以缓解按摩带来的不适感。按摩 1～3 分钟。

天突是任脉和阴维脉的交会穴，具有宣通肺气、化痰止咳的功效，可治疗咳嗽、哮喘等肺部疾病和咽喉肿痛、扁桃体炎等咽喉部疾病。天突还能治疗打嗝、呕吐等胃气上逆导致的疾病。

承浆穴：生津敛液，舒筋活络

◉ 跟医师学准确取穴

承，承受；浆，水浆。本穴在颏唇沟正中的凹陷处，为承受从口流出的水浆之处，故名。

在面部，当颏唇沟的正中凹陷处。

◉ 主治面肿、龈肿、流涎

患者采取仰靠坐位或仰卧位，施术者用食指的指端进行按揉，大约 1～3 分钟，主治面肿、龈肿、流涎、癫狂、口眼㖞斜。

◉ 治疗面神经麻痹、口腔炎

患者采取仰靠坐位或仰卧位，施术者先用一手拇指指端放在承浆穴上，然后按照顺时针及逆时针方向各揉动 20～30 次。治疗面神经麻痹、口腔炎、牙龈肿痛等病症。

◉ 治疗流涎、嗜饮

患者采取仰靠坐位或仰卧位，施术者用一手拇指或食指指端进行按揉，力量由轻渐重，按压承浆穴 3～5 下，治疗面神经麻痹、流涎、嗜饮等病症。

◉ 防治牙龈炎、口腔炎

患者采取仰靠坐位或仰卧位，施术者将两手的食指、中指并拢，然后从承浆穴分别向两口角分推直到地仓穴，揉按后，慢慢地从地仓穴沿上唇抹至水沟穴，反复 10～20 次，防治牙龈炎、口腔炎、口唇疖肿、口角痉挛及面神经炎。

◉ 特效穴按摩

正坐或站立，抬头，目前视，食指置于穴位，用食指的指腹按揉穴位，力度以出现酸痛感为宜，按摩1~3分钟。

承浆穴具有生津敛液、舒筋活络的功效，可以治疗口祸、牙痛、流涎、口舌生疮等口腔疾病以及面瘫、癔病性失语等精神神经系统疾病。

第十四节　督脉：人体的“阳脉之海”

经脉循行

督脉起于小腹内，下出于会阴部，向后行于脊柱内部，上达项后风府，进入脑内，行巅顶，沿前额下行鼻柱。

养生要诀

督脉是全身的“阳脉之海”，对全身阳经脉气有统率、督促的作用。诸条阳经犹如江河，督脉就是调节这些江河水流量的湖泊。中医认为，阳气是人体生命的动力之气，“有阳气则生，无阳气则死”。对督脉进行保健就可以养护人体的逐条阳经。

临床主治

敲打、按揉本经穴位，可以预防和治疗泌尿系统、神经系统、消化系统、呼吸系统、生殖系统，以及本经所经过部位的病症。

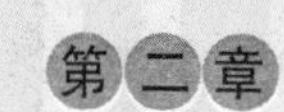

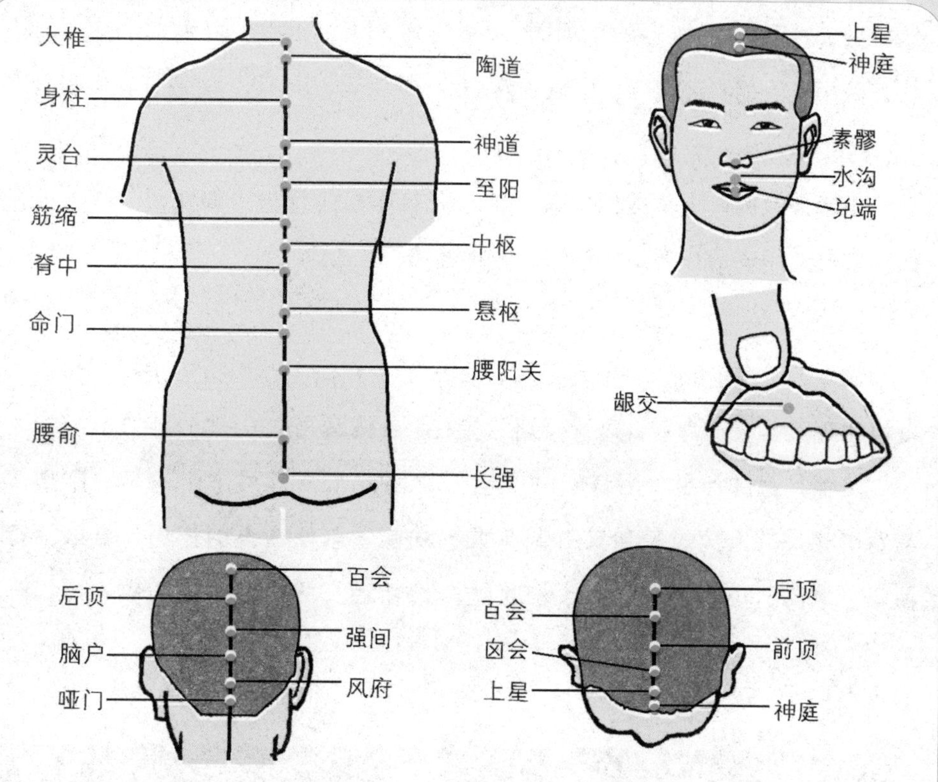

长强穴：调便通淋，活血化瘀

◉ 跟医师学准确取穴

长，长短之长；强，强弱之强。本穴属督脉第一穴，督脉为阳脉之长，脉气强盛，故名。

在尾骨端下，当尾骨端与肛门连线的中点处。

◉ 治疗痔疾、便秘

患者采取俯伏坐位或俯卧位，施术者将一手拇指或食指伸直，然后全力按揉穴位，每次点按3～5分钟，用于治疗痔疾、便秘、泄泻、二便不利。

◉ 治疗阴部湿痒、尾骶骨疼痛

患者采取俯伏坐位或俯卧位，施术者用单手或双手的指腹放在穴位上，然后做旋转回环的连续按揉动作，力量慢慢增大，再由大慢慢减小，均匀持续，可用于治疗阴部湿痒、尾骶骨疼痛。

◉ 治疗癫痫、癔病、腰神经痛

患者采取俯伏坐位或俯卧位，施术者将中指或食指指端伸直，用力进行按揉穴位。用于治疗癫痫、癔病、腰神经痛。

◉ 特效穴按摩

站立，上身前倾，一手到臀后，食指置于穴位上，用指尖按揉穴位，力度以出现酸、胀感为宜，每天分别用左右手各按摩穴位1~3分钟。

长强是督脉和足少阴肾经的交会穴，因此长强穴可主治遗精、阳痿等与肾脏相关的疾病。长强具有调节大肠功能、调便通淋的作用，可以治疗便秘、泄泻、小便不利等大小便疾病。长强还有活血化瘀的功效，可治疗痔疮。

命门穴：补肾壮阳，强肾补肾

◉ 跟医师学准确取穴

命，人之根本也，以便也；门，出入的门户也。肾为生命之源，该穴在肾俞之间，相当于肾气出入之门户，故名。

在腰部，后正中线上，第二腰椎棘突下凹陷中。

◉ 强肾补肾的养生要穴

肾脏保健可以按摩命门穴。命门穴是强肾补肾的养生要穴，可强肾固本，温肾壮阳，对肾虚所致的泌尿生殖系统病症有很好的疗效。在日常保健按摩中，可用手指搓擦命门及两肾，每天10分钟即可。

◉ 治疗虚损腰痛、遗尿、泄泻

患者采取俯伏坐位或俯卧位，施术者用左右拇指或食指伸直，用力按揉穴位，每次点按3~5分钟；可用于治疗虚损腰痛、遗尿、泄泻。

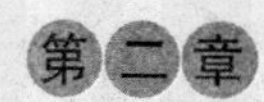

◉ 治疗遗精、阳痿

患者采取俯伏坐位或俯卧位，施术者用单手或双手的指腹放在穴位上，并做旋转回环的连续按揉动作，力量慢慢增大，再由大慢慢减小，均匀持续，可用于治疗遗精、阳痿、早泄、带下、月经不调。

◉ 特效穴按摩

正坐或站立，两手伸到腰背后，用左手中指的指腹按住穴位。右手中指的指腹压在左手中指的指甲上，双手中指同时用力揉按穴位，力度以出现酸、胀、痛的感觉为宜，左右手中指轮流在下按揉穴位，先左后右，每次揉按 3 ~5 分钟。

命门穴具有补肾壮阳的功效，可治遗精、早泄、腰膝酸软、遗尿、癃闭、水肿、头昏耳鸣等肾阳亏虚引起的病症，还可以预防青春痘、老年斑等症状。

至阳穴：利胆退黄，利膈宽胸

◉ 跟医师学准确取穴

至，极也；阳，阳气也。本穴之旁，为足太阳之膈俞穴，膈之上乃纯气之府，血为阴，气为阳，故名。

在背部，当后正中线上，第七胸椎棘突下凹陷中。俯卧位或坐位，双手平放于身体两侧或自然下垂，在背部，两侧肩胛下角连线与后正中线相交处，为取穴部位。

◉ 帮助心脏保持年轻和活力

中医认为，心绞痛是由于心气不足、心阳不振，导致气滞血瘀，心血不透而引起的。治疗心绞痛应以活血化瘀、理气通阳为原则。根据经络学说的观点，心阳走督脉，督脉又有“阳经之海”之称，有总督一身阳经的作用，而至阳穴正是督脉中阳气的焦点。所以经常按摩至阳穴会帮助心脏保持年轻和活力，解决心慌气短等问题。

◉ 治疗腰背疼痛

患者采取俯伏坐位或俯卧位，施术者将左右手拇指或食指伸直，然后用力按压穴位，每次点按3～5分钟，用于治疗腰背疼痛。

◉ 治疗黄疸、胆囊炎

患者采取俯伏坐位或俯卧位，施术者用单手或双手的指腹放在穴位上，并做旋转回环的连续按揉动作，力量慢慢增大，再由大慢慢减小，均匀持续，可用于治疗黄疸、胆囊炎、胆道蛔虫症。

◉ 治疗胃肠炎

患者采取俯伏坐位或俯卧位，施术者用中指或食指指端伸直，用力按压穴位，用于治疗胃肠炎。

◉ 特效穴按摩

用拇指指腹按揉，每次3～5分钟，早晚各1次。

利胆退黄，利膈宽胸。可以治疗腰背强痛，脊强，黄疸，胆囊炎，胸胁胀满，咳嗽，气喘，支气管哮喘，疟疾，胆道蛔虫症。配侠溪、期门、中庭，可治胸胁胀痛；配肺俞、合谷、鱼际、天府，可治咳嗽。

大椎穴：清热理气，消肿止痛

◉ 跟医师学准确取穴

大，巨大；椎，椎骨。古称第一胸椎为大椎，该穴在其上方，故名。

在后正中线上，第七颈椎棘突下凹陷中。

◉ 治疗头痛、疟疾、癫痫

患者采取俯伏坐位或俯卧位，施术者将左手拇指或食指伸直，用力按压穴位，每次点按3～5分钟。可用于治疗头痛、疟疾、癫痫。

◉ 治疗疟疾、癫痫、咳嗽

患者采取俯伏坐位或俯卧位，施术者将单手或双手的指腹放在穴位上，

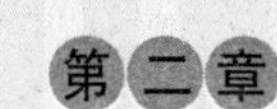

并做旋转回环的连续按揉动作，力量慢慢增大，再从大慢慢减小，均匀持续，可以治疗疟疾、癫痫、咳嗽、气喘、感冒、头痛、呕吐。

◉ 特效穴按摩

正坐或站立，一手举起，放在后颈部，拇指外的四指屈曲，大拇指置于穴位上，用指尖按揉穴位，力度以出现酸、痛或胀、麻的感觉为宜，按摩1～3分钟。或者请他人用中指关节突或刮痧板，刮擦穴位，效果更好。

大椎穴具有很好的清热作用，既能治疗外感表证的发热，也能治疗阴虚引起的骨蒸潮热。大椎穴位于颈部，还可以治疗肩颈部位的僵硬、疼痛。

风府穴：散风熄风，驱除风邪

◉ 跟医师学准确取穴

风，指风邪；府，集聚处。本穴当风邪易侵之处，故名。

在项部，后发际正中直上1寸，枕外隆凸直下，两侧斜方肌之间的凹陷处。

◉ 治疗头重头痛、头颈项痛

患者采取俯伏坐位或俯卧位，施术者用左右手拇指或食指伸直，用力进行按压穴位，每次点按3～5分钟，用于治疗头重头痛、头颈项痛、眩晕。

◉ 治疗中风不语、半身不遂

患者采取俯伏坐位或俯卧位，施术者将单手或双手的指腹放在穴位上，并做旋转回环的连续按揉动作，力量慢慢增大，再由大慢慢减小，均匀持续，用于治疗头痛、眩晕、中风不语、半身不遂、癫狂。

◉ 治疗鼻衄

患者采取正坐位，施术者用一手置于患者前额，另一手的拇指、食指、中指略分开屈曲，指腹着力，用拇指与食指、中指相对用力捏拿，以出现微热轻松感为度，主要治疗头痛、鼻衄、咽喉肿痛。

◉ 特效穴按摩

取坐位，一手伸到颈后，放在后脑处，大拇指置于穴位上，用指腹从上往下用力按揉穴位，力度以出现酸、痛的感觉为宜。左右两手轮流按摩穴位，每次按摩 1 ~ 3 分钟。

风邪有外风和内风两种，外感风邪引起感冒，为外风。肝风内动，上扰头部，引起中风，为内风。风府穴是风邪进出人体的关口，按摩风府穴可散风熄风，治疗内风和外风引起的疾病。对于感冒、头痛、眩晕、中风等病症，都可用风府穴来预防和治疗。

百会穴：醒脑开窍，安神定志

◉ 跟医师学准确取穴

百，数量词，多之意；会，交会也。本穴在头顶，为一身之宗，百神所会，故名。

在头部，前发际正中直上 5 寸，或两耳尖连线的中点处。

◉ 治疗痫证

患者采取正坐位或仰卧位，施术者将左右手拇指或食指伸直，然后用力按压穴位，每次点按 3 ~ 5 分钟，可用于治疗痫证。

◉ 治头痛、眩晕

患者采取正坐位或仰卧位，施术者用单手或双手的指腹放在穴位上，并做旋转回环的连续按揉动作，力量慢慢增大，再由大慢慢减小，均匀持续，用于治头痛、眩晕。

◉ 治疗耳鸣、中风失语

患者采取正坐位或仰卧位，施术者沉肩、曲肘、悬腕，然后用一手拇指指腹于施治部位对称用力，做上下或左右的往返摆动，以局部感觉温热适宜为度。用于治疗头痛、眩晕、耳鸣、中风失语、晕厥、脱肛。

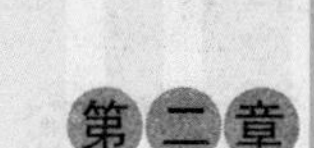

◉ 特效穴按摩

正坐，抬头，目前视，将一手放存头侧部，中指端置于穴位上，以指腹用力按揉穴位，力度以出现酸、胀、痛的感觉为宜，该手疲劳后可换另一手继续按摩，按摩1~3分钟。每天早晚各按摩1次。

百会穴位于头顶，与脑部关系紧密，是调节大脑功能的要穴，对调节机体的阴阳平衡也有重要作用。百会穴具有醒脑开窍、安神定志的功效，可以治疗头痛、眩晕、高血压，是一个很常用的调节血压的穴位。

神庭穴：宁神醒脑，降逆平喘

◉ 跟医师学准确取穴

神，神明；庭，前庭。“脑为元神之府”，神在此指脑。该穴在前额部，如脑室之前庭，故名。

在头部，当前发际正中直上0.5寸。

◉ 治疗癫狂、痫证

患者采取正坐位或仰卧位，施术者将左右手拇指或食指伸直，然后按压穴位，力稍微加重，每次点按3~5分钟，可用于治疗癫狂、痫证。

◉ 治疗头痛、失眠

患者采取正坐位或仰卧位，施术者用单手或双手的指腹放在穴位上，并做旋转回环的揉动动作，力量慢慢增大，再由大慢慢减小，均匀持续。用于治疗头晕、头痛、失眠。

◉ 治疗头晕目眩

患者采取正坐位或仰卧位，施术者沉肩、曲肘、悬腕，然后用一手拇指指腹或指偏峰于施治部位着力，做上下或左右往返摆动按揉，以局部感觉温热适宜为度，用于治疗头晕目眩、失眠。

◉ 特效穴按摩

正坐或仰卧或站立，举起一只手，放在额头，中指置于穴位，用中指的指尖按揉穴位，或用指甲尖掐按穴位，力度以出现酸、痛或胀、痛的感觉为宜，按摩3～5分钟。

宁神醒脑，降逆平喘。神庭穴是督脉上的一个重要穴位，它是督脉和膀胱经以及胃经的交会穴。神庭穴具有安神醒脑的功效，可以治疗头痛、眩晕、失眠、癫痫等多种神志病症。神庭对头面五官的疾病也有很好的疗效。

第三章

自我保健，健康长寿无忧虑

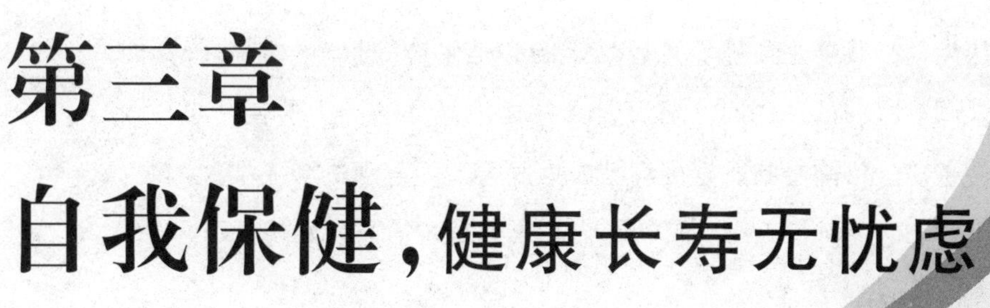

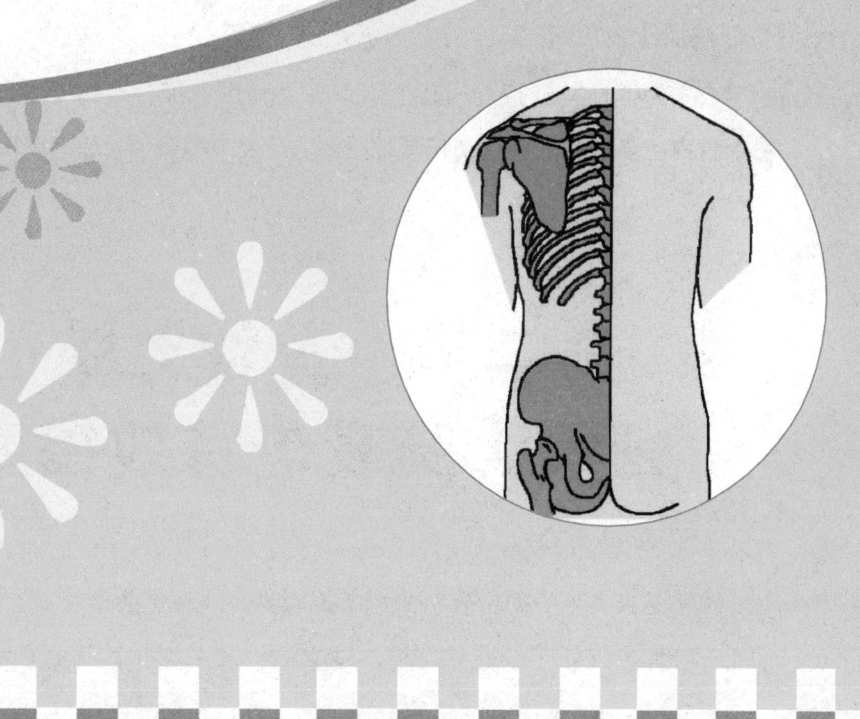

第一节 养心安神：养护身心健康特效按摩

中医认为，心藏神主血脉。意思是人的心是生命的根本，其他脏器的活动是由心来调节协助的。同时心脏又是人体血液循环的动力所在，心与脑的关系又非常密切。目前心脑血管疾病已成为危害人类健康的最主要原因之一，因此经常进行养心安神的保健，可对心血管疾病的防治有良好的作用。

◉ 按揉胸部

以左手在右前胸从上到下横擦 5 遍，然后用右手在左前胸同样操作。最后用拇指从胸骨柄上端向下直推到心口窝处 10 遍。

◉ 按揉上肢

右手拇指置左侧腋下，其余四指置上臂内上侧，边做拿捏，边做按揉，沿上臂内侧渐次向下操作到腕部神门处。反复 10 遍，再换手操作。

第二节 益智健脑：延缓大脑衰老特效按摩

大脑是人类行为的指挥、协调、控制者，随着年龄的增长，不注意用脑卫生，会使大脑处于疲劳状态而加速大脑的衰老退化，从而在精神、记忆、智能等方面出现退化。因此，怎样增强记忆，提高智能，延缓大脑衰老，已成为医学研究的重点。推拿保健就是一种日常生活中可随时应用且行之有效的方法，对于益智健脑、增强记忆有其独到的作用。

◉ 点按头部

两手位于头两侧，用小指点按阳白，无名指点按头维，食指点按率谷，拇指点按风池，中指位于头侧方以保护头的平稳。点按时逐渐加力，直至出现酸胀感，持续 2 分钟。

◉ 梳理头发

双手十指微屈，以指端或指腹自前发际向后发际做梳理头发的动作。如此反复 30 次。

第三节　美颜美体：预防皮肤衰老特效按摩

岁月无情，容颜易逝，如何留住自己的美貌？这要从人体生理来讲。皮肤的汗腺、皮脂腺和血管内的血液循环等，必须非常的活跃，才能使肌肤亮丽、湿润、有光泽。支配这些功能作用的是负责内脏功能的自律神经。随着年龄的增长，自律神经的功能慢慢衰退，皮肤自然也就明显衰老。所以，从肌肤漂不漂亮就可知道健康的状态。再者，欲使肌肉有弹性，一定要保持支撑肌肤的肌肉年轻有朝气。利用穴道刺激调整自主神经的功能以及内脏机能，使营养遍及全身的同时，也需要刺激肌肉系统。

◉ 按揉面部

双手掌平置于面部，手掌紧贴于皮肤，双手手指轻微地牵拉眼角后下方皮肤数次。双手掌面平置于前额发际处，向头顶方向牵拉数次，使额部、眼部有绷紧的感觉。双手掌面置于外侧耳部向外牵拉，至使面部有绷紧的感觉为宜，反复数次。双手掌部指腹轻轻拍击面部各部位，直至有微热感，手法宜轻柔均匀，切勿用力过猛。

◉ 敲打面部

用双手五指指尖在面部上下轻轻撞击敲打 3 ~5 分钟，重点在上额和外眼角部位。睡前做效果甚佳。

第四节 消除雀斑：呵护面部肌肤特效按摩

雀斑是常见的一种皮肤病，其病因一方面与遗传有关，一方面与日光照射有关。日光照射使皮肤上的黑色素增多，形成一个一个芝麻大或米粒大的褐色小斑点就是雀斑。主要分布于脸颊上部。斑点为圆形或卵圆形，数目多寡不一，长期存在，既不痒，也不痛，但影响美容。按摩半年或一年可使雀斑消除，容颜俏丽。如注意避免日晒，便不复发。

◉ 指压按摩

用双手拇指背节处交替推印堂至神庭 30 次。用双手拇指指腹分推攒竹，经阳白穴，至两侧太阳穴 30 次。用拇指指腹按揉百会、风府、哑门、迎香、印堂、百劳各 100 次。用双手大鱼际从前额正中线抹向两侧，在太阳穴处按揉 3 ~5 次。

◉ 头部按摩

用拇指指腹分推人中穴至两侧颊车穴 10 ~20 次。头部按摩，早晚各 1

次，1 个月为 1 个疗程。疗程之间间隔 3 ~5 天。要长期按摩。面部按摩的手法要轻重适宜，可配合运用一些对皮肤没有刺激性的润肤霜，以保护皮肤，加强治疗效果。自然瓜果汁如黄瓜汁也可用。

第五节　消除疲劳：改善机体状态特效按摩

疲劳的产生，有许多原因，过度的体力和脑力劳动皆可消耗本身机体的承受能力，导致身体各组织器官的功能下降，血供不足，淋巴回流不畅，由此造成机体能量和营养物质的缺乏，进而出现身体酸痛不适、头晕乏力、懒于言语、局部肿胀等一系列功能低下的症状。此时，如采取柔和有效的保健按摩方法，则可加快血流，促进体内有害代谢产物的排出，恢复组织弹性，从而消除疲劳，改善机体状态。

◉ 推动头部

两手掌心按住前额，稍用力向上推动，过头顶向下至颈后，沿颈侧翻过，然后再沿两侧面颊向上推至额。反复 10 遍。

◉ 按揉上肢

先用右手掌指面按在左肩上，拇指与其余四指相对，沿着肩臂的内外两侧，用力向下抓揉到腕指部。如此反复 5 次，左右交替。

◉ 叩击腰脊

两手握空拳，用上拳眼叩击腰脊两侧，上自尽可能高的部位开始，下至骶部，叩击时可配合弯腰动作。往返 20 次。

第六节　缓解压力：放松紧张情绪特效按摩

现代社会各种竞争非常激烈，就业、升学、工作、生活等，人们所承受的压力也越来越多，所以每天神经就像绷紧的弦，久而久之影响到人们的健康。现代医学也更加强调精神、情绪对疾病的发生、发展和治疗的影响。通过按摩能调整人们的情绪，适当放松紧张的神经，有益于健康。

◉ 梳理头发

以搓热的双手分置于面部两侧，上下来回搓热，然后从前发际向后发际梳理头发 20 次。

◉ 重叩百会穴

以双手中指重叩百会穴 20 次，然后以五指从中央向两侧耳际轻叩 5 遍。

◉ 擦按小鱼际

从前正中线的胸骨柄处直擦到心窝处。以双手小鱼际沿同侧小腹部向下斜擦 20 次。

第四章
消除隐疾，特效按摩治百病

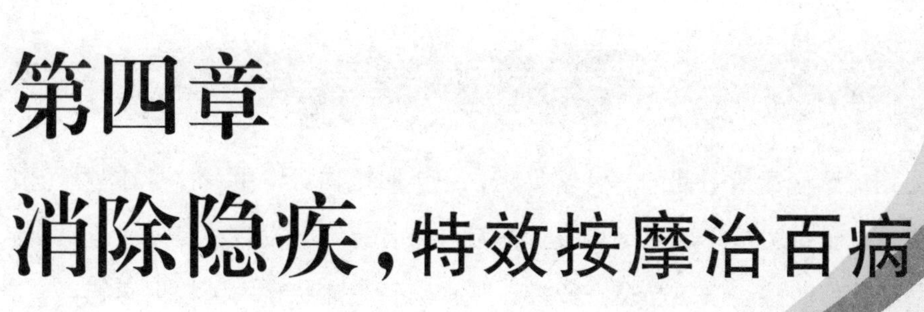

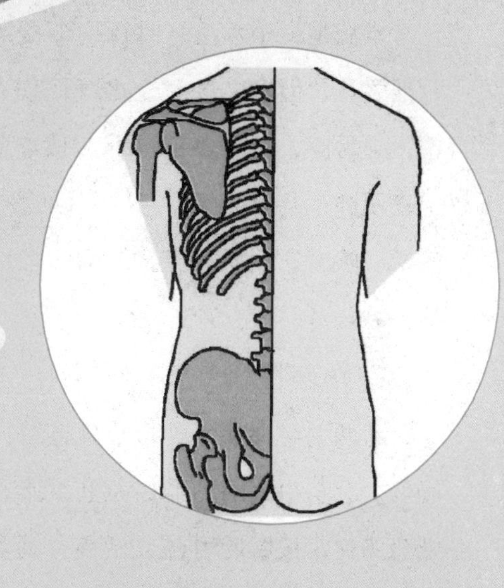

第一节 日常小病一扫光

感　冒

感冒是由流感病毒所引起的一种常见病，一年四季均可发生。在身体过度疲劳、着凉、抵抗力低下时容易染发此病症。患者有咽喉发痒、鼻塞、流涕、咳嗽、咳痰、头痛、发热、全身疲倦、四肢酸痛等症状。中医根据感冒的病因，将其分为风寒感冒、风热感冒和暑湿感冒。

病因病机

本病是由于六淫、时行病毒侵袭人体而致病。以风邪为主因，风邪虽为六淫之首，但多夹杂时令之气而伤人，如冬季多属风寒，春季多属风热，夏季多夹暑湿，长夏多夹湿邪，秋季多兼燥气。风性轻扬，多犯上焦，而出现卫表及肺系症状，卫表不和而见恶寒发热，头身疼痛。肺失宣肃而见鼻塞、流涕、咳嗽、咽痛等症。发病的轻重与身体正气的强弱及感邪的轻重有一定的关系。

◉ 按摩迎香

将两手半握拳，食指按揉迎香穴，向内、向外旋转。迎香穴属手阳明大肠经，它与手太阴肺经相表里，肺主皮毛，开窍于鼻，常用于治鼻塞、流涕、喘息等症，按摩后可疏经活络，通鼻气。按摩迎香时，穴位要准确，按摩旋转辐度不宜过大，以有酸沉感为度。

◉ 按摩风池

屈肘五指并拢，食、中、无名指紧拢风池穴向外向内旋转。风池穴属足少阳胆经与阳椎之会，按摩可益气固表，致密腠理闭汗孔，常用于治疗感冒、气管炎等病。

◉ 捶打足三里

左脚向左跨出一步，与肩同宽，两臂经前至斜上举，掌心向前，然后上体前屈，手尖触地，将动作再重复一遍。两手握拳，左拳捶打左腿足三里穴，右臂成斜上举；右手捶打右腿足三里穴，左臂成斜上举。足三里穴是强壮穴，属阳明胃经，与足太阴脾经相表里，捶打后可以调理脾胃，强壮身体。捶打足三里穴，取穴要准确，捶打时前臂放松，动作自然，两个臂斜上举应抬头挺胸。

◉ 按揉大鱼际

对搓两手大鱼际，直到搓热为止。搓法恰似用双掌搓花生米的皮一样。一只手固定，转另一只手的大鱼际，两手上下交替。两个大鱼际向相反方向对搓，搓 1 ~ 2 分钟，整个手掌便会发热。这样做可促进血液循环，强化身体新陈代谢，所以能增强体质，故容易治感冒。

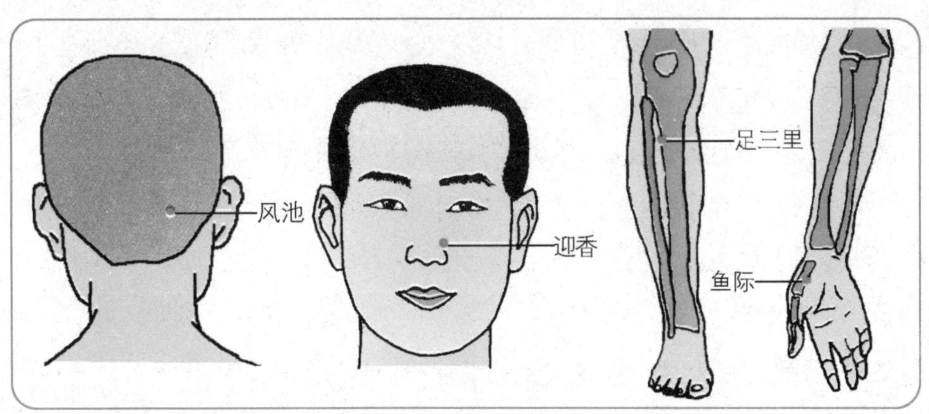

◉ 指压按摩方法

用强力按压大椎穴，能促进组织的发达，使身心功能作用旺盛，可以更

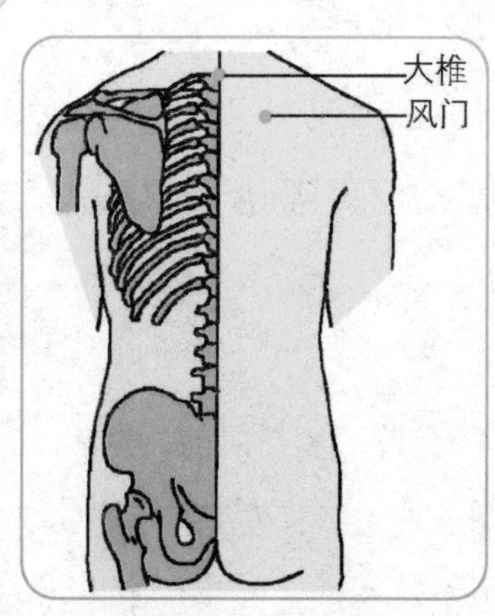

有效地控制体内钙与磷的代谢，进而增加对病毒的抵抗力。先做深呼吸，在气止时用食指强力按压穴位，缓缓呼气。经6秒钟之后，再慢慢放手。以此要领重复做10～30次，几乎可以治愈感冒。按摩风门穴时要领同上（如果自己的手无法到达可请别人帮忙），连续做10次。保健按摩不是一下就能完全复原的，一定要坚持。

咳　嗽

该病属中医咳嗽，风温等病症范畴。古人以有声无痰为咳，有痰无声为嗽，二者合称咳嗽。它有急慢性之分，一年四季均可发生，尤其冬春多见。临床表现为，初期阵发性干咳，胸骨后有紧闷感，1～2日后有少量白黏痰，后转为白黏痰或黄黏痰，无发热症状，但有的伴有头痛或全身痛等不适症状。

病因病机

引起咳嗽的原因很多，时冷时热，气温不稳，稍不留意，很容易感冒，而咳嗽往往伴随感冒而来，当然这只是原因之一。有的人咳嗽，是因为心脏扩大，或寄生虫的病变引起，有的是肺炎或肺结核病而来。

咳嗽的病因有外感和内伤两大类，外感咳嗽为六淫外邪侵袭肺系，内伤咳嗽为脏腑功能失调，内邪干肺，两者皆可引起肺失宣肃，肺气上逆而形成咳嗽。外感咳嗽属于邪实，内伤咳嗽多属正虚与邪实并见，因肺脏有病，卫外不固，易感受外邪而引发或加重咳嗽症状，外感咳嗽失治误治可转为内伤咳嗽。

◉ 按摩背部

俯卧，由实施者用双手拇指轻轻按揉，从大椎到脊椎两侧的肺俞。厥阴俞、心俞到腰间的脾俞、肾俞穴，逐渐放松背部，能缓解呼吸道的不适症状，使呼吸畅通。

◉ 按摩胸部、手部、头部

反复用点按法，揉压胸部的膻中、中府和心窝处的巨阙。用指尖反复按、压、掐喉部的天突穴，能缓和呼吸不畅、胸闷气喘。刺激孔最、合谷等手部穴位，旨在减缓咳嗽、咯痰、咽喉不适感。对头部的百会、印堂、迎香、太阳穴做按揉，有辅助止咳喘、缓解呼吸道不畅的功能。

◉ 按摩肺俞、脾俞

患者取坐位，施术者以一手置于头部，另一手于项背部施以舒揉，达以疏风解表；以一手于喉结施用二龙戏珠法，达以清热利咽；以一手握患腕，另一手循手太阴肺经施以揉拿手三阴法，达以除湿镇咳；以掌指于背俞施以搓运夹脊法，着重点按肺俞、脾俞，以健脾燥湿，镇咳祛痰。

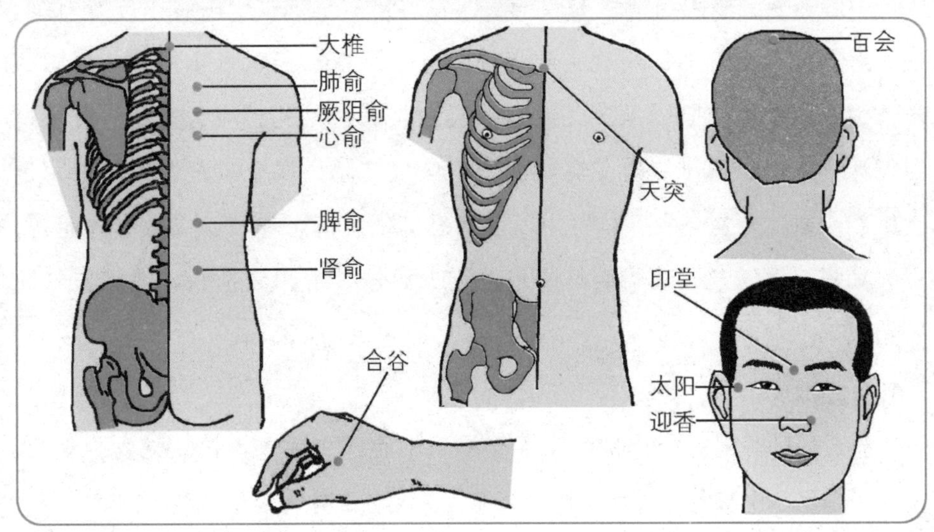

◉ 指压按摩方法

只要在厥阴俞穴用力按压 6 秒钟，不论是急性咳嗽或喉咙有异物存在，都会立即止咳。在采用这种方法时，必须一边呼气，一边进行，只要重复 3 次就能见效。

另一种方法是按压在锁骨中间的“天突”穴。采用相同的经穴按摩方法，止咳效果也非常显著。如果是小孩的话，不妨减轻压力、增加次数，也会收到相同的止咳功效。

呃　逆

呃逆俗称打嗝，现代医学称为膈肌痉挛。大多因为吃饭过快、进食过冷或过热的食物、进食过饱、吸入冷空气、过度紧张或兴奋、情绪激动、突然受惊而引起。疾病也可导致呃逆，如胃炎等消化道疾病，脑血栓形成等脑部疾病，肺部、胸部、膈肌病变，以及药物过敏等均可引起。呃声连连，声短而频，不能自制，有声无物。

病因病机

引起呃逆的原因与情绪的改变、饮食过急、过饱、吸入冷空气等有关。现代医学认为是由某种刺激引起膈神经过度兴奋，膈肌痉挛所致。祖国医学认为呃逆产生的原因虽多，但归纳起来与肝、胃关系最为密切。肝主疏泄，性喜条达，属木。胃主受纳腐熟，其气主降，属土。凡饮食不节，过食生冷或寒凉药物导致寒结胃中以及恼怒抑郁，情志失和，以致肝气犯胃，胃失和降，胃气上逆动膈而打嗝，也有少数是胃中津液损伤，或脾胃气败所造成。

◉ 揉胸腹部

患者仰卧，用一指禅推法从天突推至中脘，之后重点按揉缺盆、天突、膻中、鸠尾、中脘各 1 分钟，按揉气海、关元各 1 分钟，分推腹阴阳 2 分钟。

◉ 按揉背部

按揉背部沿足太阳膀胱经操作 2 分钟，重点按揉肝俞、胆俞、膈俞各 1 分钟，由上向下掌根推背部 10 ~ 20 次。患者取坐位，用掌根搓摩胁肋部 20 ~ 30 次，拍打背部结束手法。

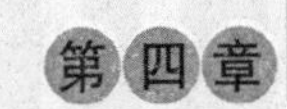

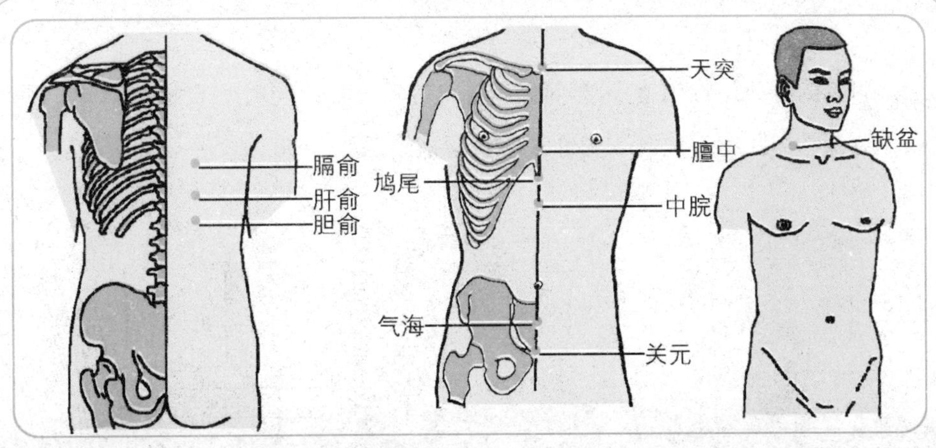

呕吐

呕吐是由于胃失和降，气逆于上所引起的病证。古代文献将呕吐加以区别，谓声物俱出为呕，有物无声为吐，有声无物为干呕。现一般将胃内容物经食道口腔吐出，总称呕吐。呕吐可将食人胃内的有害物质吐出，从而起反射性保护性作用；但频繁而剧烈的呕吐可引起失水、电解质紊乱、酸碱平衡失调、营养障碍等情况，临床应予重视。推拿治疗胃肠功能紊乱及脾胃虚弱之呕吐效果较好，对其他原因造成的呕吐，应在治疗原发病的基础上配合按摩治疗，才能取得良好的疗效。

病因病机

凡外邪侵袭，饮食不节，痰饮内阻，情志失调等致使胃失和降，均可引起胃气上逆而致呕吐。由于病因不同，体质各异，临床上分虚实两类，一般暴病呕吐多为实，久病呕吐多为虚，实证多因外感六淫、痰饮停积、宿食不消及情志失调气机逆乱所致；虚证多因脾胃气阴不足所致。

◉ 按揉腹部

患者仰卧，施术者立其身旁，按顺时针方向摩腹 2 分钟；用一指禅推法从上脘推至下脘 2 分钟，按揉天枢、气海各 1 分钟。

◉ 按摩背部

患者俯卧，施术者在其背部做㨰法 1～2 分钟；同时配合按揉脾俞、胃俞、肝俞、三焦俞等穴各 1 分钟，小鱼际擦督脉 20～30 次。

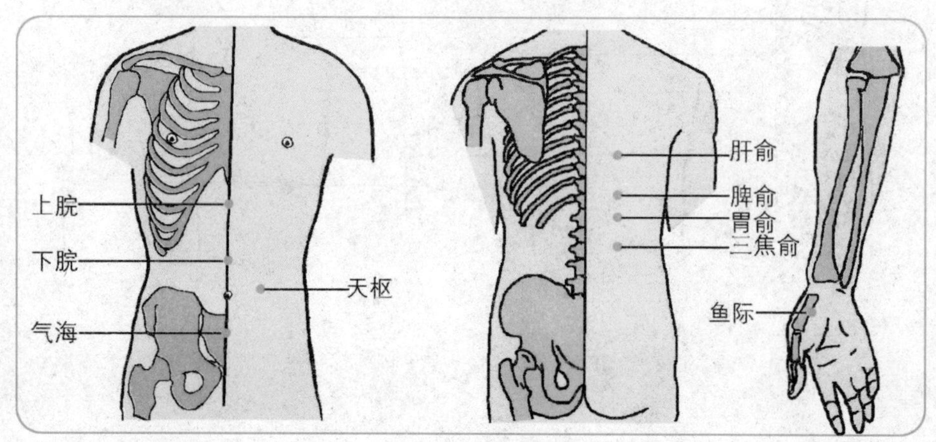

头 痛

头痛是一种常见的自觉症状，既可单独出现，亦可并见于多种急慢性疾病中。凡临床表现以头痛为主症者，即可作为一个独立的病症进行辨治。头痛一症范围较广，涉及内、外、神经、精神、五官等各科疾病。本节所论头痛，主要是内科杂病中，以头痛为主症者，凡有明显器质性疾患者，均不宜推拿治疗。

病因病机

头痛的病因主要有外感和内伤两大类，头为“诸阳之会”、“清阳之府”，又为髓海所在，凡五脏精华之血，六腑清阳之气，皆上注于头，而走空窍。故六淫之邪外袭，上犯巅顶，气血凝滞，阻抑清阳，或内脏功能失调，导致气血逆乱，生化不足，上扰清窍或清窍失养，而发为头痛。

◉ 按揉头部

患者仰卧，施术者用抹法抹前额 1 分钟，然后，用一指禅推法从印堂推至上星 10 次；仍用该手法推巅顶部、两颞部反复操作 3 分钟；用两手拇指桡侧分推前额 2 分钟；按揉四神聪、百会、头维、太阳、鱼腰、阳白、攒竹各 1 分钟；捏挤眉弓 10～20 遍。

◉ 按揉背部

按揉背部足太阳膀胱经 2 分钟，重点按揉心俞、脾俞、肝俞、胆俞各 1 分钟；按揉颈部风池、风府、大椎各 1 分钟。

◉ 拿擦法

患者取坐位，用五指拿头部 5～8 遍，拿肩井 2～3 次，擦背部膀胱经 1 分钟，结束手法。

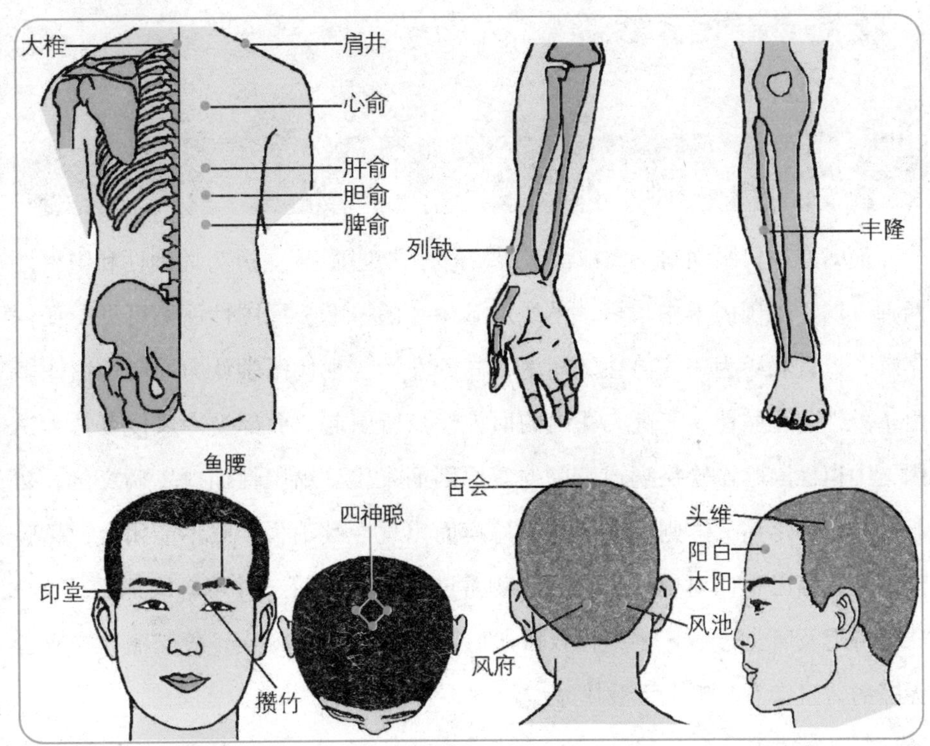

◉ 按揉列缺

对列缺穴的按摩以掐揉为主，治疗时，双手宜轻握拳，拳心向上，边掐边揉，使肌肉和筋腱来回移动，掐揉时不能太重也不能太轻，力度以出现酸胀感为好，每日 1 次，每次 3 分钟即可。有头颈问题，找列缺穴。列缺穴为手太阴肺经的络穴，能宣肺散邪、通调经脉，因而有迅速缓解突发性疼痛的功效。偏头痛、头痛、颈椎病、落枕等，只要是颈以上的病痛，按摩列缺穴就都能奏效。

◉ 按揉丰隆

丰隆穴肉厚而硬，点揉时可用按摩棒，或用食指节重按才行。找穴要耐心些，可在经穴四周上下左右点按试探，取最敏感的点。丰隆会变得比平时敏感许多。本位处胃经下部，气血物质为汇聚而成的天之下部水湿云气，为云化雨降之处，气压低下，胃经及脾经天部水湿浊气会合于此，所降之雨又分走胃经及脾经各部，有联络脾胃二经各部气血物质的作用，故为足阳明胃经的要穴，头痛可选其络穴。

面瘫

面瘫亦称口眼㖞斜，面神经麻痹，俗称“歪嘴巴”。分为周围性和中枢性两种。属于祖国医学中口僻、吊线风等病证的范畴。周围性面瘫可见于任何年龄，以青壮年为多，男性发病率略高于女性。现代医学认为周围性面瘫多由于急性非化脓性、茎乳突孔内的面神经炎所引起。面部受冷风侵袭常为诱因；中枢性因脑血管疾病或脑肿瘤等原因而发生。周围性面瘫发病突然，初起有耳后部疼痛，继则面部表情肌瘫痪而出现额纹消失，眼不能闭合，鼻唇沟平坦，嘴巴歪向对侧，进食时食物常嵌在齿颊间等，并可有同侧舌前2/3味觉减迟及听觉过敏。中枢性仅限于脸部下面的肌肉瘫痪，故皱额、蹙眉皆无障碍，且常有一侧上下肢体瘫痪。

病因病机

中医认为面瘫初期多由素体正气亏虚，络脉空虚，风寒风热之邪侵袭面部，风性易袭阳位，寒主收敛，使面部一侧经络挛急，气血痹阻，致面部一侧筋脉肌肉纵缓不收，从而形成口眼㖞斜症状，或因失血过多，血不养筋而出现一侧面颊筋肉弛缓的症状。本病也常见于中风后遗症。

◉ 一指禅推法

患者取仰卧位，施术者用一指禅推法自印堂、阳白、睛明、四白、迎香、下关、颊车、地仓往返治疗，并可用大鱼际揉法或按法先患侧后健侧，再配合应用擦法治疗。患者正坐，施术者用一指禅推法施于风池及项部，随后拿风池、肩井及项后大筋结束治疗。

◉ 按揉脾俞、胃俞

患者俯卧，施术者用攘法沿背部膀胱经反复操作 3～5 遍，按揉脾俞、胃俞、膈俞等穴各 1 分钟。

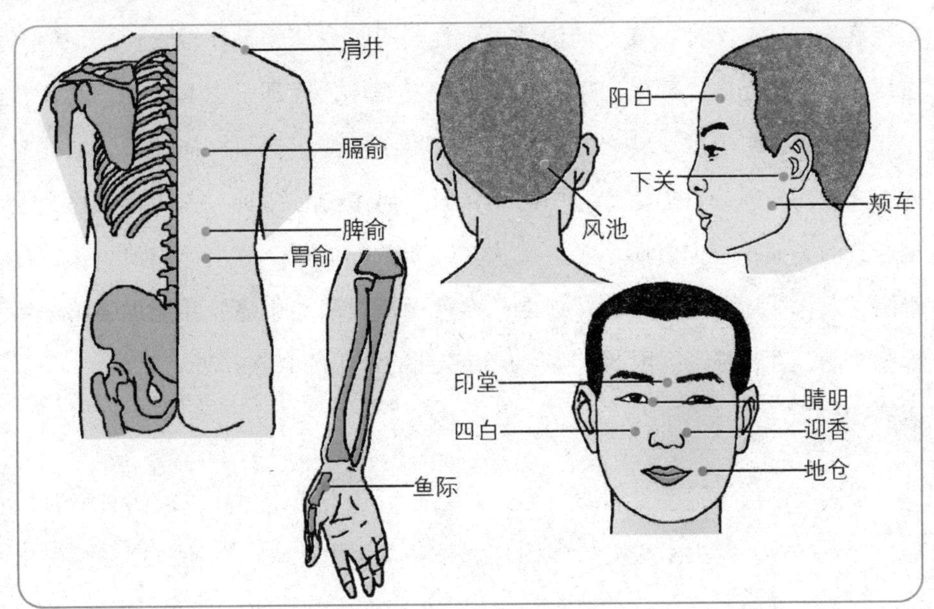

◉ 点压四白

患者取患侧在上的侧卧位，施术者再用一指禅推法，推此穴 30～50 遍，再用剑指点穴法点压该穴，每穴约 1 分钟，力量以穴位出现酸、胀、麻感为度，四白是治疗面瘫特效腧穴。

◉ 推按阳白

患者取患侧在上的侧卧位，施术者用一指禅推法，推此穴 30～50 遍，再点压该穴，每穴约1分钟，力量以穴位出现酸、胀、麻感为度。

◉ 点揉灵骨

患者取患侧在上的侧卧位，施术者再用一指禅推法，推此穴30～50遍，再点压该穴，每穴约1分钟，力量以穴位出现酸、胀、麻为度。

牙 痛

牙痛是口腔科牙齿疾病最常见的症状之一。很多牙病能引起牙痛，常见的有龋齿、急性牙髓炎、慢性牙髓炎、牙周炎、牙龈炎等。此外，某些神经系统疾病，如三叉神经痛、周围性面神经炎等；身体的某些慢性疾病，如高血压患者牙髓充血、糖尿病患者牙髓血管发炎坏死等都可引起牙痛。其症状主要是牙痛，咀嚼困难，遇冷、热、酸、甜或机械性刺激疼痛加重。治疗时要首先查证病因，对症治疗。中医学认为牙痛主要有两种：一为胃火循经上蒸所致的实证；一为肾阴不足、虚火上炎所致的虚证。故治疗应清胃火，补肾阴，以止牙痛。按摩可较好地促进血液循环以消炎止痛，并能加强泌尿系统的功能，补肾排毒。因此，按摩是治疗牙痛常用的应急方法。

病因病机

祖国医学认为，手足阳明经循经入上下齿，当素体热盛，或嗜食肥甘厚味，胃腑有热，胃火上炎，或风热之邪外袭，入内化火，阳明火盛，循经上蒸，损及脉络而致牙痛。或素体阴虚，或久病伤阴，或热病伤阴，虚火上炎，灼伤齿络，肾虚髓空，牙齿失于濡养等，而出现牙痛。

◉ 掐揉内庭

按摩者用拇指指端和其余四指相对，先掐后揉内庭穴36次，以下肢和足部有放射性酸胀感为宜。

◉ 按揉足三里

患者取仰卧位，施术者以拇指指端或罗纹面着力，稍用力按揉20～100

次。牙痛原因较多，中医认为本病有虚实之分，而手足阳明经脉分别入络上下齿，龈为胃之络，手足阳明经所过，阳明为多气多血之经，壮火则必气血搏结于齿龈之间，不通则痛。虚火则必上炎于齿龈之间，不荣则痛。又“合治内腑”，故取胃经之三穴，取其经脉所过，主治所及。取其疏经通络、行气活血止痛之功。

◉ 掐按合谷

患者取坐位，施术者一手持手，令其手掌侧置，桡侧在上，以另手食指、中指固定腕部，用拇指甲掐穴处，掐揉5～20次。合谷穴属手阳明大肠经穴位，该经循行路线分别进入上下齿龈，并环绕口唇，因而能主治唇齿疾病，合谷穴为手阳明经“原穴”，其功能善治多种疼痛疾病，根据临床配伍经验，合谷能加强牙痛的治疗效果，临床尤以风火牙痛疗效最佳。

◉ 掐压内庭

患者取坐位或仰卧位，施术者以拇指甲着力，稍用力在内庭穴上掐3～5次，一般治疗1次，最长3次，上齿为足阳明所主，下齿为手阳明所主，取内庭穴此乃上病下取，或者取同名经，可达循经远刺止痛之意。内庭是胃经荥穴，属水，故掐压内庭有以水抑火之功。

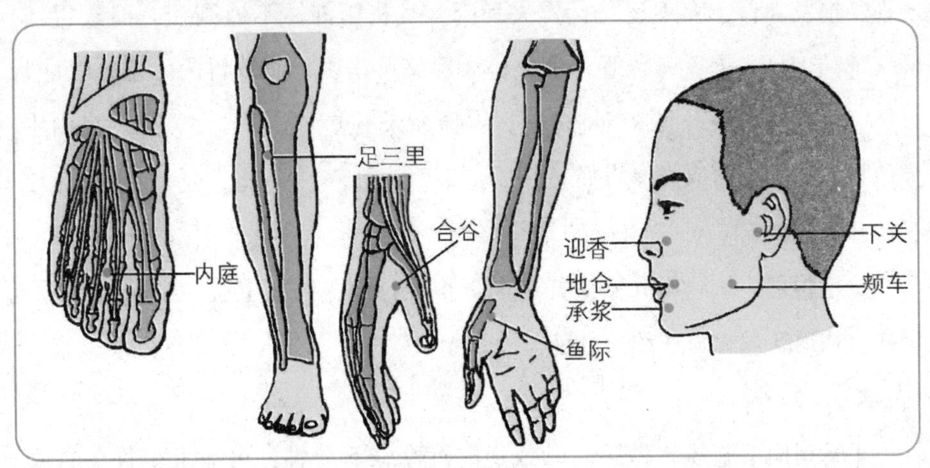

◉ 一指禅推法

患者仰卧，施术者用一指禅推法自患侧迎香穴开始，经地仓、下关推至颊车穴，每穴各推2分钟，再自颊车经人中环唇推至承浆穴，如此反复操作3~5遍。

◉ 掐揉双侧合谷

按揉患侧地仓、下关、颊车穴各1~2分钟，拿和掐揉双侧合谷穴各1分钟。用大鱼际揉法或摩法在患侧轻柔操作约3分钟。

胃 痛

胃痛，又称胃脘痛，是由外感邪气、内伤饮食情志，脏腑功能失调等导致气机郁滞，胃失所养，以上腹胃脘部近耻骨处疼痛为主症的病症。一般表现为胃脘疼痛，伴食欲不振，痞闷或胀满，恶心呕吐，吞酸嘈杂等。常可见于现代医学的急、慢性胃炎、消化性溃疡、胃痉挛、胃下垂、胃黏膜脱垂症、胃神经官能症等疾病。

病因病机

中医认为本病的发生由于情志所伤，肝气郁结，横逆犯胃，或由于饮食所伤，损及脾胃，脾不运化，胃失和降，气机阻滞，不通则痛，而致胃痛。肝气郁结，日久化火，致肝胃郁热；火邪又可伤阴，而致胃阴亏虚；气滞日久，又可导致血瘀，而致气滞血瘀；胃痛经久不愈，损伤脾阳，则寒自内生，导致胃失温养，而成虚寒胃痛。

◉ 推点任脉穴位

放松腹部，从鸠尾开始沿任脉向下推至神阙，并在上脘、中脘穴上重点操作，往返3遍，每次约3分钟。

◉ 摩腹

手掌稍向下施压，做顺时针或逆时针摩动5分钟。可涂上少许冬青膏，以增加透热度。患者取仰卧位，施术者立其身旁，按顺时针方向摩腹2分钟（虚证者应逆时针方向），之后按揉上脘、中脘、下脘、天枢、气海各1分钟。

◉ 按揉背部

患者俯卧，施术者在其背部按揉 1～2 分钟；同时配合按揉脾俞、胃俞、肝俞、三焦俞等穴位各 1 分钟。

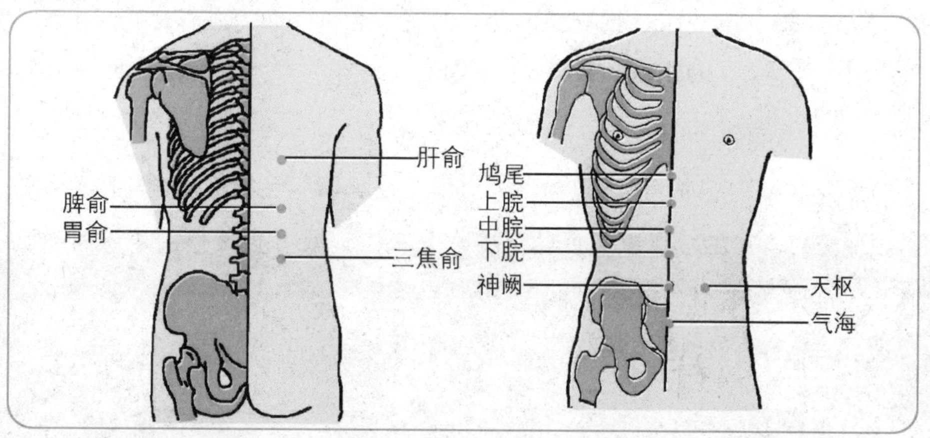

背痛

背痛除了由严重疾病引发以外，一般由受凉、劳累、姿势不良和脊椎退行性病变等而引起，相当于现代医学的背肌劳损。中医认为，本病主要是局部经络痹阻不通，不通则痛，治以行气活血止痛法。

病因病机

长时间的不良坐姿、不良站立、不正确的躺卧以及常处于特殊体位，不正确的姿势搬、抬重物，或腰部活动时肌肉未能适应、腰部活动范围过大，平时运动或劳动较少，在一段时间内进行较多或较重的体力劳动或运动后感到疲劳。随着年龄的增长，关节自然退化。骨质增生可刺激组织或压迫神经引起疼痛。由于退行性改变，经常挤压或外伤致椎间盘纤维环破裂和髓核向后外侧突出，压迫脊髓或神经根。

◉ 推按委中

用一指禅推按压双侧穴位 20 分钟，以有经气传导为佳。腰背委中求，委中为足膀胱经的合穴，膀胱经行于脊柱两侧，故委中穴可治疗背痛的病症。

◉ 推揉公孙

用一指禅推揉该穴2分钟，以有热感为佳。公孙是脾经络穴，又是八脉交会穴之一，通于冲脉，因脾主运化，与胃相表里，冲为血海，冲为十二经脉之海，故公孙穴具有健脾益胃、通调冲脉的作用，可以治疗肩背痛。

◉ 点按风池

点按本穴3分钟，以透热为度。风池是足少阳胆经的输穴，与阳维脉在后项侧交会，并在后项通于督脉，按摩此穴，其效可直接作用于腰椎（督脉），方可除湿通络，化瘀止痛。

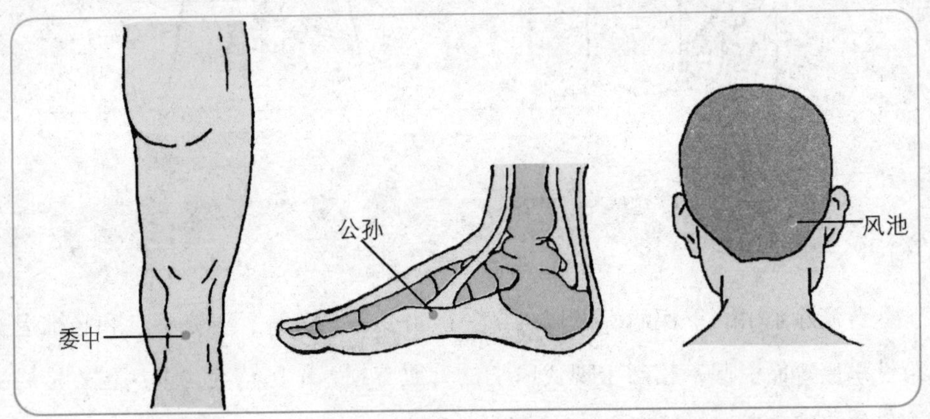

胃下垂

胃下垂是指胃小弯弧线的最低点低于髂嵴连线或十二指肠球部向左偏移，并伴有消化系统、神经系统等其他症状。祖国医学有“胃下”之说。本病多见于瘦长体形者，或有胃下垂家族遗传史者。因皮下脂肪缺乏，站立位时可见上腹部凹陷，下腹部凸出。

病因病机

祖国医学认为，本病主要是由于脾胃素虚、产后气血两虚，或情志不遂、过度劳累、饮食不节等损伤脾胃，造成气血生化无源，中气下陷所致。

◉ 按揉背部

患者俯卧，施术者在其背部往返按揉 2 分钟；按揉脾俞、胃俞、肝俞、膈俞、三焦俞等穴位各 1 分钟。

◉ 按摩腹部

患者取仰卧位，施术者立其右侧，按逆时针方向摩腹 2 分钟；按揉上脘、中脘、下脘、天枢、气海各 1 分钟；掌振腹部半分钟。

◉ 横擦百会

横擦本穴位，以透热为度，百会穴为督脉穴，居巅顶正中，为三阳五会之所，可升举阳气，治疗阳气下陷所导致的胃下垂。

◉ 推揉足三里

用一指禅推揉该穴 2 分钟，以有热感为佳。取胃经合穴足三里，合治内腑能和胃温中，人参补气升提，故脾胃虚寒、气虚下陷的胃下垂患者，适用本法治疗，效果较好。

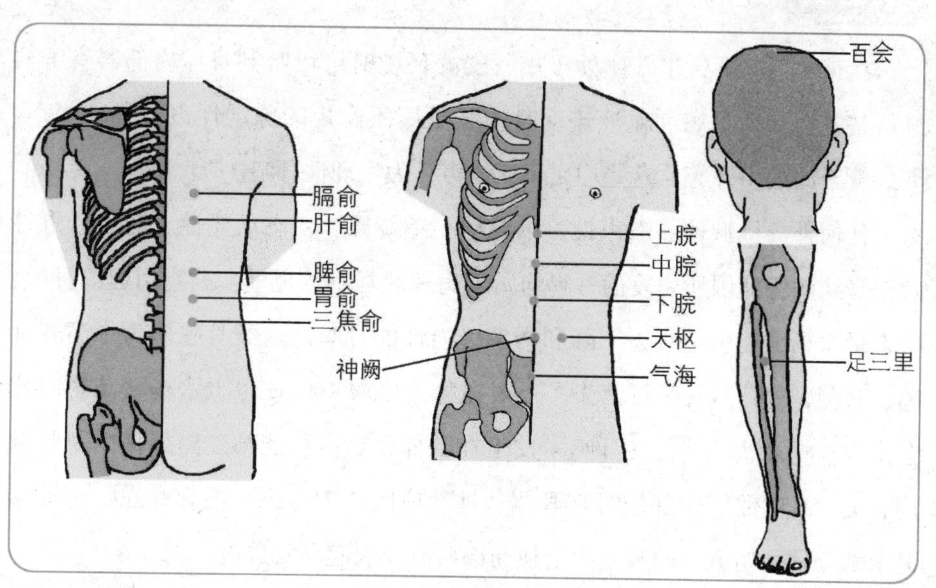

◉ 横擦神阙

横擦神阙穴，以透热为度。神阙位于脐中，该处在胎儿时以脐带供给胎儿之营养，为生命的根蒂。故温灸神阙可大补元气、健脾胃、益肾气，对全身都有调节作用。

耳　鸣

耳鸣是指人们在没有任何外界刺激条件下所产生的异常声音感觉。如感觉耳内有蝉鸣声、嗡嗡声、嘶嘶声等单调或混杂的响声，实际上周围环境中并无相应的声音，也就是说耳鸣只是一种主观感觉。耳鸣可以短暂或持续性存在，严重的耳鸣可以扰得人一刻不得安宁，令人十分紧张。如果是短暂性忽来忽去的耳鸣，一般是生理现象，不必过分紧张，可听之任之。如果是持续性耳鸣，尤其是伴有耳聋、眩晕、头痛等其他症状，则要提高警惕，尽早就医，细查耳鸣病因。其中分成实证：外感风邪、肝胆火盛、痰火郁结；虚证：肾经亏虚、脾胃虚弱。

病因病机

在正常情况下，当人体处于极其安静环境时可以听到身体内部器官脏器维持其自然活动状态和血液流动时动脉受压所产生的脉动性声音或呼吸声、咽鼓管开放的声音等，这些均属于亚体声，为生理性耳鸣。

任何外界机械性、噪声性、中毒性、感染性、变态反应性、药物耳毒性及全身疾病等病因所引发的耳鸣均属于病理性耳鸣的范畴。药物引起的耳鸣：大剂量水杨酸能引起听力下降和诱发可逆性的耳鸣。这类耳鸣多为中高频耳鸣、双侧，停药后耳鸣可消失。一般在每天口服400mg以上水杨酸药物时才会出现耳鸣症状。外伤性耳鸣多发生在脑外伤后，可能与迷路振荡以及脑振荡有关。耳鸣的产生部位可在耳蜗、神经或听中枢，也可混合存在。有证据显示部分脑外伤患者的脑组织出现局部瘢痕，引起异常放电。

◉ 按摩侠溪

患者取卧位，施术者以拇指甲着力，稍用力在侠溪穴上掐3~5分钟。每日1次，20次为1个疗程。中耳炎所致耳鸣属中医“耳鸣”、“耵耳”范畴，急性期系因外感风热邪毒侵袭，引动肝胆之气上结耳窍，气机不利导致，慢性期则因正气素弱，或久病脾虚湿困，肾气亏损，正气不胜邪毒，邪毒滞留耳窍而发病。按摩足少阳经穴侠溪可疏导少阳经气以清窍止鸣。

点按听宫

患者取坐位，施术者立于患者背后，以两手食指端分别置于两耳前听宫穴处，同时相对点按1~3分钟。操作时要掌握好力度，不可暴力戳按。治疗10次为1个疗程，疗程间休息3天，连续治疗2~3个疗程。

按揉耳门

患者取坐位，施术者立于患者背后，以两手食指指端分别置于两耳前耳门穴处，同时相对点按1~3分钟。操作时要掌握好力度，不可暴力戳按。3天1次，3次为1个疗程。中医理论认为，脏腑是人体生理功能、病理变化的活动基础，经络是人体气血运行、脏腑肢节的联系、上下表里沟通的通路。治疗多采用泻肝、化痰和补肾的方法。耳门穴为手少阳三焦经穴位，其经脉由耳后入耳中，出走耳前，至瞳子髎穴，与足少阳胆经相合；局部有颞浅动静脉的耳前支和耳大神经、耳颞神经及面神经，是主治耳聋、耳鸣，恢复听力的要穴。

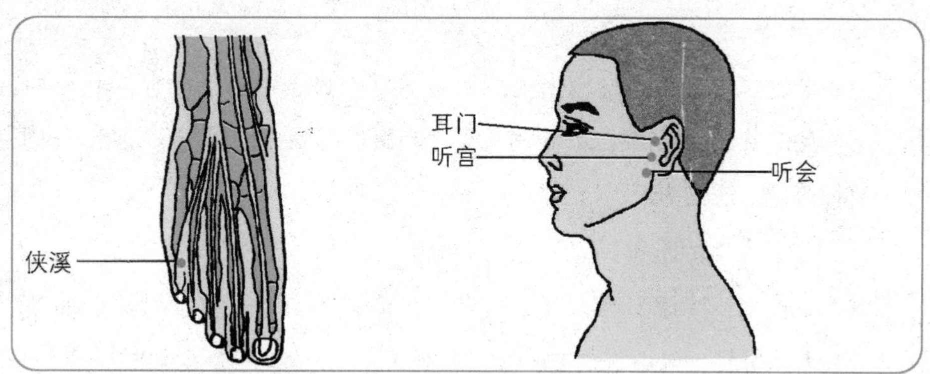

点按听会

患者取坐位，施术者立于患者背后，以两手食指指端分别置于两耳前听会穴处，同时相对点按1~3分钟。操作时要掌握好力度，不可暴力戳按。每日1次，10次为1个疗程，疗程间隔3～5天。耳鸣在临床上较为多见，中医学认为其病因无论内因外因，多与精气不足有关。听会属近部取穴，可疏通耳窍，治耳鸣。

痔　疮

痔疮是指直肠下端黏膜和肛管皮下的静脉丛因回流受阻而扩大曲张形成的静脉团。多见于成年人，男女均可发病。根据痔疮的部位和它与齿状线的关系分为内痔、外痔、混合痔。内痔较常见，位于肛门齿状线之上。外痔位于肛门齿状线之下，常一枚或数枚不等。混合痔骑跨于齿状线上下，兼有内、外痔特征。

病因病机

本病多因久坐久立，负重远行；或饮食失调，嗜食辛辣肥甘，脾胃运化失健，蕴生湿热；或泻痢日久中气下陷，或热积肠道，耗伤津液，肠燥热结导致长期便秘；或因出血过多或劳欲过度致气血亏虚，气虚下陷；或血虚失于濡润，均可导致肛肠气血不调，脉络阻滞，日久瘀滞不散而成。

◉ 推擦按摩

患者俯卧，若有突出痔核未还纳，施术者先将手消毒干净，推其还纳。沿背部两侧膀胱经反复按揉3～5遍，重点在腰骶部操作。用小鱼际着力自下而上直擦督脉，透热为度。

◉ 按揉次髎、大肠俞等

湿热下注型，按揉次髎、大肠俞、三焦俞各1分钟，掐揉合谷、曲池、丰隆等穴各1分钟。气虚下陷型，按揉百会3～5分钟，摩腹及掌振神阙5分钟，捏脊3～5遍，擦肾俞、八髎，透热为度。

◉ 横擦会阴

横擦本穴位，以透热为度。会阴穴是人体任脉上的要穴。会阴穴，能疏通体内脉结，促进阴阳气的交接与循环，对调节生理和生殖功能有独特的作用。

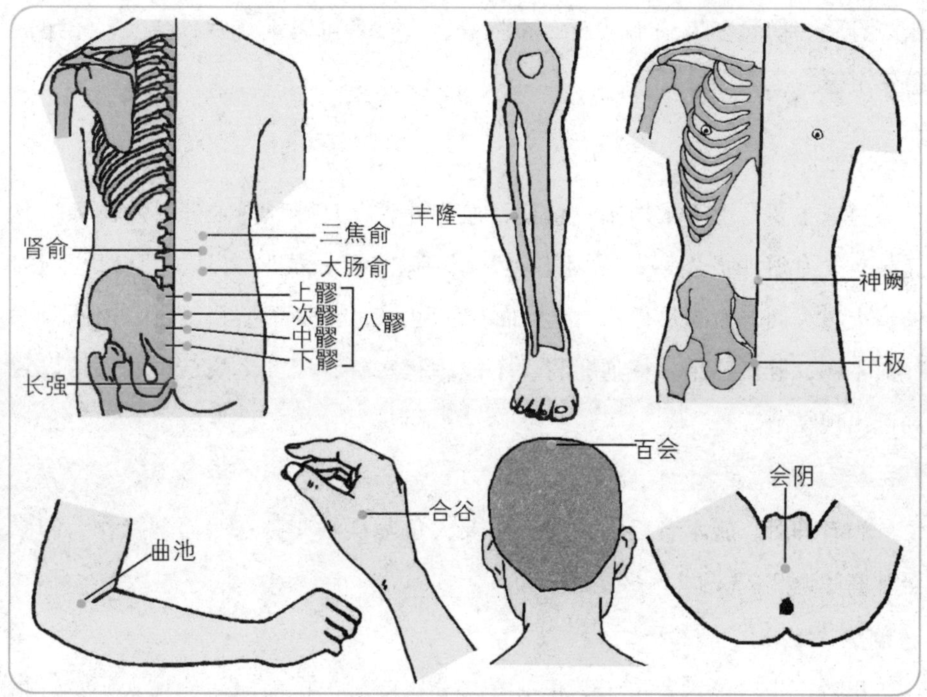

◉ 推揉中极

用一指禅推揉该穴 2 分钟，以有热感为佳。此穴主治疾病为生殖器疾病、泌尿疾病、尿频、尿急、生理病、生理不顺、精力不济、冷感症等。此穴为人体任脉上的主要穴道之一，主治膀胱和肛门疾病。

◉ 推揉长强

用一指禅推揉该穴 20 分钟，以有热感为佳。长强穴属督脉，位近肛门，按之可直达病所，清利湿热。

痤 疮

痤疮是青春期常见的皮肤病。中医称之为“肺风粉刺”。本病主要发生于颜面部，是影响颜面美容的主要疾病之一。痤疮多见于青少年发育期，其发病机制与皮脂淤积、毛囊内细菌、螨虫等微生物感染、内分泌因素、精神紧张等有关。初起多为细小的丘疹和脓疮，严重者可出现囊肿、结节、瘢痕或色素沉着。

病因病机

痤疮主要是由于素体阳热偏盛，血热外壅，复感风热之邪，使体表络脉充盈，气血瘀滞而发病；或因饮食失调，嗜食辛辣肥甘之品，使肺胃蕴热，循经上蒸头面，血随热行，上壅胸面，使胸面生粟疹而色红；或因冲任不调，气血不畅，肝气郁结，横逆犯胃，不能运化水谷，酿湿生痰，痰血郁结以致局部出现结节。

◉ 一指禅推法

患者仰卧，施术者以一指禅推法及大鱼际揉法交替在头面部操作，印堂至神庭往返2~3遍。

◉ 揉按风池、肩井

患者正坐，施术者位于其正前方，分抹前额，自前向后钩抹太阳，三指轻拿风池及项后大筋，拿肩井。

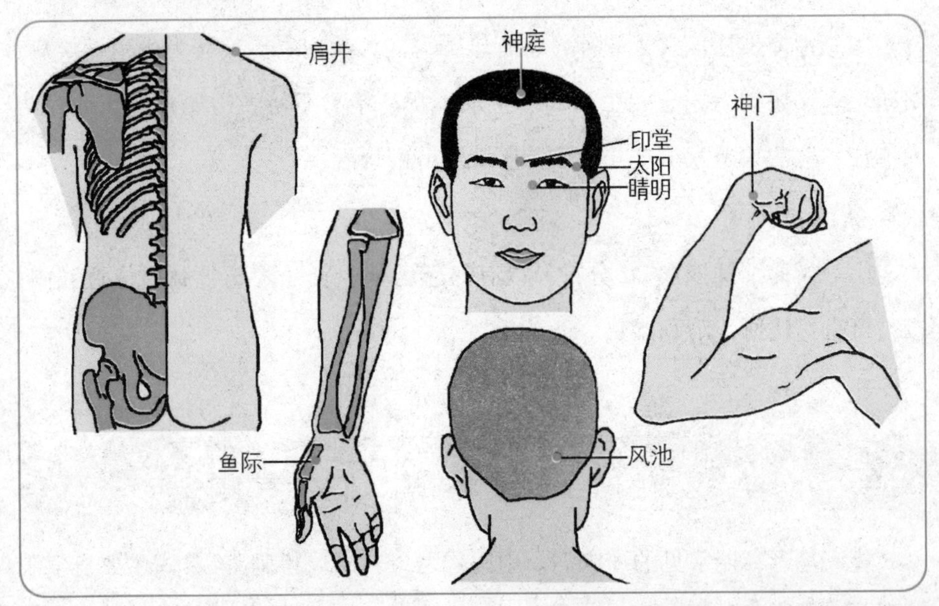

◉ 掐揉神门

患者取坐位，施术者一手持患者手，令其手掌侧置，桡侧在上，以另手食指、中指固定腕部，用拇指甲掐穴处，继而揉之，掐揉5~20次。局部有酸、胀感即可。取神门可清泄心火，清热解毒，治疗痤疮。

◉ 按揉睛明

患者取坐位或仰卧位，施术者以两手拇指甲轻掐两目睛明穴1~2分钟，然后可配合拇指指端按揉法按揉该穴，操作时睛明穴处有酸、麻、胀的感觉，可向眼球内部放射，治疗后有轻松舒适的感觉。中医经络理论推拿按摩可疏通经络气血，祛瘀化滞，清热解毒，改善面部新陈代谢，使面部皮肤腺体排泄畅通，促使痤疮炎症性皮损快速消退，以防形成持续性慢性炎症皮损，出现萎缩性或增生性瘢痕。

泄　泻

泄泻，是指排便次数增多，粪便稀薄，甚至泻出如水样物的一种疾病。本病一年四季均可发生，但以夏秋两季多见。其病变主要在脾、胃与大、小肠，临床上根据发病情况及病程长短，有急性、慢性之分。急性泄泻多因内伤饮食，外受寒湿，以致大肠传导功能失调；或因夏秋感受湿热所致。慢性泄泻多因脾肾阳虚，运化失常所致，多见于现代医学中由于胃、肠、肝、胆、胰腺等器官的某些病变引起的腹泻。

病因病机

泄泻的主要病位在脾胃与大小肠，其致病原因，有感受外邪，饮食所伤，情志不调及脏腑虚弱等，但主要病机在于脾胃功能障碍。外感湿热或饮食不节引起脾胃功能的障碍，消化和运送受阻，水谷不能消化吸收，精华之气不能传输，使水谷精微不能运送全身，清浊不分，混杂而下，并走大肠，则成泄泻。久病之后脾阳不振，运化无权则成虚寒泻。脾病及肾，肾阳亏损，则为火不生土的“五更泻”。

◉ 按揉腹部

患者取仰卧位，施术者立其身旁，按逆时针方向摩腹2分钟（实证者应顺时针方向），之后按揉上脘、中脘、下脘、天枢、气海各1分钟。

◉ 按揉背部

患者俯卧，施术者在其背部按揉1～2分钟；同时配合按揉脾俞、胃俞、大肠俞、三焦俞等穴位各1分钟。

◉ 按揉天枢

让患者先排去大便，仰卧于床上，或坐在椅子上、沙发上，解开腰带，露出肚脐部，全身尽量放松，施术者取肚脐旁6厘米处的天枢穴，分别用拇指指腹压在两侧穴位上，力度由轻渐重，缓缓下压（指力以患者能耐受为度），持续4～6分钟，将手指慢慢抬起（但不要离开皮肤），再在原处按揉片刻。整个治疗过程仅需数分钟，腹中即感舒适，腹痛、腹泻停止。绝大多数能一次治疗见效。

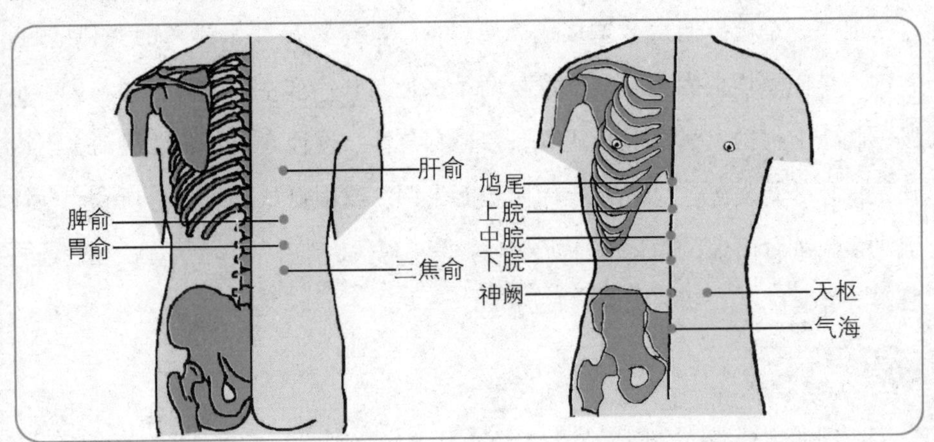

◉ 指揉神阙

用中指指腹揉脐100次，揉脐旁一横指处100次。神阙位于脐中，该处在胎儿时以脐带供给胎儿之营养，为生命的根蒂。故温灸神阙可大补元气、健脾胃、益肾气，对全身都有调节作用。

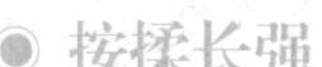

按揉长强

自长强穴至大椎由下而上捏5遍，后两遍在第1~3腰椎部向上重提3次，以发出响声为宜，最后以拇指指腹沿椎中上推2遍。每日1次，3次为1个疗程。长强穴位于肛门处，肛门为大肠之门户，有调节大肠之功能，故可用于泄泻的治疗。

湿　疹

湿疹为皮肤科最常见的一种病，是由多种内、外因素引起的一种具有明显渗出倾向的皮肤炎症反应。皮炎呈多样性，慢性期则局限而有浸润和肥厚，瘙痒剧烈，易复发。中医对本病的命名因部位不同而不同，如“浸淫疮”相当于泛发性湿疹，“面游风”相当于面部湿疹，“旋耳疮”相当于耳部湿疹，“乳头风”相当于乳头湿疹，“脐疮”相当于脐部湿疹，“绣球风”、“肾囊风”相当于阴囊湿疹，“四弯风”相当于肘窝与膝窝湿疹，“鹅掌风”相当于掌部湿疹，“湿臁疮”相当于小腿湿疹，“肛门圈癣”相当于肛门湿疹。

病因病机

祖国医学认为湿疹是由于禀性不耐，湿热内蕴，外感风邪，风湿热邪相搏，浸淫肌肤而成。本病常因饮食失节，嗜酒或过食辛辣腥发动风之品，伤及脾胃，脾失健运，湿热内蕴，复感风湿热邪，内外两邪相搏，充于腠理，浸淫肌肤发为本病。或因素体虚弱，脾为湿困，肌肤失养；或因湿热蕴久，耗伤阴血，化燥生风，而致血虚风燥，肌肤甲错。

按揉大椎、肺俞等穴

患者俯卧，施术者用拇指或掌根按揉大椎、肺俞、风门、肝俞、心俞、膈俞、脾俞、胃俞等穴各2分钟。

◉ 揉按阴陵泉

患者取卧位，施术者以拇指或中指指端着力，稍用力在阴陵泉穴上揉动50～100次。湿疹是皮肤病中较难治的一种顽疾，其慢性者尤为难治。阴陵泉可活血清热化湿。

◉ 揉按三阴交

患者仰卧，施术者以双手食指、中指、无名指和小指并置于患侧下肢外侧的上部，两拇指则置于其股部相应的内侧，自上而下循足少阳胆经和足阳明胃经线路经膝关节拿至足踝及足背处，反复操作5～7遍。

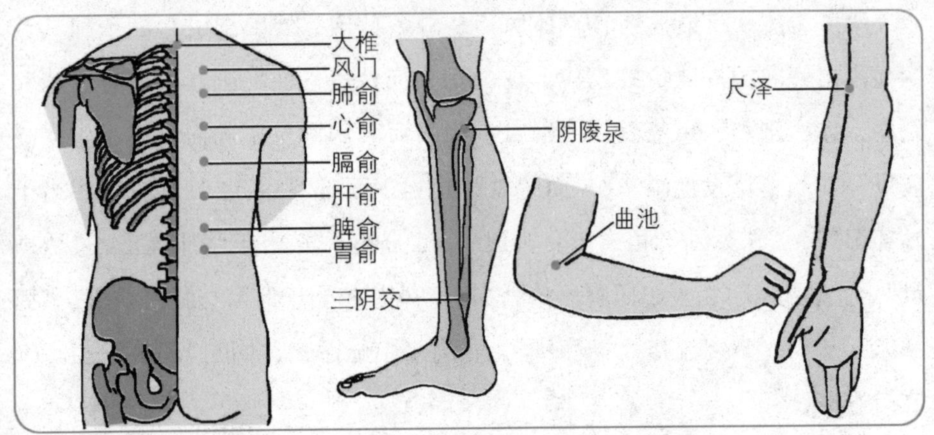

◉ 掐揉曲池

先使患者屈肘，施术者一手托住其腕部不动，另一手握住患者之肘部，以拇指甲掐之，掐揉30～50次，10次为1个疗程。曲池用泻法，能清热、活血、祛风、止痒。

◉ 按摩尺泽

患者取坐位，施术者一手持患者手，令其手掌侧置，桡侧在上，以另一手食指、中指固定腕部，用拇指甲掐穴处，继而揉之，掐揉5～20次。局部按摩，可促进该病变处气血、经络之畅通，直接改善症状。尺泽为必取之穴，泻肺与大肠经之病邪。

贫血

贫血是指全身循环血液中红细胞总量减少至正常值以下。但由于全身循环血液中红细胞总量的测定技术比较复杂，所以临床上一般指外周血中血红蛋白的浓度低于患者同年龄组、同性别和同地区的正常标准。国内的正常标准比国外的标准略低。沿海和平原地区，成年男子的血红蛋白如低于120克/升，成年女子的血红蛋白低于110克/升，可以认为有贫血。12岁以下儿童比成年男子的血红蛋白正常值低15%左右，男孩和女孩无明显差别。海拔高的地区一般要高些。

病因病机

贫血是临床最常见的表现之一，然而它不是一种独立疾病，可能是一种基础的或有时是较复杂疾病的重要临床表现，一旦发现贫血，必须查明其发生原因。因血小板减少及其他凝血因子的缺乏，本病出血者也不少，有时也可发生脑出血或其他部位出血。

◉ 按揉膻中

拇指或由手掌大鱼际部先顺时针后逆时针方向各按揉20次，反复10次。具有宽胸理气、活血通络、补益气血、舒畅心胸等功能，本穴在胎儿时可刺激胸腺，治疗本病效果明显。

◉ 按揉夹脊

患者取俯卧位卧平、卧正，施术者两手沿脊柱两旁，由下而上连续地挟提肌肤，边捏边向前推进，自尾骶部开始，一直捏到项枕部为止，重复3~5遍。每日或隔日捏脊1次。本疗法有疏通经络、调整阴阳，促进气血运行，改善脏腑功能以及增强机体抗病能力等作用。在健脾和胃、生血养血方面的功效尤为突出。此外，也可作为保健按摩的方法使用。

◉ 按摩足三里

用食指或中指的指间关节处按压足三里，逐渐用力进行点压，要求有酸胀感向脚面传导，每穴点按 15 分钟，每日 2 次。足三里有理气、健脾和胃、通经活络、扶元固本之功。脾胃为后天之本，气血生化之源，具有通经活络、补气生血的功效，运用按摩手法按压穴位可以治疗属气血脏腑失调所致的疾病。

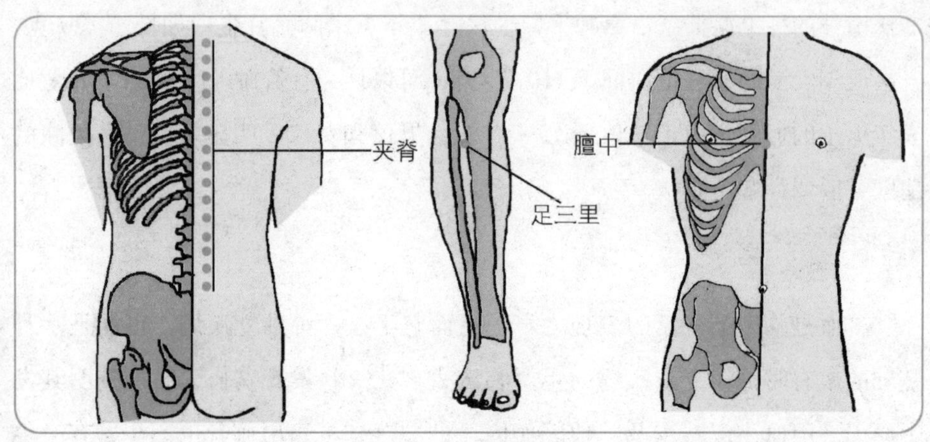

水　　肿

水肿是指血管外的组织间隙中有过多的体液积聚，为临床常见症状之一。水肿是全身气化功能障碍的一种表现，与肺、脾、肾、三焦各脏腑密切相关。依据症状表现不同而分为阳水、阴水两类，常见于肾炎、肺心病、肝硬化、营养障碍及内分泌失调等疾病。

病因病机

本病的病位在肺、脾、肾三脏，与心有密切关系。基本病机是肺失宣降通调，脾失转输，肾失开合，膀胱气化失常，导致体内水液潴留，泛滥肌肤。在发病机理上，肺、脾、肾三脏相互联系，相互影响，如肺脾之病水肿，久必及肾，导致肾虚而使水肿加重；肾阳虚衰，火不暖土，则脾阳也虚，土不制水，则使水肿更甚；肾虚水泛，上逆犯肺，则肺气不降，失其宣降通调之功能，而加重水肿。因外邪、疮毒、湿热所致的水肿，病位多在肺脾；因内伤所致的水肿，病位多在脾肾。

◉ 推揉水分

用一指禅推揉该穴 2 分钟，以有热感为佳。该穴名意指任脉的冷降水液在此分流。由神阙穴传来的冷降水及下脘穴传来的地部经水，大部分循任脉向下流行，小部分散于任脉之外。此穴可有效利水。

◉ 横擦中脘

横擦本穴位，以透热为度。中脘穴下为胃腑，为胃之募穴，手太阳少阳、足阳明、任脉之交会穴，腑之会穴。又因大肠、小肠皆属于胃，故本穴可调理胃肠，治疗各种胃肠疾病。脾胃相表里，本穴又健脾化痰，可治因痰所致的各种疾病。

◉ 横擦百会

横擦本穴位，以透热为度。百会穴为督脉穴，居巅顶正中，为三阳五会之所，即足太阳、手足少阳、督脉、足厥阴经俱会于此。故百会可温阳利水。

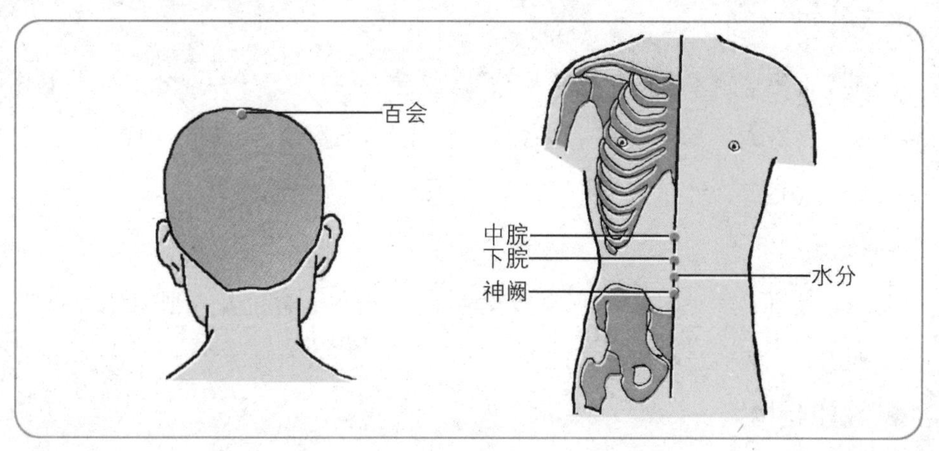

胁痛

胁痛是以一侧或两侧胁肋疼痛为主要表现的病证，也是临床比较多见的一种自觉症状。胁痛早在《内经》中已有记载，并明确指出胁痛的发生主要是由于肝胆病变。常见于现代医学中的肝、胆、胰腺、脾等脏器病变或肋间神经痛等疾病。

病因病机

胁痛病因主要为情志失调、外感湿邪、内伤饮食、劳欲久病等。胁痛病机除气滞血瘀，直伤肝胆外，同时和脾胃肾有关。在病证方面，分虚实二类，以气滞、血瘀、湿热阻滞，“不通则痛”者属实；以精血不足，肝脉失养，“不荣则痛”者属虚。病机转化既可由实转虚，又可由虚转实，甚或虚中夹实；既可气滞及血，又可血瘀阻气，但不外乎病在气，或病在血，或气血同病。

◉ 按揉头颈部

患者仰卧，施术者立其头前方，用双手拇指开天门 20 ~ 30 次，分推坎宫 20 ~ 30 次，用大鱼际按揉太阳穴 1 分钟；用一指禅推法推头部颞侧 1 分钟。

◉ 按揉胸腹部

患者仰卧，施术者用一指禅推法从天突推至中脘 2 分钟；分推膻中 1 分钟；顺时针方向摩腹 2 分钟；按揉章门、期门、膻中、上脘、中脘、天枢、关元、气海各 1 分钟。

◉ 按揉背部

患者俯卧，施术者在其背部做攘法 1 ~ 2 分钟；同时配合按揉脾俞、肝俞、胆俞、三焦俞、膈俞等穴位各 1 分钟，小鱼际直擦督脉 20 ~ 30 次。

◉ 按压丘墟

一手拇指按穴上，适当用力按压 5 ~ 10 分钟，以有酸胀感为度，交替进

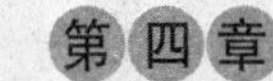

行。胁属少阳，或内因于肝胆病变，或外伤于风寒湿邪，均可导致少阳的丘墟不利，使经络阻滞不畅，故选少阳的丘墟治疗胁肋疼痛。

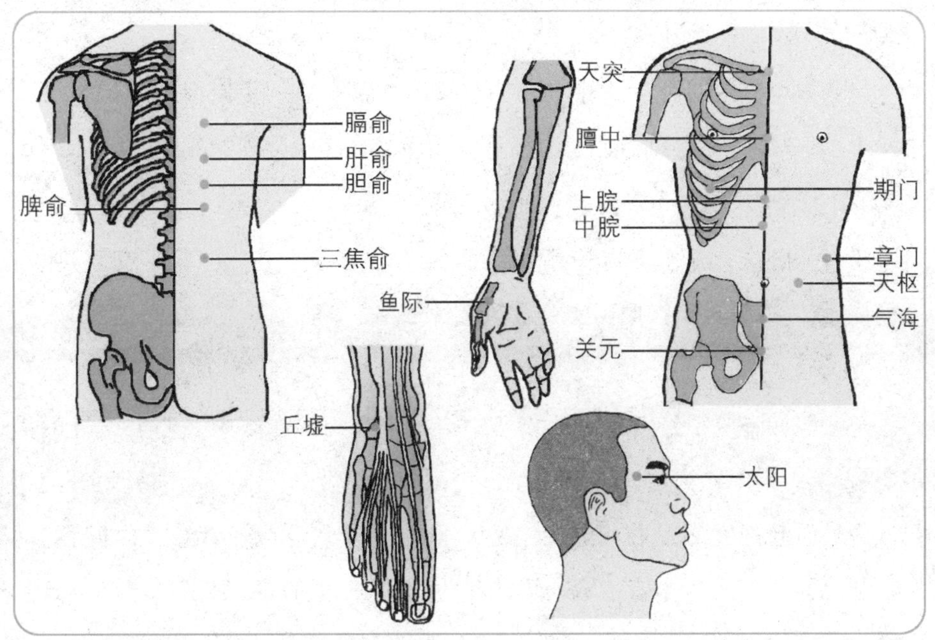

中暑

中暑是指在高温和热辐射的长时间作用下，机体体温调节障碍，水、电解质代谢紊乱及神经系统功能损害的症状的总称。颅脑疾病的患者，老弱及产妇耐热能力差者，尤易发生中暑。中暑是一种威胁生命的急诊病，若不给予迅速有力的治疗，可引起抽搐和死亡、永久性脑损害或肾衰竭。核心体温达41℃是预后严重的体征；体温若再略微升高一点则常可致死。老年、衰弱和酒精中毒可加重预后。

病因病机

人体由外界环境获取热量，在大气温度升高（>32℃）、湿度较大（>60%）和无风的环境中，长时间工作或强体力劳动，又无充分防暑降温措施时，缺乏对高热环境适应者易发生中暑。如从事重体力劳动、发热、甲状腺功能亢进和应用某些药物（苯丙胺），这些因素都会导致中暑疾病的发生。

◉ 掐按人中

患者取坐位或仰卧位，施术者一手扶定头部，另一手以拇指甲掐鼻下人中穴 1 ~2 分钟，本法可指下用力稍重，使患者产生较强烈的酸麻感。

◉ 掐压印堂

患者仰卧位，施术者以拇指罗纹面置两眉间印堂处，可双手交替进行，反复掐压 2 ~3 分钟。按摩印堂可疏风定惊通络。

◉ 按压委中

患者取仰卧位，施术者以食指、中指指端着力，在委中穴叩击该处的筋腱 3 ~5 次。委中穴为足太阳膀胱经合穴，能清热解暑，是主治中暑闭痧的要穴，中暑引起的发热是临床常见急症，有轻、重之分，轻者经短时间休息，发热等症即可消失，重者表现为高热，伴不同程度的意识障碍，起病急骤，发展迅速。

◉ 按揉大椎

将右手中指指腹放于大椎穴上，食指、无名指、小指附于穴位旁，中指用力按揉 0.5 ~1 分钟。大椎穴清泄暑热，通络镇痛。中暑是在高温环境中发生的急性疾病，夏季常见，先兆中暑和轻症中暑可行自我按摩治疗方法。

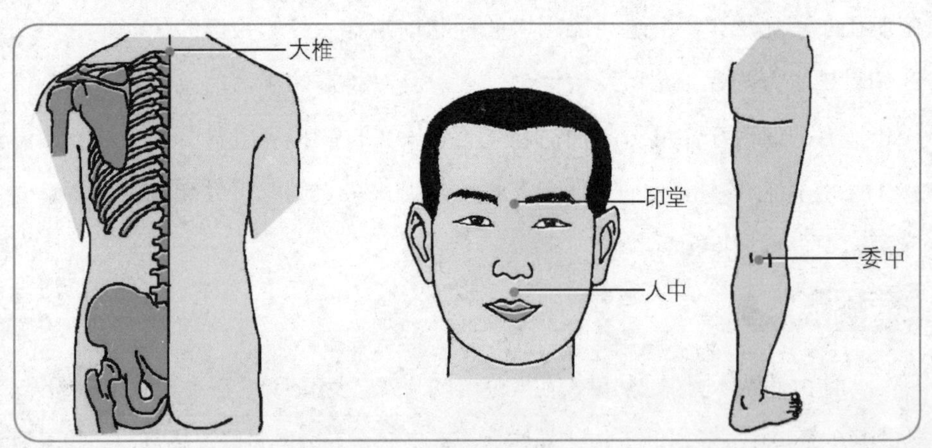

中　风

中风偏瘫留下的最常见的后果就是患者会产生“三偏”、言语障碍、吞咽障碍、认知障碍、日常活动能力障碍以及大小便障碍。

病因病机

由于患者脏腑功能失调，或气血素虚，加之劳倦内伤、忧思恼怒、饮酒饱食、用力过度，而致瘀血阻滞、痰热内蕴，或阳化风动、血瘀气逆，导致脑脉痹阻或血溢脑脉之外，引起昏仆不遂，引发为中风。其病位在脑，与心、肾、肝、脾密切相关。病性多为本虚标实，上盛下虚。在本为肝、肾阴虚，气血衰少，在标为风火相煽，痰湿阻络，瘀血阻滞，气血逆乱。而其基本病机为气血逆乱，上犯于脑。

◉ 点按环跳

点按环跳穴，在局部以按法、揉法、搓法施之，并刺激足趾神经末梢，配合被动活动。足少阳、太阳二脉之会，《针灸甲乙经》：腰胁相引痛急，髀筋瘈胫，肱痛不可屈伸，痹不仁，环跳主之。现代常用于治疗坐骨神经痛、下肢瘫痪、腰骶髋关节及周围软组织疾病等。

◉ 推按风池

以两手四指并拢，紧贴前额正中，拇指分别紧贴于后，沿两眉毛适当用力向外推至鬓发处，反复推 10 ~ 15 次。风为阳邪易袭阳位，头围诸阳之汇，风池是足少阳胆经的穴位，位于头项之交界处，是正好要进入头部的地方。它的作用就像是一道护城河，把头这个“城”护卫起来，不让外敌入侵，具有活血通络、清脑镇痛的作用。

◉ 按压支沟

按压支沟穴刺激较强，用力不要过重，以有轻微酸胀感为度。每次 5 ~ 15 分钟。中风后遗症病位在脑，头为诸阳之于脑，其上之大椎为手足三阳之会，穴皆为阳经腧穴，能将经气输送到脑络使气血得以流通，实为病根而设。

◉ **按压曲池**

以拇指指腹按压在曲池穴上，食指顶挟住肘横纹下方。拇指行顺时针揉按，由轻到重，反复几次，一般经5分钟后，症状可缓解。《医宗金鉴》：曲池主治是中风，手挛急筋痛痹风，兼治一切疟疾病，先寒后热自然平。

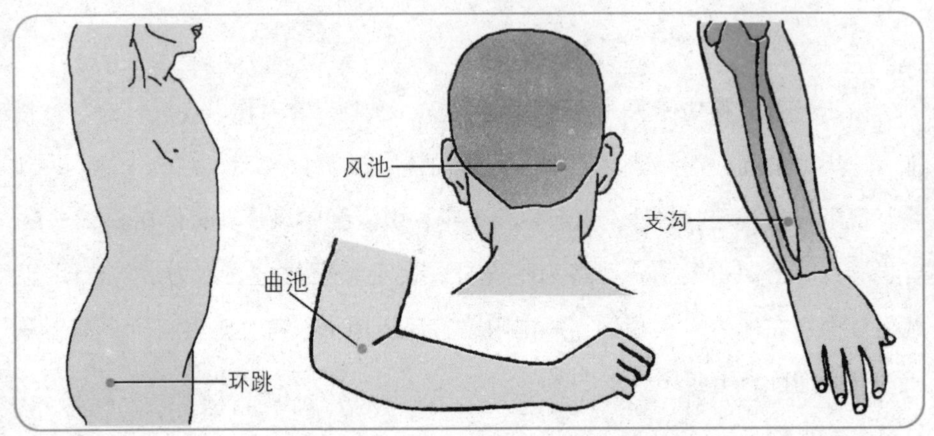

失　眠

中医学认为，失眠多由思虑伤脾、阴虚火旺、心肾不交、胃气不和等引起。入睡时间不超过30分钟；夜间觉醒次数超过2次或凌晨早醒；睡眠质量差、多梦；每日总睡眠时间小于6小时；次日清晨感到头昏、乏力、嗜睡、精神不振等症状。

病因病机

失眠的病因主要有情志所伤，劳逸失度，精神紧张，久病体虚，饮食不节等引起阴阳失交、阳不入阴而形成。实证多因肝郁化火，热扰心神；食滞痰浊，胃腑不和，胃不和则卧不安；虚证多因气血不足，心神失养所致。

◉ **直推、分推前额**

自两眉之间的印堂至发际的神庭做直推法，力量可稍大，并可先点按印堂穴。从两眉弓开始自前额中线向两侧推至太阳穴，逐渐移至前发际。每次分推前额，结束时用拇指点揉太阳穴。再用拇指向后及后上方，沿骨缝进行点揉。

◉ 头部按摩

患者仰卧，施术者抹前额 1 分钟，然后，用一指禅推法从印堂推至上星 10 遍；用两手拇指桡侧分推前额 2 分钟；用一指禅推法推巅顶部、两颞部反复操作 3 分钟；按揉四神聪、百会、头维、太阳、鱼腰、阳白、攒竹各 1 分钟；捏挤眉弓 10 ~ 20 遍。

◉ 按揉背部

在背部沿足太阳膀胱经按揉 2 分钟，重点按揉心俞、脾俞、肝俞、胆俞、肾俞各 1 分钟；按揉颈部风池、风府、大椎各 1 分钟。

◉ 按压神门

按压神门刺激，用力都不要过重，以有轻微酸胀感为度。每次 5 ~ 15 分钟。心经体内经脉的气血物质由此交于心经体表经脉。本穴因有地部孔隙与心经体内经脉相通，气血物质为心经体内经脉的外传之气，其气性同心经气血之本性，本穴为心经气血物质的对外输出之处，故按此穴可安神除烦。

◉ 指压按摩方法

每晚入睡前，仰卧床上，意守丹田（肚脐），先用右手按顺时针方向绕脐稍加用力指按，一边揉一边默念计数，揉 120 次；再换用左手逆时针方向同样绕脐揉 120 次。

◉ 按摩三阴交

跷起二郎腿，用拇指按摩三阴交 49 次，一般内分泌失调患者经常在本穴有明显压痛。三阴交位于足内踝尖直上 3 寸（约四横指），靠胫骨后缘处。按摩三阴交是以中医理论为基础的；其手法渗透力强，可以放松肌肉、解除疲劳、调节人体功能，具有提高人体免疫能力、疏通经络、平衡阴阳、延年益寿之功效。

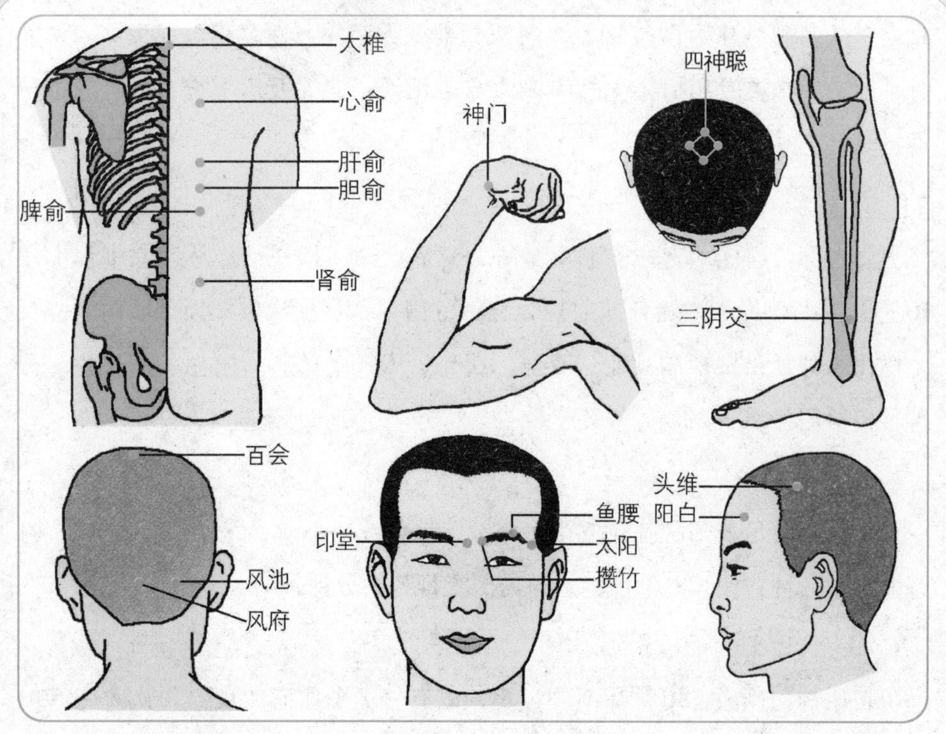

肥　　胖

肥胖主要是指人体因各种原因引起的脂肪成分过多，当体内脂肪贮量超过正常人平均量时称为肥胖。一般来说，超过标准体重的10%，称为超重，而超过20%，就属于肥胖。肥胖又根据超过标准体重的程度而分为轻度肥胖（超重20%）、中度肥胖（超重30%）和重度肥胖（超过50%）。临床上分为单纯性肥胖和继发性肥胖两大类，单纯性肥胖是指体内热量摄入大于消耗，造成脂肪在体内堆积过多，导致体重超常；继发性肥胖是指继发于各种疾病的肥胖。

病因病机

脏腑之中以脾、肾、肝、胆与肥胖的关系密切。脾气不足，不能正常化生精血，输布精微，充养周身，而变成膏脂痰湿，蓄于肌肤，发为肥胖。肾气不足，不能正常化气行水，助脾健运，通调水道而湿浊内聚，溢于肌肤加重肥胖。由于脾肾气虚，肝胆失调，不仅造成膏脂痰浊，水湿停蓄，也使气机失畅，脉道不利，可有气滞，或血瘀。因此，肥胖者既有本虚证，又有标实证，本虚标实相互联系，同时并存。总之，肥胖病位以脾为主，次在肾及肝胆，亦可及心肺，但总以脾肾气虚为多见，肝胆疏泄失调也可见。临床表现多为本虚标实，本虚以气虚为主，标实以痰浊、膏脂为主，常兼水湿，亦兼有气滞，血瘀。

◉ 按揉胸腹部

患者仰卧，施术者用一指禅推法从天突经膻中推至中脘 2 分钟；分推膻中 20～30 次；顺时针摩腹 3 分钟；按揉神阙、关元、气海各 1 分钟；两手合拢住脂肪，做上下左右的推荡 3 分钟，逆时针摩腹 3 分钟。

◉ 按揉背部及下肢部

患者俯卧，从上往下按揉背部肌肉 1～2 分钟；同时配合按揉肺俞、脾俞、肝俞、胆俞、三焦俞等穴位各 1 分钟；由上向下擦督脉 20～30 次；点按承扶、委中、承山各 1 分钟；从腰骶部沿大腿后侧由上向下推至跟腱处 5～10 次。

◉ 按揉四肢部

患者取坐位，施术者按揉双侧曲池、内关、合谷、足三里、丰隆穴各 1 分钟；搓摩胁肋部 10～20 次，拿肩井 2～3 次结束手法。

◉ 推按肾俞穴

双掌分推背部膀胱经一线，从大杼至肾俞反复 6～7 遍。肾俞穴为脏腑之要穴，通过按压能调节各脏腑的功能，可起到平衡阴阳、调整气血、轻身去脂的作用。

◉ 按摩天枢

施术者取肚脐旁 6 厘米处的天枢穴，分别用拇指指腹压在两侧穴位上，力度由轻渐重，缓缓下压，指力以患者能耐受为度，持续4~6分钟，将手指慢慢抬起，在原处按揉片刻，以局部有酸胀感为佳。两侧交替进行。天枢穴属于足阳明胃经，是手阳明大肠经募穴，位于脐旁2寸，恰为人身之中点，如天地交合之际，升降清浊之枢纽。人的气机上下沟通，升降沉浮，均经过天枢穴，证明按摩此穴可以达到轻身调便的效果。

◉ 掌揉上巨虚

以上巨虚穴为中心掌揉5分钟，以酸胀为佳。上巨虚为足阳明胃经腧穴，为大肠下合穴，因“合治内府”，又因“大肠、小肠皆属于胃”，故该穴可通利肠腑，治疗肥胖。

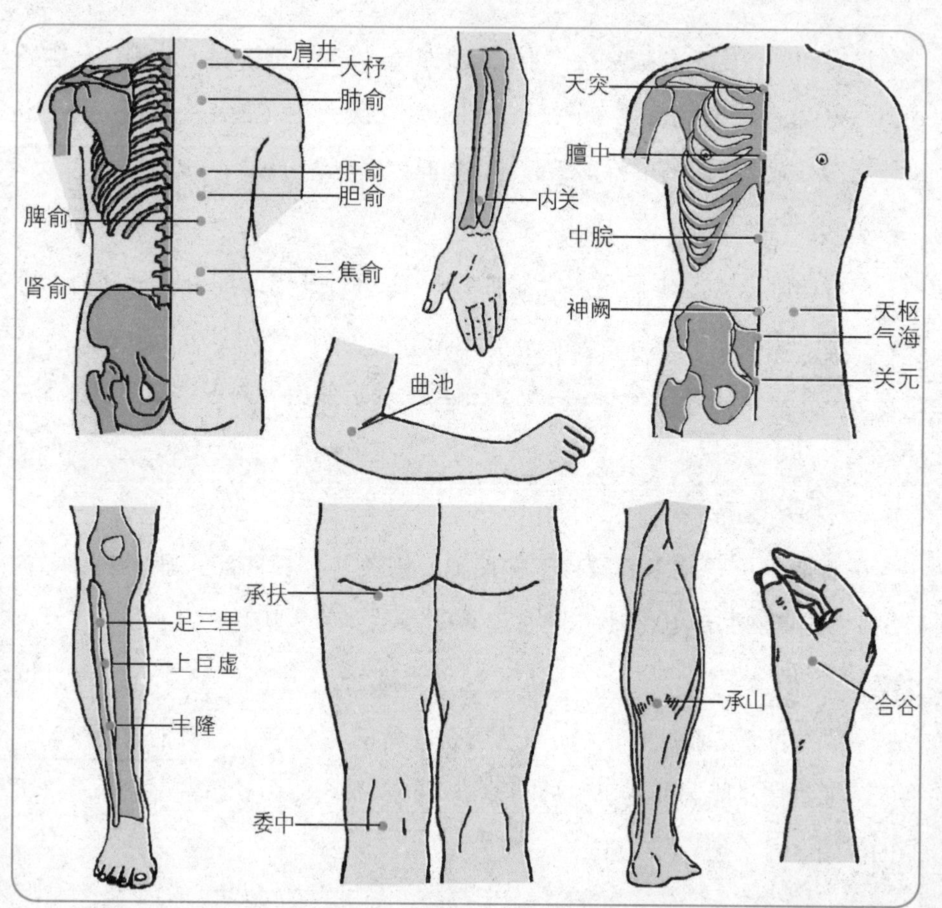

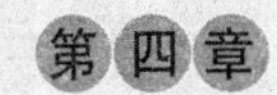

眩 晕

眩晕是病人的一种自觉症状，眼目昏花、眼前发黑为眩，自觉身体及周围景物旋转不停，或伴恶心、呕吐者为晕，二者常同时并见，故统称为眩晕。眩晕有耳性眩晕（如美尼尔病、迷路神经炎、前庭神经炎、内耳药物中毒、位置性眩晕）、脑源性眩晕（如椎－基底动脉供血不足、脑动脉粥样硬化、延髓外侧综合征，锁骨下漏综合征，某些颅内占位性病变、颅内感染性疾病和癫痫）等，以及阵发性心动过速、贫血、头部外伤，等等。

病因病机

本病的发生，其病位在清窍，病机虽较复杂，但归纳起来，不外风、火、痰、虚、瘀五个方面，使脑窍空虚、失养或痰火上犯引起，与肝、脾、肾三脏功能失调密切相关，其发病以虚证居多。如阴虚则肝风内动，血少则脑失所养，精亏则髓海不足，均可导致清窍失养，或痰浊中阻，清阳不升，浊阴不降，引起眩晕。

◉ 按压听宫、风池

两手的食指分别放在同侧的听宫上，头部后仰同时吸气，按压听宫，呼气时松开。用一侧拇指按同侧风池，呼气，头部向该侧倾斜，同时按压穴位。吸气，头部恢复原位。另一侧同样方法进行。

◉ 按揉头面部

患者取坐位，施术者以一指禅推法从印堂至前发际，沿头维穴至左右太阳穴，反复操作 3 分钟；按揉阳白、鱼腰、睛明、攒竹、百会共 3 分钟。用扫散法在头部两侧操作各 1 分钟，用五指拿法拿头部 5 次。

◉ 按揉四神聪

取四神聪穴，按先上下后左右的顺序，以双手中指按摩，各 100 次。四神聪为临床常用的经外奇穴，有清利头目、安神健脑、开窍益智的作用。

◎ 推按、横擦天柱

天柱骨按摩手法有两种，一种是推法，是以拇指或食、中二指面自上向下直推（力度可较大些），称推天柱骨；另一种为擦法，是以食、中二指或四指面向下擦，称擦天柱骨。天柱穴位于头气街，是经脉“人络脑”的关键部位，故取之可清利头目。

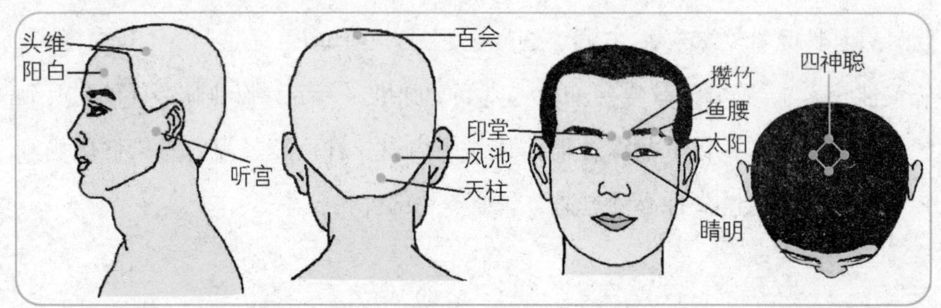

落 枕

颈项劳损是落枕的根本原因，睡眠时枕头不当、受寒是落枕的诱因。为防止落枕，除了改变枕头的高低和舒适度、不随意睡卧、避免寒凉之外，注意避免颈项劳损非常重要。一般落枕只是单纯性颈肩肌肉痉挛，如果经常发作，则可能是颈椎病。落枕是指睡眠后出现的急性颈肩肌肉痉挛、强直、酸胀、疼痛、转头不灵便等症状。疼痛可向头部、肩部、上肢放射，严重者会延续几周。

病因病机

落枕多因睡眠时枕头过高、过低，或姿势不良，造成颈部肌肉、椎间关节等组织长时间受到牵拉 处于一种过度紧张状态所致的损伤。或平时缺乏身体锻炼，体质较弱，睡眠时颈肩外露失于保暖，复遭风寒侵袭致使经络不舒、气血不畅，不通则痛而发本病。

◉ 按揉颈项

两手交叉放在颈后，用手掌按揉颈项两旁10次，自己感觉到微微灼热为宜。用双手手掌侧面轻轻擦、刮颈项及肩井部，左右两侧各3分钟。

◉ 按揉风池、肩井、天柱、外关

用手指按揉风池、肩井、天柱、外关穴，每个穴位按1分钟。将手握成拳，轻轻捶打对侧的肩膀。

◉ 点按大椎

点按本穴3分钟，以透热为度。督脉上循头项，太阳经行于头项，大椎可通调诸阳经脉，又位于项部，故可治头项痛。

◉ 横擦后溪

横擦本穴位，以透热为度。后溪为小肠经之输木穴。输主体重节痛，木气通于肝，肝主风，故后溪穴具有较好的止痛、舒肝祛风之效。又因后溪通督脉，故可治头项痛。

◉ 揉按背部

患者取坐位，施术者以掌揉或拇指揉法于患侧颈项及肩背部治疗3~5分钟，配合做头部前屈、后伸及左右旋转运动2~3次。

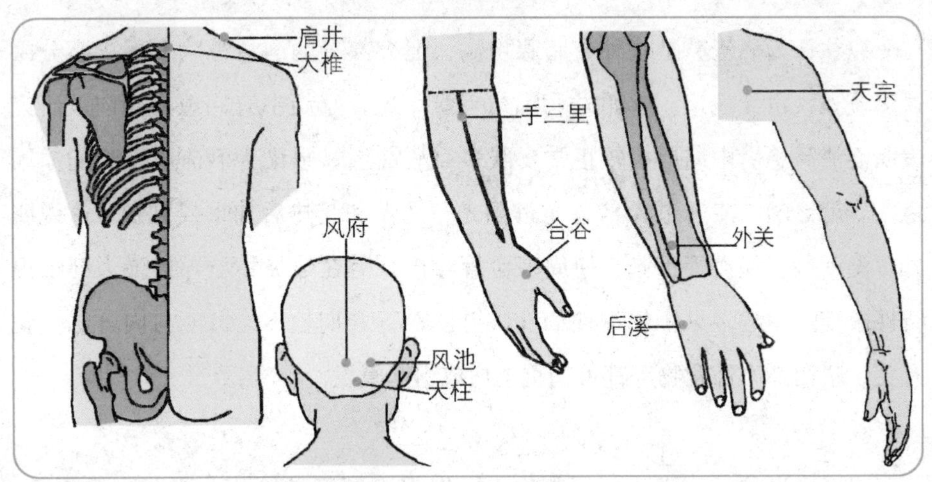

◉ 点按风府、肩井等穴

施术者以拇指端或屈拇指的指间关节桡侧缘点按风池、风府、肩井、天宗、手三里、合谷、后溪穴等穴位，使之酸胀痛得气为宜。

◉ 指压按摩方法

将左手或右手中指、食指、无名指并拢，在颈部疼痛处寻找压痛点（多在胸锁乳突肌、斜方肌等处），由轻到重按揉5分钟左右。可左右手交替进行。

酒渣鼻

酒渣鼻的皮肤损坏特征为皮肤潮红，伴有丘疹脓疱及毛细血管扩张。《诸病源候论·酒鼓候》记载："此由饮酒，热势冲面，而遇风冷之气相搏所生。"本病多因饮食不节，肺胃积热上蒸，复感风邪，血瘀凝结而致。现代医学认为，本病与胃肠功能障碍、内分泌功能失调、嗜酒、辛辣食物及冷热刺激有关。局部分泌物检查可查到毛囊虫。

病因病机

以往认为酒渣鼻是一种皮脂腺疾病，但大部分的酒渣鼻病人无皮脂分泌过多迹象，也无痤疮，起始发病也与毛囊无关，家族中有同患者倾向。研究表明酒渣鼻患者中蠕形螨较正常皮肤多，故蠕形螨感染为酒渣鼻发病的原因之一。就诊的酒渣鼻患者80%主诉阳光、洗澡和受热后加重或复发，这说明外界温度刺激使血管扩张，使周围血管渗出，潜在致炎物质导致弹力纤维退行性改变。本病多见于绝经期妇女，男性在青春期较多，可能与内分泌变化有关，嗜酒和辛辣食物等都可加重本病或引起复发。

◉ 按揉大椎

患者取坐位，施术者一手握实拳，以拳面四指的第一节指背或掌根部、拇指罗纹面着力于大椎处，缓慢按揉2～3分钟。酒渣鼻之发生多与嗜酒喜食辛辣食品，久之积热熏蒸，血瘀凝结有关。故除嘱患者戒烟酒、少食辛辣食品外，可按摩大椎穴以清热祛风、通络活血。

◉ 推拿印堂

患者取坐位，施术者一手扶住患者侧头部以固定，另一手用拇指罗纹面或偏峰在印堂进行一指禅推拿操作 1～3 分钟。隔日 1 次，10 次为 1 个疗程。中医认为，酒渣鼻为肺胃积热，郁热熏蒸于鼻部所致，肺开窍于鼻，鼻为肺之上窍，取印堂是局部取穴，直达病所，可以祛风清热，活血化瘀。

◉ 揉按肺俞

患者卧位，施术者以两手拇指或一手之食指、中指的指端或罗纹面着力，同时在两侧肺俞穴上揉动 50～100 次。每日 1 次，10 次为 1 个疗程，疗程间休息 7 天。祖国医学认为，酒渣鼻大多系肺胃积热，熏蒸于鼻部所致。临床表现鼻尖及鼻翼两旁呈弥漫性充血，皮肤光亮，有散在小结节存在，局部红赤发痒等，故取肺俞可疏通肺及鼻部之经气，清热解毒。

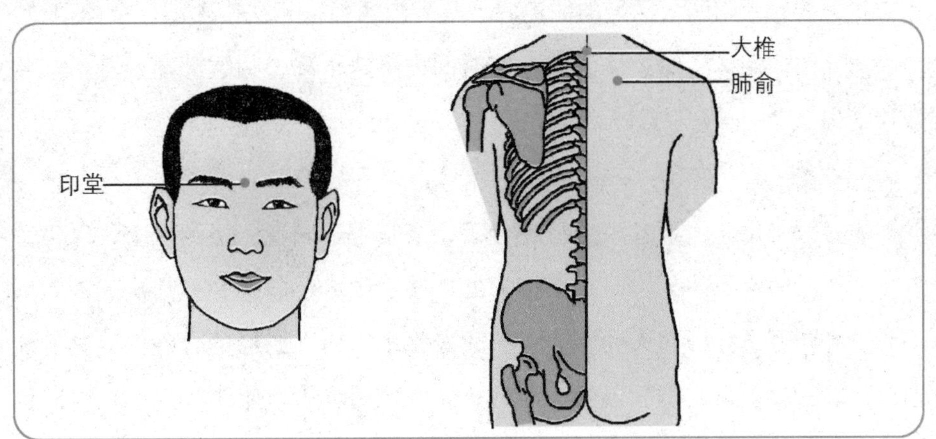

扁桃体炎

扁桃体炎是扁桃体的炎症。临床上分为急性和慢性两种，主要症状是咽痛、发热及咽部不适感等。此病可引起耳、鼻以及心、肾、关节等局部或全身的并发症，故应予重视，扁桃体炎的致病原以溶血性链球菌为主，其他如葡萄球菌、肺炎球菌、流感杆菌以及病毒等也可引起。

病因病机

正常人咽部及扁桃体隐窝内存留着某些病原体机体，防御能力正常时，不可能导致发病。当人体抵抗力降低时，病原体大量繁殖，毒素破坏隐窝上皮，细菌侵入其实质而发生炎症。受凉、潮湿、过度劳累、烟酒过度、有害气体刺激、上呼吸道有慢性病灶存在等均可诱发本病。急性扁桃体炎的病原体可通过飞沫或直接接触而传染。通常呈散发性，偶有集体生活者（如部队、工厂、学校）中暴发流行。

◉ 掐揉曲池

先使患者屈肘，施术者一手托住其腕部不动，另一手握住患者之肘部，以拇指掐之，继以揉之，掐揉30～50次。因咽喉为肺胃之门户，且肺与大肠相表里，按摩手阳明大肠经的曲池穴，具有疏通经络、祛瘀生新、镇静退热、消炎止痛的作用，从而使体温能在短时间内迅速下降，咽喉肿痛及其他症状较快消失。

◉ 掐按合谷

患者取坐位，施术者一手持患者手，令其手掌侧置，桡侧在上，以另手食指、中指固定腕部，用拇指甲掐穴处，继而揉之，掐揉5～20次。因咽喉为肺胃之门户，且肺与大肠相表里，故按摩手阳明大肠经的合谷穴，具有疏通经络、祛瘀生新、镇静退热、消炎止痛的作用，从而使体温能在短时间内迅速下降，咽喉肿痛及其他症状较快消失。

◉ 掐按水沟

患者取坐位或仰卧位，施术者一手扶定头部，另一手以拇指甲掐鼻下水沟穴1～2分钟，本法可指下用力稍重，使患者产生较强烈的酸麻胀感。水沟为督脉之穴，具有清热作用，对热毒所致的扁桃体炎效果确切。

◉ 按揉大椎

患者取坐位，施术者一手握实拳，以拳面四指的第一节指背或掌根部、拇指罗纹面着力于大椎处，缓慢按揉2～3分钟。大椎按摩可壮阳散寒、清热解毒，治疗扁桃体炎，简便实用，无副作用。

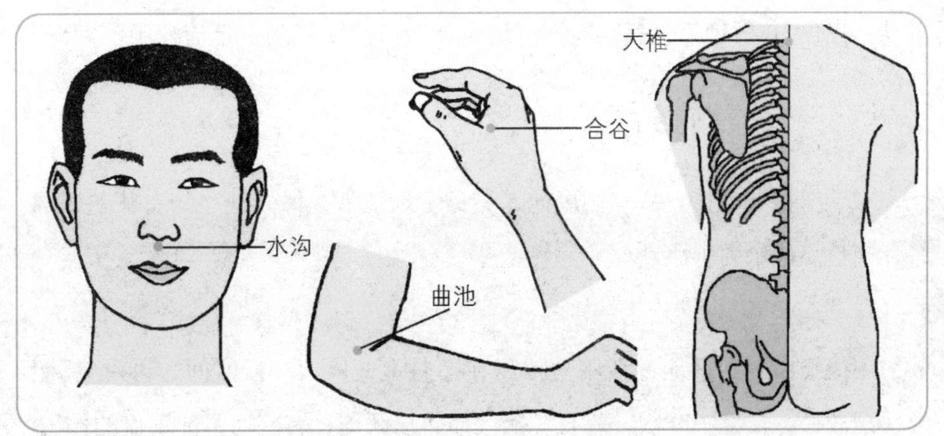

白内障

晶状体混浊称为白内障。老化、遗传、代谢异常、外伤、辐射、中毒和局部营养不良等可引起晶状体囊膜损伤，使其渗透性增加，丧失屏障作用，或导致晶状体代谢紊乱，使晶状体蛋白发生变性，形成混浊。分先天性和后天性两种。

病因病机

各种原因如老化、遗传、局部营养障碍、免疫与代谢异常、外伤、中毒、辐射等，都能引起晶状体代谢紊乱，导致晶状体蛋白质变性而发生混浊，导致白内障。本病可分先天性和后天性。先天性白内障又叫发育性白内障，多在出生前后即已存在，多为静止型，可伴有遗传性疾病，有内生性与外生性两类，内生性者与胎儿发育障碍有关，外生性者是母体或胎儿的全身病变对晶状体造成损害所致。先天性白内障分为前极白内障、后极白内障、绕核性白内障及全白内障。后天性白内障是出生后因全身疾病或局部眼病、营养代谢异常、中毒、变性及外伤等原因所致的晶状体混浊。

◉ 按揉瞳子髎

用拇指做圆形或螺旋形的揉动，以带动该处的皮下组织随手指的揉动而滑动，操作 10 分钟。瞳子髎有平肝熄风、明目退翳之功，是治疗眼疾的常用穴位。

◉ 点揉风池

一手拇指、中指点揉双侧风池 5 分钟。风池者，风之池也，有清热疏风、聪耳明目、健脑安神之功。

◉ 按压攒竹

用拇指由轻到重地逐渐用力按压在攒竹上，停留一段时间，再由重到轻地缓缓放松，反复 100 次，每日 2 次。攒竹居眼周，有疏通眼部气血的作用。

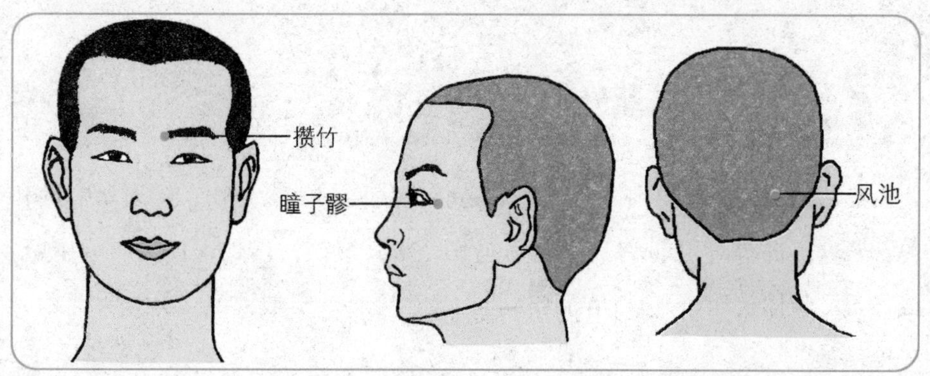

迎风流泪

在正常情况下，由泪腺分泌的泪液，一部分被蒸发掉了，一部分便通过泪道流入鼻腔内。有些人对寒冷刺激比较敏感，当眼睛受到冷空气的刺激，泪腺分泌功能增强，便分泌出较多的泪液。同时，泪小管遇到冷风刺激，眼部的括约肌发生痉挛性收缩，这样，本来就比较细的泪小管，就不能把过多的泪液马上排出去，便出现了流泪现象。实际上这种现象是泪腺对寒冷刺激所产生的一种保护性生理反应，眼球功能性的迎风流泪症。

病因病机

迎风流泪产生的原因有很多，包括自身身体的问题，当然还有就是天气的原因。首先，我们来简单看看内因：迎风流泪的内因主要有两类，一类是“虚”，即肝肾两虚，表现为有风的时候流泪，但是眼睛不红也不疼，泪水清稀，流的时候无热感；另一类是“热”，即风热型，主要表现为眼泪浑浊，有热感，而且眼睛还会红肿等。

◉ 揉按瞳子髎

用拇指做圆形或螺旋形的揉动，以带动该处的皮下组织随手指的揉动而滑动，操作10分钟。瞳子髎有平肝熄风、明目退翳之功，是治疗眼疾的常用穴位。

◉ 按压承泣

瞳孔直下，当眼球与眼眶下缘之间，用手指指腹向下按压，并做圈状按摩，用力轻柔，不要对眼球用力，承泣穴居眼周，是治疗眼疾的常用穴位。

◉ 按揉头临泣

在头部，当瞳孔直上前发际0.5寸，神庭与头维连线的中点处。双手拇指点按10分钟。头临泣居头上近眼目处，是治疗眼目之疾病的要穴。

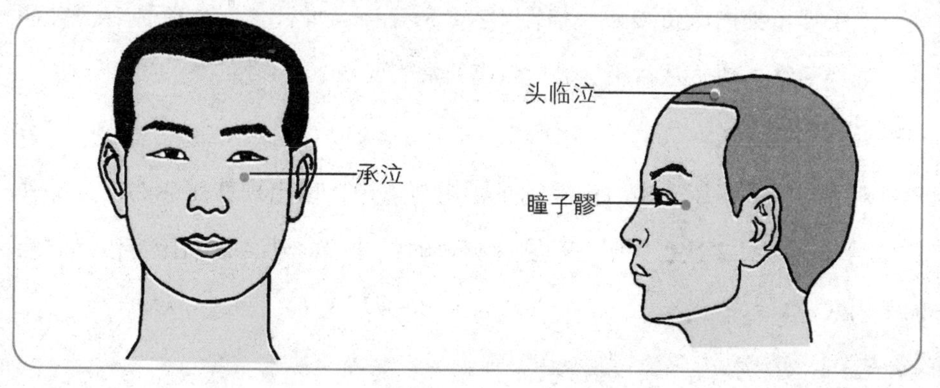

结膜炎

结膜炎是眼科的常见病，俗称红眼病。但是其发病率目前尚未确定。由于大部分结膜与外界直接接触，因此容易受到周围环境中感染性因素（如细菌、病毒及衣原体等）和非感染性因素（外伤、化学物质及物理因素等）的刺激，而且结膜的血管和淋巴组织丰富，自身及外界的抗原容易使其致敏。结膜是覆盖在眼睑内面，眼球前部眼白表面的一层透明薄膜，结膜炎为发生在结膜的炎症或感染，当结膜受到各种刺激后，将出现水肿、眼红，可累及单眼或双眼。

病因病机

结膜炎的病因可根据其不同性质分为微生物性和非微生物性两大类。根据不同来源可分为外源性或内源性，也可因邻近组织炎症蔓延而导致。最常见的是微生物感染，致病微生物可为细菌、病毒、衣原体等，偶见真菌、立克次体、寄生虫感染。物理刺激（风沙、烟尘、紫外线等）和化学性损伤（医用药品、酸碱或有毒气体等）也可引起结膜炎。

◉ 掐压鱼腰

双手拇指尖掐压鱼腰穴，掐按 1 ~ 1.5 分钟，每日 2 次。鱼腰有消肿明目、通经活络之功，是临床上治疗眼疾的常用要穴。

◉ 掐压太阳

双手拇指尖掐压，指力由轻到重，用力适中，以出现酸胀感为度，操作 3 ~ 5 分钟，每日 2 次。太阳有凉血化瘀、通经止痛之功，是临床上治疗眼疾的常用穴。

◉ 掐压攒竹

双手拇指尖掐压，指力由轻到重，用力适中，以出现酸胀感为度，操作

3～5分钟，每日2次。攒竹居眼周，有通经祛风、泄热止痛之功，是治疗眼疾的重要穴位。

◉ **按摩合谷**

当按摩左手时，可用右手握住左手，右手的拇指屈曲垂直按在合谷穴上，一紧一松地按压，一般每2秒钟按压1次，共按压10分钟。可清热解表，通经活络。

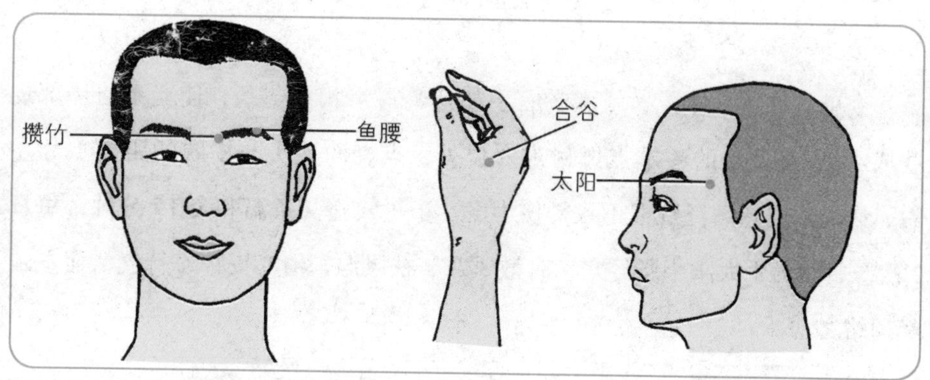

麦粒肿

麦粒肿又名睑腺炎，传统医学称其为土疳或土疡，俗称“针眼”，是一种普通的眼病，人人可以罹患，多发于青年人。此病顽固，而且容易复发，严重时可遗留眼部瘢痕。麦粒肿是皮脂腺和睑板腺发生急性化脓性感染的一种病症，分为外麦粒肿和内麦粒肿。切记不可自行挤脓，以免引起眼眶蜂窝织炎等并发症，应到正规眼科进行针对性治疗，滴眼药或者手术。

病因病机

健康人的眼睑有极强的防御能力，它能抵御外界细菌的侵袭，但是，当身体抵抗力减弱时（如营养不良、睡眠不足或患糖尿病等）容易发病。患睑缘炎、沙眼、慢性结膜炎或过度用眼以及有近视、远视、散光等眼病时，没有及时配镜矫正，眼睛疲劳时亦可引发麦粒肿。不注意眼部卫生，用不干净的毛巾、手帕等擦眼，细菌侵入眼睑腺内，可直接引起麦粒肿。

◉ 掐压合谷

当按摩左手时，可用右手握住左手，右手的拇指屈曲垂直按在合谷穴上，做强力的掐压，双手一般掐压 3～5 分钟。可镇静止痛，通经活络，清热解表。

◉ 艾灸后溪

令患者取适宜体位，施术者右手如持笔写字状拿艾条，使艾条与局部皮肤成 45°，将艾条的一端点燃对准穴位处，点燃的艾头与皮肤的距离 1 寸左右，以局部温热、泛红但不致烫伤为度。于每穴施艾条温和灸 15 分钟，每日 2 次。后溪为手太阳小肠经穴，有散风寒、祛风湿、清心安神、行气活血、疏经通络之功。

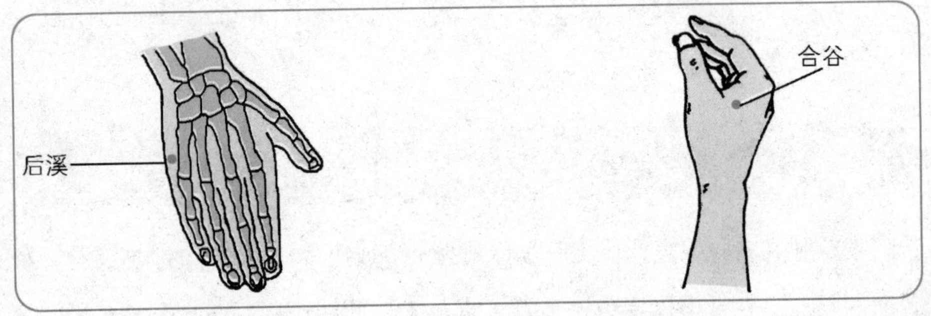

眼睛疲劳

眼睛疲劳是一种眼科常见病，它所引起的眼干、眼涩、眼酸胀，视物模糊甚至视力下降直接影响着人的工作与生活。眼睛疲劳主要是由于我们平时全神贯注看电脑屏幕时，眼睛眨眼次数减少，造成眼泪分泌相应减少，同时闪烁荧屏强烈刺激眼睛而引起的。它会导致人的颈、肩等相应部位出现疼痛，还会引发和加重各种眼病。

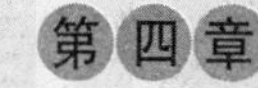

病因病机

当患有远视、近视、散光、花眼时，看远看近时眼睛都需要动用很大的调节力，使眼睛过分劳累。眼睛过度集合：近视眼未得到矫正时，由于阅读距离太近而引起过度集合，过度集合又可伴随过度调节，使近视程度增加，阅读距离更近。如此发生恶性循环，以致产生眼疲劳。不断变换焦点：散光症状下，成像无法在一个点上的时候就需要使用眼内睫状肌的调节作用，来不断地变换焦点，过度地运用调节，睫状肌与头部神经也相关，久而久之，睫状肌的疲惫会导致相应的神经疼痛。患有角膜云翳、晶状体混浊以及其他眼疾引起的视物不清，也易引起眼疲劳。

◉ 按压攒竹

用拇指由轻到重地逐渐用力按压在攒竹上，停留一段时间，再由重到轻地缓缓放松，反复 30 ~ 60 次。攒竹居眼周，有通经祛风、泄热止痛之功，是治疗眼疾的重要穴位。

◉ 揉按瞳子髎

用拇指做圆形或螺旋形的揉动，以带动该处的皮下组织随手指的揉动而滑动，操作 10 分钟。瞳子髎有平肝熄风、明目退翳之功，是治疗眼疾的常用穴位。

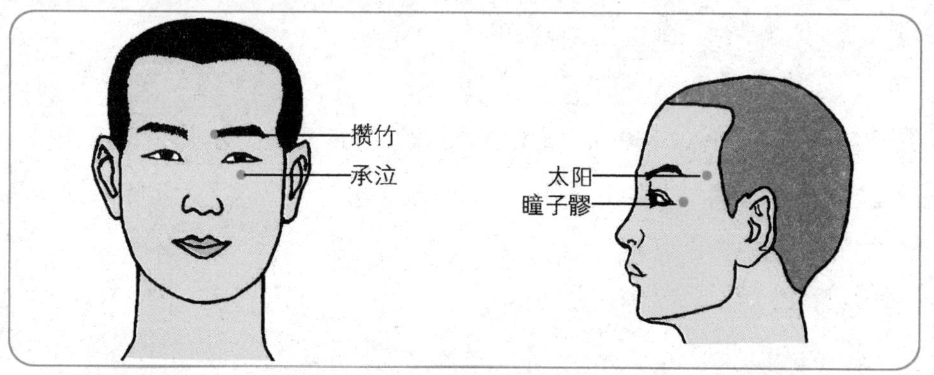

◉ 按压承泣

用手指指腹向下按压，并做圈状按摩，用力轻柔，不要对眼球用力。承泣穴居眼周，是治疗眼疾的常用穴位。

◉ 按揉太阳

拇指按揉，由轻到重，逐渐加力，按揉10分钟。太阳有凉血化瘀、通经止痛之功，是临床上治疗眼疾的常用穴。

慢性鼻炎

慢性鼻炎是指由于各种原因引起的鼻腔黏膜和黏膜下层的非特异性炎症。主要表现为鼻塞和鼻内分泌物增多。该病常持续数月以上，或反复发作。属于祖国医学“鼻窒”范畴。通常包括慢性单纯性鼻炎和慢性肥厚性鼻炎，后者多由前者发展、演变而来，两者间无明显界线。本病的病因主要是急性上呼吸道感染治疗不彻底，迁延复发而引起。

病因病机

祖国医学认为本病主要由于脏腑虚弱，邪滞鼻窍所致。素体虚弱或久病耗伤，致肺气虚弱，清肃无力，禀赋不足或饮食失节还可致脾胃虚弱，气血生化不足，使官窍失养，出现喷嚏频作、鼻塞流涕等症状。当正气不足，经脉空虚，邪热乘虚侵犯或久病脏腑功能失调，使脉络不畅，气滞血瘀，致官窍瘀阻，出现鼻塞、嗅觉失灵等症状。

◉ 揉运太阳、头维等穴

患者仰卧，开天门30次，推坎宫30次，揉运太阳、头维、百会、阳白、迎香、四白、颧髎等穴各1分钟，钩揉风池1分钟，以双手大鱼际内侧擦鼻翼1分钟，透热为度。

◉ 按揉曲池、手三里等穴

按揉曲池、手三里、合谷、足三里等穴各1分钟。

◉ 揉大椎、肺俞等穴

患者俯卧，以攘法沿患者背部膀胱经自上而下反复操作3~5遍，掌根揉大椎、肺俞、风门、脾俞、肾俞、关元俞等穴各1分钟。

◉ 掐按列缺

患者取坐位，施术者一手持患者的手，掌背向上，另一手用拇指甲掐穴处，或拇指、食指拿穴处，掐3~5次，拿5~10次。列缺为手太阴肺经之络穴，两经相为表里，奏宣肺解肌、通利鼻道之功。

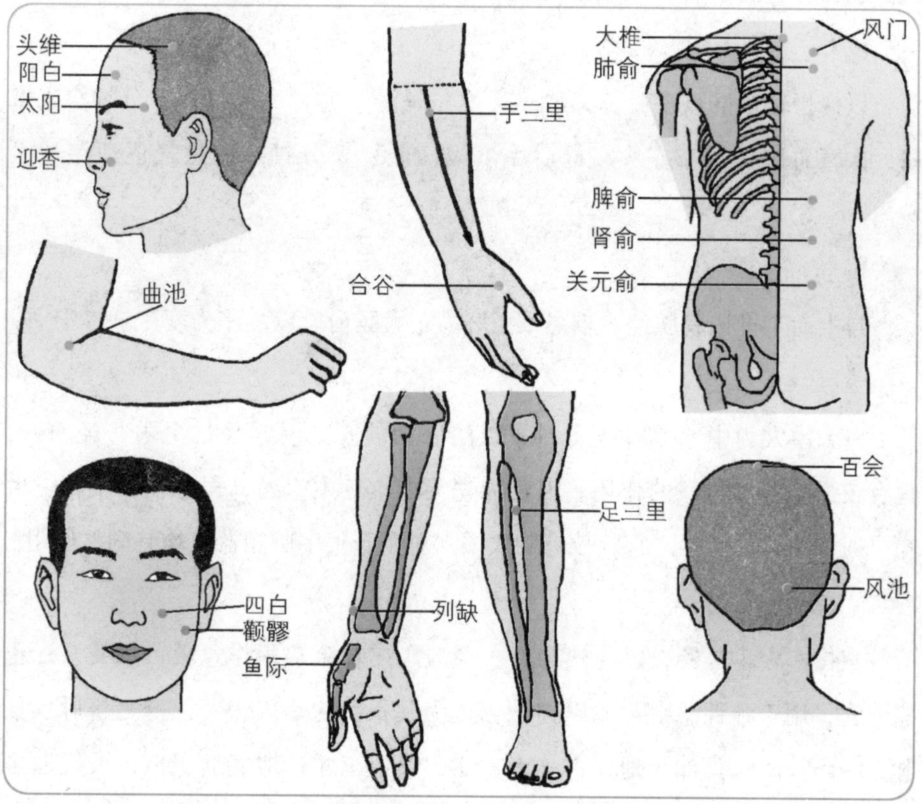

头维
阳白
太阳
迎香
曲池
手三里
合谷
大椎
风门
肺俞
脾俞
肾俞
关元俞
四白
颧髎
鱼际
列缺
足三里
百会
风池

便　秘

便秘是指由于大肠传导失常，导致大便秘结，排便周期延长；或周期不长，但粪质干结，排出艰难；或粪质不硬，虽有便意，但便而不畅的病症。现代医学中的功能性便秘属本病范畴，同时肠道易激综合征、肠炎恢复期、直肠及肛门疾病、内分泌及代谢疾病的便秘，以及肌力减退所致的排便困难等均可参照本病辨证论治。

病因病机

其发病原因，有燥热内结，津液不足；情志失和，气机郁滞；劳倦内伤，身体虚弱，气血不足等。终致大肠传导功能失常，而出现不同性质的便秘。

◉ 拇指推揉脐周，摩腹

以拇指轻快推点中脘、大横、天枢、气海、关元，每穴各 1 分钟。先摩脐，次摩右腹，再摩左腹，最后摩下腹，重复 5 分钟，使热气逐渐渗透至腹内。

◉ 推膀胱经

自上而下推搓膀胱经，重点推搓肝俞至大肠俞。以酸胀为度，5 ~7 分钟。

◉ 掌揉太溪

以太溪穴为中心掌揉 5 分钟，以酸胀为佳。太溪穴是足少阴肾经原穴，具有较强的补益肾气的作用。因肾为先天之本，主生殖，司二便，主骨、生髓、通于脑，为作强之官，故针刺太溪穴对全身很多脏腑器官均有调整作用。

◉ 点按水沟

点按本穴 3 分钟，以透热为度。水沟穴在临床常用作急救首选要穴，止痛要穴，用于各种急症，尤以神志昏迷为独长。这是因为，人身之督脉、任脉，一阳一阴，犹如天地，古称天、地、人为三才，地气通于口，天气通于鼻，而本穴正居口鼻之间，故有人中之称，可见本穴可沟通天地之气。又因水沟为督脉和手足阳明经交会穴，手阳明经属大肠，肛门为直肠之末端，足阳明经属胃，胃为六腑之长，故水沟又可通肠导滞治便秘。

◉ 指压天枢

分别用拇指指腹压在两侧穴位上，力度由轻渐重，缓缓下压，指力以患者能耐受为度，反复操作 10 分钟。天枢穴属于足阳明胃经，是手阳明大肠经募穴，位于脐旁 2 寸，恰为人身之中点，如天地交合之际，升降清浊之枢纽。

人的气机上下沟通，升降沉浮，均过于天枢穴。证明按摩此穴可以达到治疗便秘的效果。

◉ 按揉背部

患者俯卧，施术者在其背部做攘法 2 分钟；按揉脾俞、胃俞、大肠俞、肝俞、三焦俞各 1 分钟，用推法从上往下沿两侧膀胱经推 1 分钟。

◉ 指压按摩方法

两手掌反复按摩腹部，用力由轻渐重，速度由慢渐快，以局部皮肤微红、腹内产生温热感为宜，按摩约 10 分钟。

用掌根在骶部八穴处按顺时针方向由下向上、由左到右、反复推揉约 10 次，患者自觉骶部和小腹部有温热感为宜。

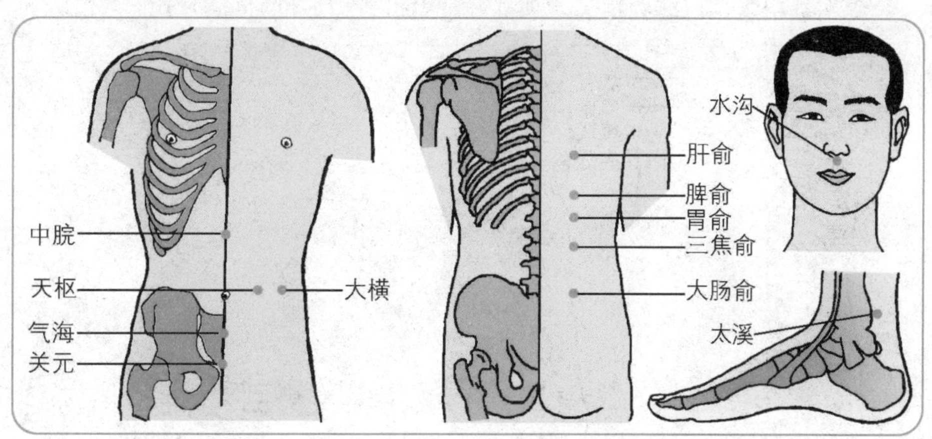

颈椎病

颈椎病为一种常见的颈段脊柱慢性退行性疾病，主要是由于颈椎间盘、骨质及其周围软组织的退行性变、增生等改变，使脊髓、神经根、椎动脉、交感神经等邻近组织受累而引起的一系列神经、血管等病证。本病又称为颈椎综合征或颈椎退行性关节炎等。中年以后发病率较高，男多于女。多见于长期低头工作、颈部活动过多或颈部曾有外伤史的患者。

病因病机

祖国医学认为本病属于痹症范畴，其形成主要为风寒湿邪侵袭肌表、经络，气血运行受阻，经脉不畅，导致肌肉、筋骨、关节等疼痛、重着、酸楚、麻木、活动不利等表现。现代医学认为，颈椎病的发生主要与颈椎的退行性变和颈部的损伤两方面有关。

◉ 按揉背部

患者坐位，施术者位于其背后，用揉法放松颈肩部、上背部及患者上肢的肌肉约6～10分钟。

◉ 指揉颈项部

施术者用拿、捏法、指揉颈项部并配合推桥弓、推肩臂部约3～5分钟。

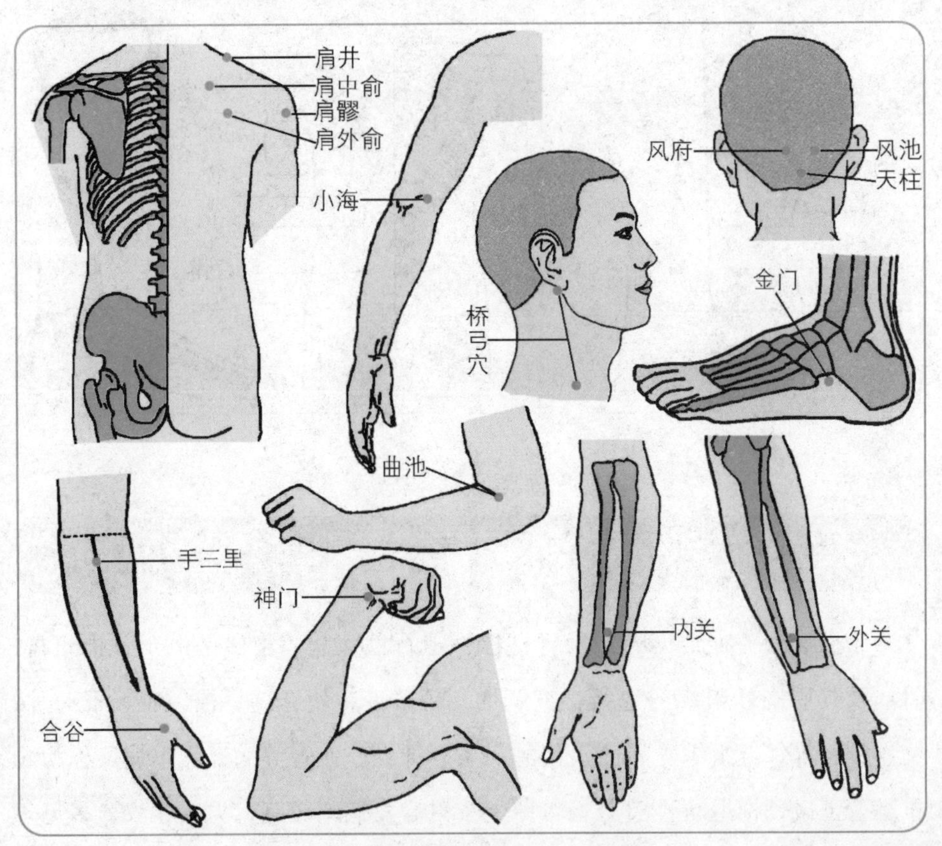

◉ 按揉阿是、风池等穴

按揉阿是、风池、风府、肩井、肩中俞、肩外俞、肩髎、曲池、手三里、外关、内关、小海、合谷、神门等穴。

◉ 掌揉天柱

以天柱穴为中心掌揉5分钟，以酸胀为佳。天柱穴能疏通足太阳经气，膀胱主筋所生病，临床常用于治疗局部及邻近组织器官的病变。

◉ 推揉金门

用一指禅推揉该穴2分钟，以有热感为佳。金门穴是足太阳膀胱经郄穴，又是阳维脉交会的第一个穴，因此可以治疗膀胱经和阳维脉的疾病。

◉ 点按肩井

点按本穴3分钟，以透热为度。肩井是手少阳三焦经、足少阳胆经、足阳明胃经与阳维脉之交会穴，具有散风祛邪、通经活络、调气行血、清肝利胆之功，故可以治疗以上有关病症。

食欲不振

食欲不振是指进食的欲望降低。完全的不思进食则称厌食。中医认为，此病多因内伤饮食导致。饮食积滞，由于饮食不节、暴食贪食或多食油腻、不易消化食品，造成饮食积滞、气机紊乱、升降失调；脾胃虚弱：纳少，泄泻、疲乏、腹胀、食欲不振；寒湿伤中：纳少，泄泻、大便清稀而次数较多，腹凉喜暖。

病因病机

引起食欲不振的的原因有很多。过度的体力劳动或脑力劳动会引起胃壁供血不足，胃分泌养活，使胃消化功能减弱。胃经常处于饥饿状态，久之会造成胃黏膜损伤，引起食欲不振。在当今快节奏和竞争的社会中，人们容易产生失眠、焦虑等紧张情绪，导致胃内分泌酸干扰功能失调，引起食欲不振。

食物停留时间过长，轻则造成黏膜损伤，重则造成胃穿孔。酒精可损伤舌头上专管味觉的味蕾，酒精也可直接损伤胃黏膜，如果患有溃疡病、慢性胃炎，酗酒会加重病情，甚至造成胃和十二指肠穿孔；烟雾对胃黏膜的危害并不小于饮酒，吸烟也会引起慢性胃炎。

◉ 掌揉足三里

以足三里穴为中心掌揉5分钟，以酸胀为佳。足三里为足阳明胃经合土穴、下合穴，是全身的强壮要穴，为四大补穴之一。“合治内腑”，故本穴可调理脾胃功能，治疗食欲不振。

◉ 横擦膏肓

横擦本穴位，以透热为度。膏肓俞居魄户（肺主气藏魄）神堂（心主血藏神）两穴中间，在内为一口气血之根存与交换之枢纽，又为中上两焦之关卡（心上膈下）；在外属膀胱经，主一身之表，故能主治内停饮食、外感六淫之气，内外互结，气血逆乱、阴阳气不相顺接所致的厥证，具有通调心肺气机、行气活血、交通阴阳之功。

◉ 点按神阙

点按本穴3分钟，以透热为度。神阙位于脐中，该处在胎儿时以脐带供给胎儿之营养，为生命的根蒂。故温灸神阙可大补元气、健脾胃、益肾气，对全身都有调节作用。

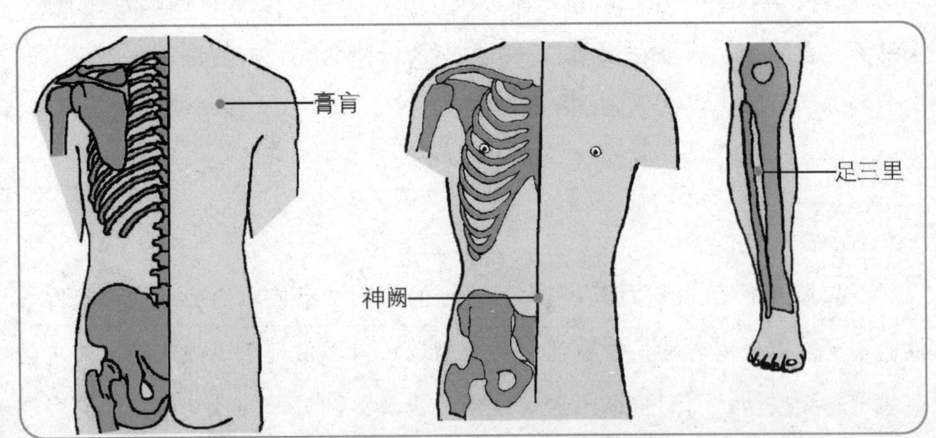

支气管哮喘

支气管哮喘简称哮喘，是由多种细胞特别是肥大细胞、嗜酸性粒细胞和T淋巴细胞参与的慢性气道炎症；在易感者中此种炎症可引起反复发作的喘息、气促、胸闷和/或咳嗽等症状，多在夜间或凌晨发生；此类症状常伴有广泛而多变的呼气流速受限，但可部分地自然缓解或经治疗缓解；此种症状还伴有气道对多种刺激因子反应性增高。

病因病机

香烟烟雾（包括被动吸烟）是户内促发因素的主要来源，是一种重要的哮喘促发因子，特别是对于那些父母抽烟的哮喘儿童，常因吸烟引起哮喘发作。某些环境因素作用遗传易感个体，通过T细胞调控的免疫介质释放机制（细胞因子，炎症介质）作用于气道产生炎症及气道高反应性；同时气道结构细胞特别是气道上皮细胞与上皮下基质及免疫细胞的相互作用以及气道神经调节的异常均加重了气道高反应性，也直接或间接加重了气道炎症。在环境因素的进一步作用下，使炎症加重，气道平滑肌收缩，而出现症状性哮喘。

◉ 指压翳风

左右侧各一穴，指压时有酸胀感。按摩时，双手食指同时按压此穴并旋转。按摩此穴可疏散风寒，预防风邪的侵袭，有效阻止哮喘急性发作。

◉ 揉按、推拿膻中

分揉法和推法，揉用中指端按揉，揉50～100次；推用双手拇指指腹自膻中穴向外，两只手掌面自膻中穴沿胸肋向两侧推抹至侧腰部20次左右。膻中是多条经脉的交会穴，也是宗气聚会之处。它有阻挡邪气、宣发正气的功效。而现代研究发现，膻中穴位于人体胸腺的部位，可参加机体的细胞免疫活动，促进全身血液的重新分配，还可以提高胸肺部的自主神经功能。

◉ 按揉肺俞

取肺俞或指部压痛点，用食、中二指指端在穴上按揉。揉 15 ~ 30 次；用双手拇指指腹自肺俞穴沿肩胛骨后缘向下分推，分推 30 ~ 50 次。取肺俞将表邪及时祛除，以免表邪不祛，蔓延进入五脏六腑而生大病，从而加重肺脏负担。

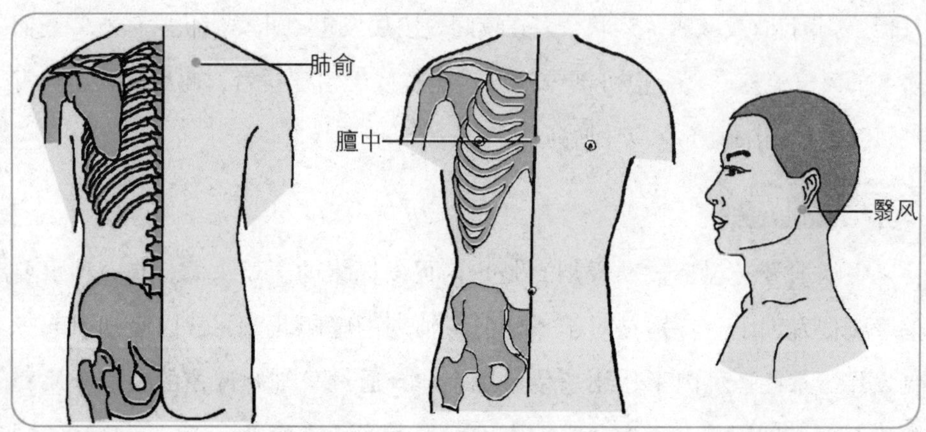

慢性支气管炎

慢性支气管炎是由于感染或非感染因素引起气管、支气管黏膜及其周围组织的慢性非特异性炎症。其病理特点是支气管腺体增生、黏液分泌增多。临床出现有连续两年以上，每持续 3 个月以上的咳嗽、咳痰或气喘等症状。早期症状轻微，多在冬季发作，春暖后缓解；晚期炎症加重，症状长年存在，不分季节。疾病进展又可并发阻塞性肺气肿、肺源性心脏病，严重影响劳动和健康。

病因病机

感染是慢性支气管炎发生和发展的重要因素之一，病毒、支原体和细菌感染为本病急性发作的主要原因，病毒感染以流感病毒、鼻病毒、腺病毒和呼吸道合胞病毒为常见，细菌感染以肺炎链球菌、流感嗜血杆菌、卡他摩拉菌及葡萄球菌为多见，细菌感染多继发于病毒或支原体感染气道黏膜受损。

◉ 按揉肺俞

用食、中二指指端在穴上按揉，揉 15 ~ 30 次；用两手拇指指腹自肺俞穴沿肩胛骨后缘向下分推，分推 30 ~ 50 次。可快速地散热冷降，所散之热循膀胱经上行，冷降之液归降地部后循膀胱经下行。功在散发肺脏之热。

◉ 揉擦迎香

早晨起床或晚上睡觉前，用双手大鱼际（拇指掌侧肌肉丰厚处）在鼻翼两旁的迎香穴处反复擦动 200 次。按摩此穴既有助于改善局部血液循环，又可起疏肝宣肺、宣通鼻窍的作用，防治鼻病，还能防治慢性支气管炎。

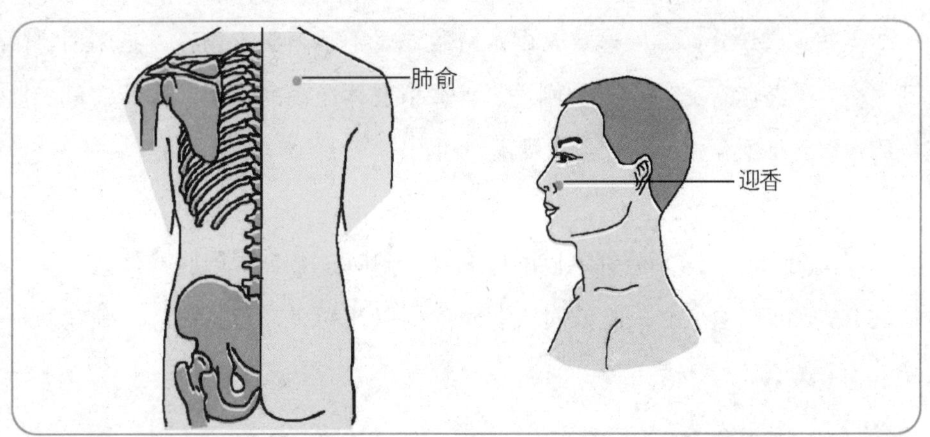

踝关节扭伤

踝关节扭伤为日常生活中常见损伤，占全身各关节损伤的首位。俗称“扭脚脖子”，祖国医学称之为“跟缝伤筋”，按伤势不同又分为筋扭、筋走、筋翻、筋断等。

病因病机

运动员在比赛和平时训练过程中易出现踝关节扭伤，尤以球类、田径运动多见，主要原因为动作不协调、不正确、过度疲劳或碰撞等；其他情况如日常生活中、舞蹈中、下斜坡、下楼梯、道路不平时都可能引起踝关节扭伤，导致疼痛，不敢活动，严重影响工作和学习。

◉ 四指推法

患者取仰卧位，施术者用四指推法自小腿外侧至踝外侧上下治疗数遍，同时轻巧灵活地按揉昆仑、解溪、丘墟各1分钟左右。

◉ 推揉解溪

用一指禅推揉该穴2分钟，以有热感为佳。此法为近端选穴，具有消肿止痛、疏经活络的作用。

◉ 点按肩髃

点按本穴3分钟，以透热为度。肩髃穴属于手阳明大肠经，是阳明、阳跻之会穴。跻脉有交通一身阴刚之气，调节肢体运动的功用。取该穴可疏散经络风湿，活血化瘀，治疗急性踝关节扭伤。

◉ 掌揉阳陵泉

以其为中心掌揉5分钟，以酸胀为佳。阳陵泉是足少阳胆经经穴，又是胆之合穴和筋之会穴，故本穴对于胆腑疾病以及筋病（包括疼痛、弛缓和拘挛）有较好的治疗效果。

◉ 摩法、掌揉法

患者抬高下肢，施术者以摩法、掌揉法或大鱼际揉法作用于损伤局部，约3~5分钟。

◉ 拔伸、摇踝关节

患者仰卧，施术者以右手紧握患者足趾并向上牵引，先外翻以扩大踝关节内侧间隙，同时以左手食指压入间隙内，然后仍在牵引下内翻足部，扩大踝关节外侧间隙，以拇指压入关节间隙内。使拇、食指夹持踝关节，右手在牵引下将患足左右轻轻摇摆，内翻、外翻1~2次。然后背屈跖屈，同时夹持踝关节的食、拇指下推上提两踝，背屈时下推，跖屈时上提。

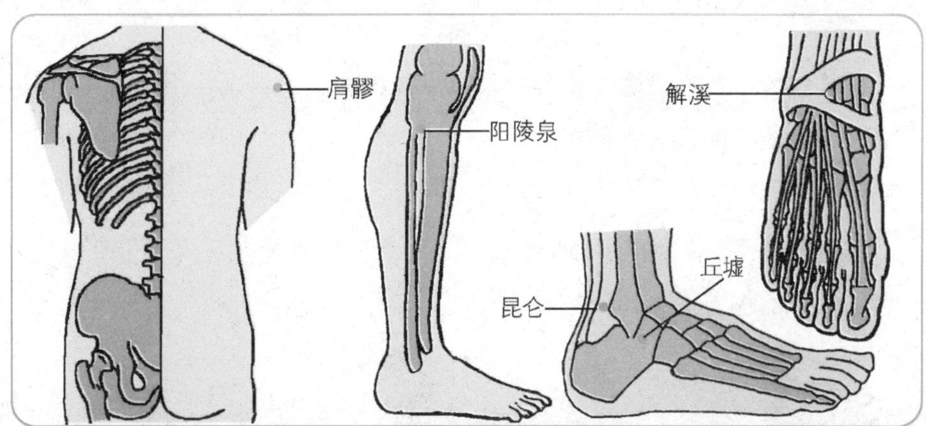

三叉神经痛

三叉神经痛为原发性三叉神经痛的简称，又称痛性抽搐，是一种原因未明的三叉神经分布区内短暂的、反复发作的剧痛。分原发和继发两类，常于40岁后起病，女性较多。本病中医称为“面痛”、“偏头风”等。

病因病机

病因尚未明确，过去认为三叉神经痛并无特殊病理改变，近来有人发现三叉神经有些纤维有脱髓鞘或髓鞘增厚、轴突变性等异常变化。祖国医学认为，该病主要是由于风、寒、湿等六淫邪气侵及阳明经脉，以致气血凝滞，经脉痹阻；或由于脾失健运，聚湿生痰，痰湿阻络；或肝郁化火，肝火上逆，上扰清窍而发病。

◉ 按揉头部

患者仰卧，施术者用抹法抹前额1分钟；然后用一指禅推法，推按印堂20次；仍用该手法推巅顶部、两颞部反复操作3分钟；用两手拇指桡侧分推前额2分钟；按揉四神聪、百会、头维、太阳、阳白、攒竹共3分钟；按揉四白、地仓、大迎、下关、颊车、耳门、听宫、听会、角孙、翳风共10分钟；捏挤眉弓10~20遍。

◉ 按揉背部

按揉背部足太阳膀胱经 2 分钟，重点按揉心俞、肝俞、胆俞各 1 分钟；按揉颈部风池、风府各 1 分钟。

◉ 推拿肩井

患者取坐位，两颞部用扫散法操作 1 分钟，用五指拿头部 5 ~ 10 遍，拿肩井，擦背部膀胱经结束手法。

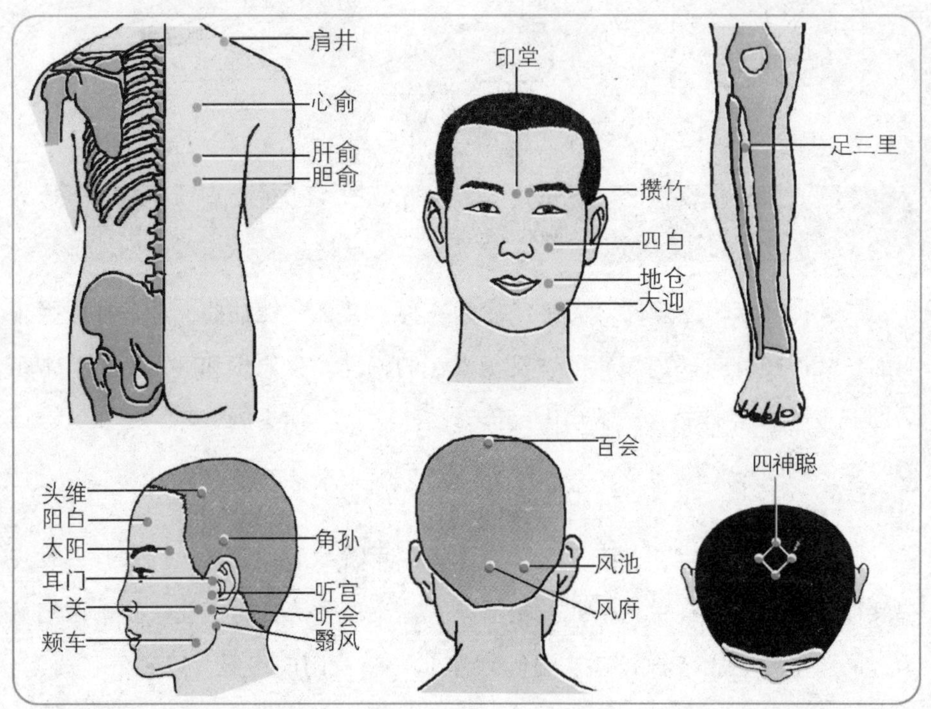

◉ 揉按翳风

坐位，双目微闭平视，放松心情，调匀呼吸，静息 1 ~ 2 分钟。用双手拇指指腹，分别放在同侧翳风穴上，其余四指附在面部两侧，适当用力揉按 0.5 ~ 1 分钟。翳风穴，归属手少阳三焦经，且为手足少阳之会。《经穴释放汇解》曰："穴在耳后凹陷处，按之引耳中。翳，蔽也，因喻以耳为之蔽风，又穴驱风邪，故名翳风。"翳风穴临证以治头面五官疾病为主，是临床常用穴之一，具有镇静止痛、明目开窍的作用。

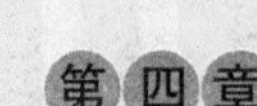

◉ 揉按足三里

小腿外侧上端有足三里穴。用一手食、中二指，用力按住同侧足三里穴，慢慢揉动数十次，再用另一只手点揉另一侧的足三里。局部皮肤有热感为度。按此方法，每天进行 2～3 次。连续 2～3 天，三叉神经痛症状可缓解或消失。按摩足三里有调节机体免疫力、增强抗病能力、调理脾胃，补中益气、通经活络、疏风化湿、扶正祛邪的作用。

第二节 儿科疾病特效按摩

小儿感冒

小儿感冒由外感时邪病毒所致。由于小儿冷暖不知调节，肌肤嫩弱，腠理疏薄，卫外机能未固，故易于罹患。受病以后，因脏腑嫩弱，故传变较速，且易兼挟痰壅、食滞、惊吓等因素而使病情复杂。证治仍分风寒、风热为主。

病因病机

80%～90%的感冒是由病毒引起的，能引起感冒的病毒有 200 多种；占 10%～20%的感冒是由细菌所引起的。1 岁以内的婴儿由于免疫系统尚未发育成熟，所以更容易患感冒。孩子的鼻腔狭窄，黏膜柔嫩，黏膜腺分泌不足，较干燥，对外界环境适应和抵抗能力较差，容易发生炎症。早产儿、有先天性缺陷或疾病的孩子，比如心肺功能不全，特别是患有先天免疫性疾病时，护理稍有失误就会发生感冒。

◉ **推按曲泽**

用食指或中指指面从手腕劳宫穴推到肘部的曲泽穴，反复 300 下。此法可清小儿热疾。

◉ **按揉太阳**

拇指按摩太阳 200 下，再从无名指的指根向指尖推 100 下。可清头目，祛肺热，散风寒。有清热解毒、凉血化瘀、通经止痛之功。

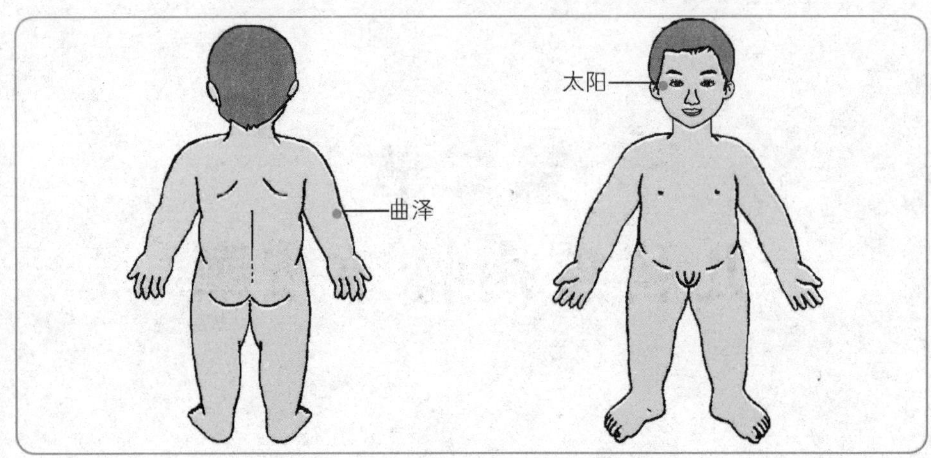

小儿咳嗽

小儿咳嗽是人体的一种保护性呼吸反射动作。咳嗽的产生，是由于当异物、刺激性气体、呼吸道内分泌物等刺激呼吸道黏膜里的感受器时，冲动通过传入神经纤维传到延髓咳嗽中枢，引起咳嗽。

病因病机

气管异物是 1 ~3 岁小儿慢性咳嗽要因，这类咳嗽通常表现为阵发性剧烈呛咳，同时会有呼吸音减低、喘息、窒息等表现，也可仅表现为慢性咳嗽伴阻塞性肺气肿或肺不张。睡觉时可用枕头把宝宝的后背和头撑起，防止分泌出的黏液滴落喉咙造成窒息。

◉ 推拿膻中

施术者用食指、中指自胸骨切迹向下推至剑突 50～100 次。此法具有宽胸理气、止咳化痰之功效，适用于治疗呕吐、咳嗽、呃逆、嗳气等疾病。

◉ 按揉肺俞

患儿俯卧，家长用拇指按揉肺俞穴 5 分钟。最后沿肩胛骨内侧缘，自上而下做八字式分推，约 30 次，结束治疗。肺俞是肺气转输、输注于背部的穴位，为治疗肺部疾病的主要穴位，有益气补肺、止咳化痰之功效，能调肺气、补虚损、止咳嗽，适用于一切呼吸系统疾病。

◉ 点揉丰隆

施术者以拇指点揉 50～100 次。此法具有和胃气、化痰湿之功效，适用于治疗痰涎壅盛、咳嗽气喘等病症。

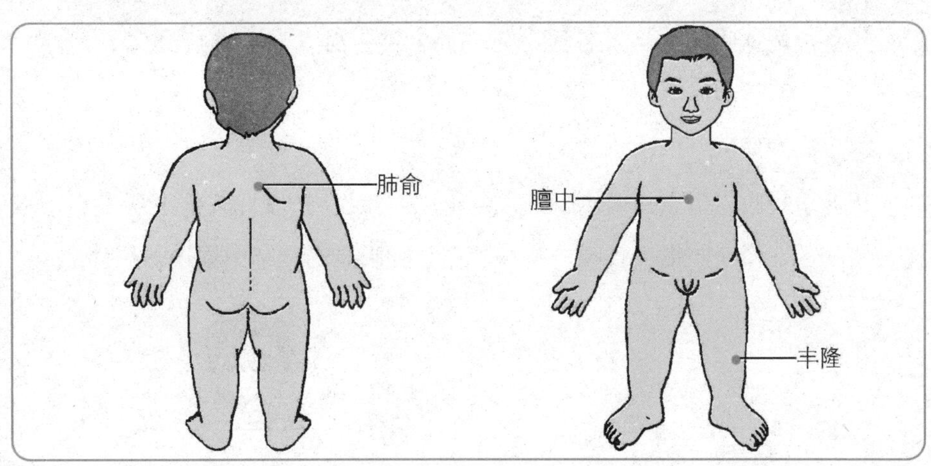

小儿哮喘

小儿哮喘是儿童常见的慢性呼吸道疾病、近年来其发病率在世界范围内呈上升趋势，发达国家儿童哮喘的患病率高达 10% 以上。2000 年，我国儿童哮喘的平均患病率为 1.97%，比 1990 年上升了 64.8%；由于哮喘常反复发作，难以根治，所以严重影响患儿身心健康，也给患儿家长带来了沉重的经济负担和精神压力。然而，小儿哮喘也不是不可战胜的。只要了解哮喘的起因，掌握正确的预防和控制方法，就可以有效地减少哮喘的发病次数和发病程度，逐渐摆脱哮喘的困扰。

病因病机

儿童患者对气候变化很敏感，如气温突然变冷或气压降低，常可激发哮喘发作，因此，一般春秋两季儿童发病明显增加。儿童哮喘中精神因素引起哮喘发作虽不如成人明显，但哮喘儿童也常受情绪影响，如大哭大笑或激怒恐惧后可引起哮喘发作。有学者证明在情绪激动或其他心理活动障碍时常伴有迷走神经兴奋。哮喘具有遗传性，患儿家庭及个人过敏史，如哮喘、婴儿湿疹、荨麻疹、过敏性鼻炎等疾病的患病率较一般群体为高。

◉ 按揉列缺

用食指按揉两侧列缺穴各 5 分钟。此穴能宣肺祛风，疏经通络，治疗咳嗽气喘、头痛、咽痛等症。

◉ 点按少商

用拇指指腹先后点按两侧少商穴各 1 ~ 2 分钟。按摩此穴能通经气、苏厥逆、清肺逆，治疗咳嗽、气喘、咽喉肿痛、呼吸衰竭、卒中昏迷等病症。

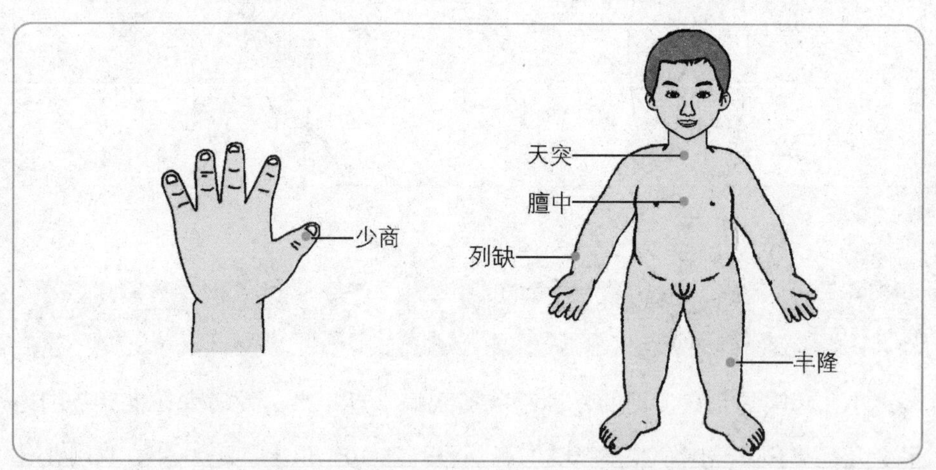

◉ 按揉膻中

施术者用食指或中指的指腹按揉膻中穴 3 ~ 5 分钟。按摩此穴能调气降逆、清肺化痰、宽胸利膈，治疗咳嗽、支气管哮喘、胸痛、胸闷、缺乳、肋间神经痛等症。

◉ 点按天突

施术者用用食指或中指指腹慢慢地点按天突穴1～2分钟。按摩此穴能宣肺化痰、利咽开音，治疗咳嗽、支气管哮喘、咽喉炎、扁桃体炎等。

小儿腹泻

小儿腹泻根据病因分为感染性和非感染性两类，是由多病原、多因素引起的以腹泻为主的一组临床综合征。发病年龄多在2岁以下，1岁以内者约占50%，全世界每年死于腹泻的儿童高达500万～1800万。在我国，小儿腹泻是仅次于呼吸道感染的第二位常见病、多发病。

病因病机

婴幼儿时期，胃酸及消化酶分泌不足，消化酶的活性较低，神经系统对胃肠道调节功能较差，不易适应食物的质和量，且生长发育快，营养物质的需要相对较多，胃肠道负担较大，消化功能经常处于紧张状态，易发生消化功能紊乱。

◉ 按揉龟尾

揉龟尾时，施术者用大拇指指腹轻按于龟尾穴上，然后做轻柔缓和的久旋转动，以300次左右为宜。在龟尾向上约4寸（四指）的地方是人体的七节骨。施术者如果能把龟尾与七节骨之间的部位再从下到上推百余次效果更好。在七节骨龟尾一线，施术者自下而上推可温阳止泻，自上向下推可治便秘。中医认为，揉龟尾穴能通调督脉之经气，有调理大肠的功能，对止泻、通便有一定效果。

◉ 按揉夹脊

施术时患者的体位为俯卧位，使其卧平、卧正，以背部平坦松弛为目的。

施术者两手沿脊柱两旁，由下而上连续地挟提肌肤，边捏边向前推进，自尾骶部开始，一直捏到项枕部为止（一般捏到大椎穴，也可延至风府穴）。重复3~5遍后，一般每日或隔日捏脊1次。本疗法有疏通经络、调整阴阳、促进气血运行、改善脏腑功能以及增强机体抗病能力等作用，在健脾和胃方面的功效尤为突出，临床常用于治疗小儿疳积，消化不良，厌食，腹泻，呕吐，便秘，咳喘。

◉ 点揉天枢

两掌平放于中腹，两中指正对脐中，稍加用力后顺时针方向揉动，令腹内有热感为佳，然后点揉天枢穴10分钟。天枢穴为大肠之募穴，故可通肠导滞，治疗腹泻。

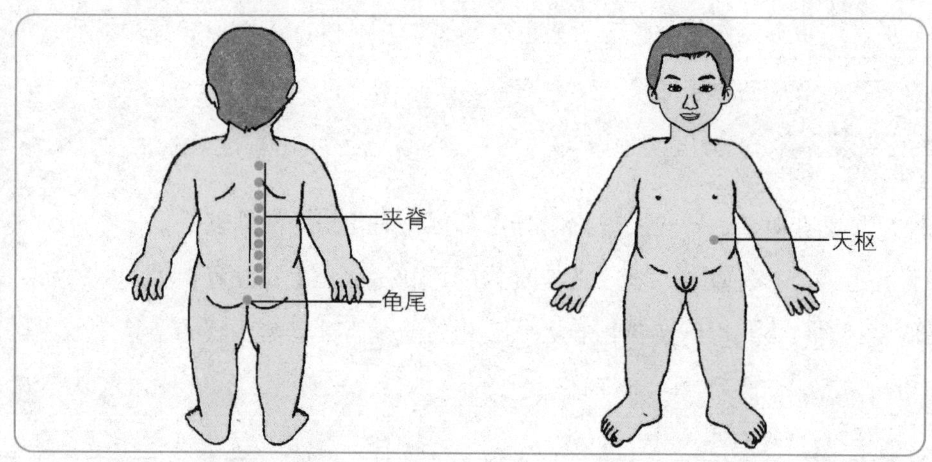

小儿厌食

小儿厌食是指较长时期食欲减退或消失的症状。多见于1~6岁小儿。常见的病因有不良饮食习惯、感染、胃肠道疾病、代谢及内分泌疾病，以及营养障碍，包括近年较为增多的维生素A、维生素D中毒等。长期厌食可致营养不良、生长发育障碍和精神行为异常。

病因病机

许多急、慢性感染性疾病都有厌食的表现，其中消化道疾病尤为明显，如消化性溃疡、急慢性肝炎、急慢性肠炎、长期便秘等都可引起厌食。许多药物尤其是抗生素容易引起恶心、呕吐，如红霉素、氯霉素、磺胺类药物等也可导致厌食。维生素 A 或维生素 D 中毒也表现有厌食。一些抗癌药物更容易引起厌食。

◉ 按捏夹脊

患者的体位以俯卧位，务使其卧平、卧正，施术者两手沿脊柱两旁，由下而上连续地挟提肌肤，边捏边向前推进，自尾骶部开始，一直捏到项枕部为止。重复 3 ~5 遍后，一般每日或隔日捏脊 1 次。本疗法有疏通经络、调整阴阳、促进气血运行、改善脏腑功能以及增强机体抗病能力等作用，在健脾和胃方面的功效尤为突出。

◉ 掐压四缝

用双手拇指尖掐压各 5 分钟，指力适中，以能忍受为度，每日 1 次。此穴临床上常用于治疗与小儿消化有关的疾病。

◉ 按揉胃经

沿赤白肉际，自腕横纹推向掌指横纹 100 ~500 次。具有调胃、和胃、化积清热之功效，能治疗食少、腹胀、泄泻、呕吐、胃痛等。

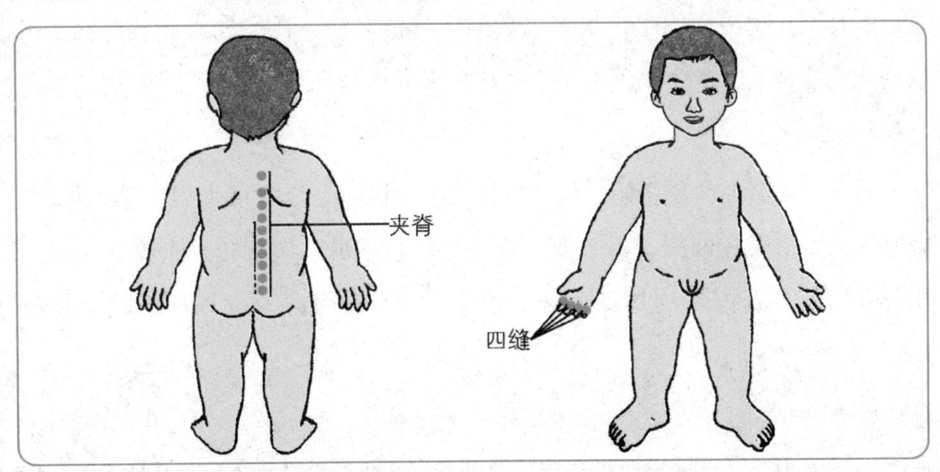

小儿疳积

小儿疳积是小儿时期，尤其是1～5岁儿童的一种常见病症，指由于喂养不当，或由多种疾病的影响，使脾胃受损而导致全身虚弱、消瘦面黄、发枯等慢性病症。疳证与麻疹、惊风、天花并称为儿科四大病症。但古代所说之“疳积”已与现代之“疳积”有了明显的区别。在古时候，由于生活水平的限制，人们常常饥饱不均，对小儿喂哺不足，使脾胃内亏而生疳积，多由营养不良而引起，也就是相当于西医所讲的“营养不良”。而现在随着人们生活水平的提高，且独生子女增多，家长们又缺乏喂养知识，盲目地加强营养，反而加重了脾运的负荷，伤害了脾胃之气，滞积中焦，使食欲下降，营养缺乏，故现在的疳积多由营养失衡造成。

病因病机

这是由于婴幼儿时期脏腑娇嫩，机体的生理功能未成熟完善，而生长发育迅速，对水谷精微的需要量大。因此，产生了生理上的“脾常不足”。而很多家长生怕孩子吃不饱，就像填鸭一样喂哺饮食尚不能自节的婴幼儿。俗话说：“乳贵有时，食贵有节”，绝不是吃得越多就能长得越好。孰不知，哺食过早，甘肥、生冷食物吃得太多，会损伤脾胃之气，耗伤气血津液，就会出现消化功能紊乱，产生病理上的脾气虚损而发生疳积之证。

◉ 按揉夹脊

施术时患者的体位以俯卧位，使其卧平、卧正，以背部平坦松弛为目的。施术者两手沿脊柱两旁，由下而上连续地挟提肌肤，边捏边向前推进，自尾骶部开始，一直捏到项枕部为止。重复3～5遍后，一般每日或隔日捏脊1次。

◉ 指压足三里

用指压法，以双手拇指指端按揉双侧足三里，每次15分钟，每日2次。传统中医认为，按摩足三里有调理脾胃、补中益气、通经活络、增进饮食的作用。

◉ 按压四缝

用拇指指端或指甲缘着力，用持续或间断的力垂直向下按压四缝穴。四缝为经外奇穴，与三焦、命门、肝和小肠有内在联系，临床观察有平肝泻心、理脾和胃作用，按之可调整三焦，燥湿驱虫，理脾生精。医家有专用本法治疗小儿疳证；也有以本法配合汤药，作为辅助疗法。

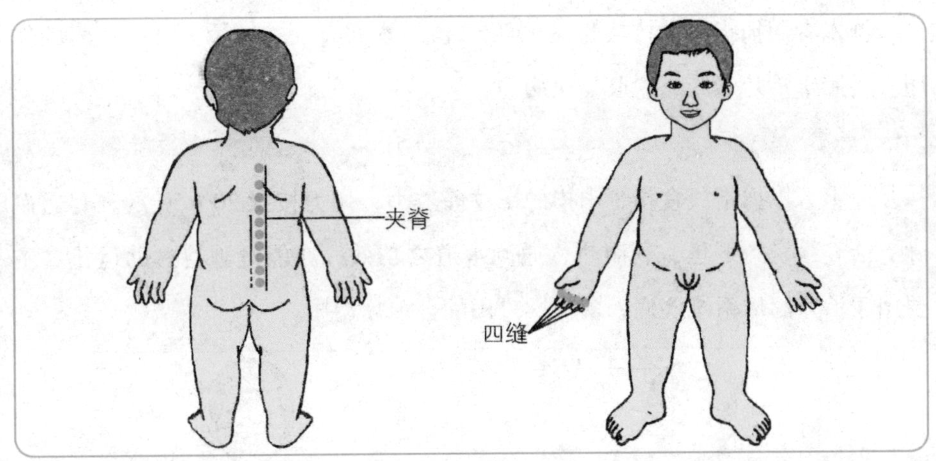

小儿遗尿

小儿不自觉地排尿。睡中自出者，俗称尿床。常见于3岁以上的小儿。多因肾气不足，膀胱寒冷，下元虚寒，或病后体质虚弱，脾肺气虚，或不良习惯所致。不良习惯指最易引起遗尿的仰面平卧体位，不需服药，纠正办法是用布带于小儿腰背后做一大结以使仰卧时不适而转为侧卧。若3岁以下小儿，由于发育尚未健全，排尿的正常习惯还未养成，或因白天嬉戏过度，精神激动，夜间偶尔尿床者，则不属病态。

病因病机

遗尿症儿童的膀胱容量较无遗尿的同龄儿童小，正常儿童的每次尿量约

10ml/kg，而遗尿症的小儿其尿量达不到应有的膀胱的容量，一般来说，这些儿童的平均每次尿量小于10ml/kg，白天排尿频繁（>7次），有尿急现象，晚上遗尿次数可以不止1次，尿量可或多或少。遗尿症儿童常有便秘的问题，特别多见的是日间遗尿的儿童，这是因为便秘时，直肠壶腹部的粪块强烈地刺激感觉神经，影响大脑对膀胱的充盈的感知而造成遗尿。

◉ 按揉百会

施术者用拇指指端按揉此穴30~50次。本穴有安神镇惊、升阳举陷的作用。常用于治疗遗尿、脱肛等疾病。

◉ 按揉三阴交

施术者以拇指或食指、中指的螺纹面着力，用力按揉20~50次。有通血脉、活经络、疏下焦、利湿热、通调水道之功效，亦能健脾胃、助运化。主要用于治疗泌尿系统疾病，多与揉丹田配合治疗遗尿。

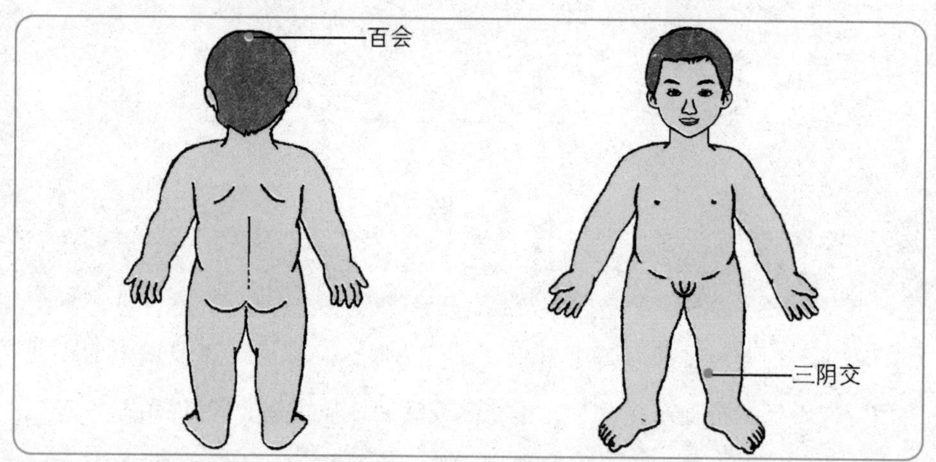

小儿多动症

小儿多动症在医学上一般称之为注意力缺陷多动障碍，多动症是儿童和青少年期间最为普遍的心理障碍之一。多动症有三组核心症状：注意力缺陷、冲动和多动，也有的把冲动和多动合到一组症状，有人把这种失调比喻为一个交响乐失去协调性及和谐性，国外资料报道患病率为5%～10%。国内也认为学龄儿童发病者相当多，占全体小学生的1%～10%，男孩远较女孩多。早产儿童患此病较多。

病因病机

社会、家庭、心理因素的影响，如不良的社会环境或家庭条件（破裂家庭、经济贫困、住房拥挤、父母性格不良、酗酒、吸毒、有精神病等），均可成为发病的诱因，并影响病程的发展与预后。此外，营养问题、维生素缺乏、食物过敏、食品的调味剂或添加人工色素等可能使儿童容易产生多动症。

◉ 按揉百会

用手掌按摩头顶中央的百会穴，每次按顺时针方向和逆时针方向各按摩50圈，每日2～3次。

◉ 按揉夹脊

施术时患者的体位以俯卧位，使其卧平、卧正，以背部平坦松弛为目的。施术者两手沿脊柱两旁，由下而上连续地挟提肌肤，边捏边向前推进，自尾骶部开始，一直捏到项枕部为止。重复3～5遍后，一般每日或隔日捏脊1次。本疗法有疏通经络、调整阴阳、促进气血运行、改善脏腑功能以及增强机体抗病能力等作用。

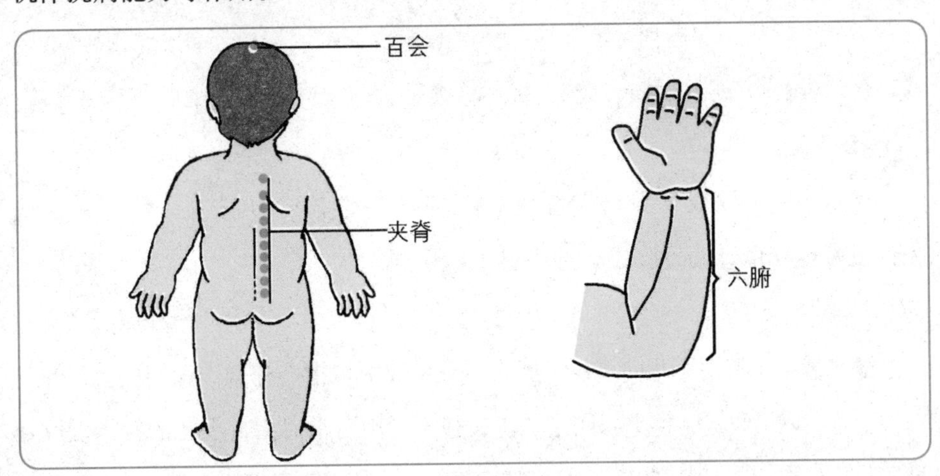

◉ 推按六腑

自肘部向下推至腕部，推 100～300 次。用拇指面或食、中指面自肘推向腕，称推六腑。每日 2～3 次。推六腑，能清热、凉血、解毒、止抽搐，适用于一切实证，如发热、烦躁、大便秘结、惊风等。

小儿消化不良

小孩的消化器官发育还不完善，消化液分泌也不充足，酶的功能也不完善，胃及肠道内黏膜柔嫩，消化功能还比较弱，如果父母不能正确地喂养孩子，什么都给孩子吃，使孩子饮食的质和量不当，损伤了肠胃，孩子就会出现腹胀、吐奶、大便稀，有酸臭味，并有大量未消化的食物残渣等消化不良（伤食）的表现。

病因病机

功能性消化不良病人的症状往往与饮食有关，许多患者常常主诉一些含气饮料、咖啡、柠檬或其他水果以及油炸类食物会加重消化不良，虽然双盲法食物诱发试验对食物诱因的意义提出了质疑，但许多患儿仍在避免上述食物并平衡了膳食结构后感到症状有所减轻。部分功能性消化不良的患者会出现溃疡样症状，如饥饿痛，在进食后渐缓解，腹部有指点压痛，当给予制酸剂或抑酸药物，症状可在短期内缓解。这些都提示这类患者的发病与胃酸有关。

◉ 指压足三里

用指压法，以双手拇指端按压双侧足三里，按压 10 分钟。传统中医认为，按摩足三里有调理脾胃、补中益气的作用。

◉ 按揉四横纹

施术者左手握住小儿的手指，用右手食指或中指指端分别按揉四横纹，2～3 分钟；也推四横纹穴，将小儿四指并拢，施术者用右手拇指自小儿的食指横纹处推向小指横纹，推 50～100 次。具有调中行气、和气、除胀满的作用。

◉ 按揉夹脊

施术时患者的体位以俯卧位，使其卧平、卧正，以背部平坦松弛为目的，施术者两手沿脊柱两旁，由下而上连续地挟提肌肤，边捏边向前推进，自尾骶部开始，一直捏到项枕部为止。重复 3 ~ 5 遍后，一般每日或隔日捏脊 1 次，本疗法有疏通经络、调整阴阳、促进气血运行、改善脏腑功能以及增强机体抗病能力等作用，在健脾和胃方面的功效尤为突出。临床常用于治疗小儿疳积、消化不良、厌食、腹泻、呕吐、便秘、咳喘、夜啼等症。此外，也可作为保健按摩的方法使用。

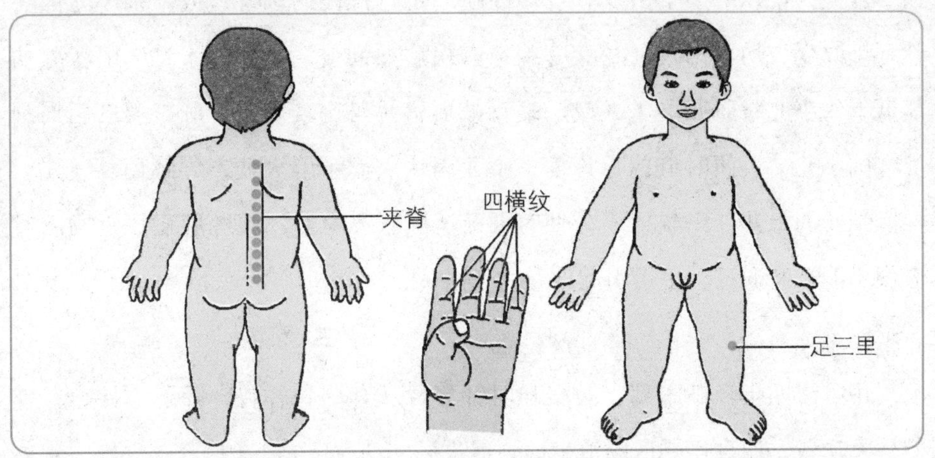

小儿便秘

便秘常由于排便规律改变所致，指大便干燥、坚硬，秘结不通，排便时间间隔较久（>2 天），或虽有便意而排不出大便。患儿排便次数减少，粪便干燥、坚硬，有排便困难和肛门疼痛。有时粪便擦伤肠黏膜或肛门引起出血，而大便表面可带有少量血或黏液。因粪便停留于肠道内过久还可反射性地引起全身症状，如精神不振、乏力、头晕、头痛、食欲不振。长期摄食不足，可发生营养不良，进一步加重便秘，形成恶性循环。

病因病机

小儿便秘原因很多。饮食因素，婴儿饮食太少，饮食中糖量不足，均可以造成消化后残渣少，大便量少。饮食中蛋白质含量过高使大便呈碱性、干燥，次数减少。食物中含钙多也会引起便秘，如牛奶含钙比人奶多，因而牛乳喂养比母乳喂养发生便秘的机会多。很多小孩不爱吃蔬菜，喜欢高脂肪的食品，一些缺乏健康知识的家长又不知道引导，这样膳食纤维摄入不足，造成肠胃蠕动缓慢，消化不良，食物残渣在肠道中停滞时间过久，从而引起便秘。习惯因素，由于生活没有规律或缺乏定时排便的训练，或个别小儿因突然环境改变，均可出现便秘。一些患有疾病如佝偻病、营养不良、甲状腺功能低下的小儿腹肌张力差，或肠蠕动减弱，便秘比较多见。肛裂及肛门周围炎症的小儿，大便时肛门口疼痛，小儿因怕痛而不解大便，导致便秘。先天性巨结肠的患儿，出生后不久便有便秘、腹胀和呕吐。腹腔肿瘤压近肠腔时大便不能顺利通过，也可引起便秘。

◉ 摩腹

用掌或四指轻贴腹部，缓缓顺时针移行。有调和脾胃、降逆消导、补脾健胃之功效，能直接顺应肠道走向，促进肠蠕动。

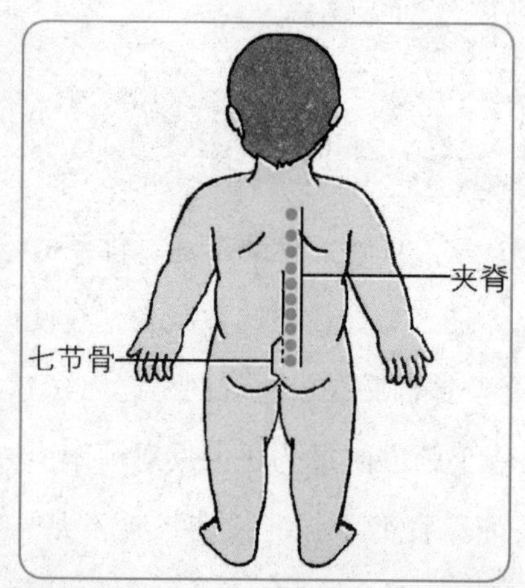

◉ 按揉七节骨

操作时，由上往下，擦至皮肤发红为度，具有升降脾胃，调理二便之功效。适用于一切热证、实证如烦躁不眠、便秘等。

◉ 按揉夹脊

患者的体位以俯卧位，使其卧平、卧正，施术者两手沿脊柱两旁，由下而上连续地挟提肌肤，边捏边向前推进，自尾骶部开始，一直捏到项枕部为止，重复3~5遍后，一般每日或隔日捏脊1次。本疗法有疏通经络、调整阴阳、促进气血运行、改善脏腑功能以及增强机体抗病能力等作用。此外，也可作为保健按摩的方法使用。

第三节 妇科疾病特效按摩

痛经

痛经是指妇女在经期前后或是在行经期间出现的一系列身体不适状况，常以腹痛为主要表现。严重的将影响工作，给生活带来烦恼。

痛经有两种情况，一种是指生殖器官无明显器质性病变的月经痛，称功能性痛经。这种病常发于月经初潮或初潮后一、二周，多见于未婚或未孕妇女，一般在生育后可有不同程度的缓解或消失。另一种是指生殖器官有器质性病变，由子宫内膜异位、子宫黏膜下肌瘤和盆腔炎等病症引起的月经疼痛，称继发性痛经。应针对发病原因进行治疗。

病因病机

本病是行经前后或经期由于情志所伤，起居不慎，六淫为害导致冲任气血运行不畅所致。并与体质因素及特殊生理环境有关。经期及行经前后，冲任气血的变化较平时急骤，易受治病因素的干扰，加之素体因素的影响，导致冲任瘀阻，气血运行不畅，或冲任胞宫失于濡养，以致“不通则痛”，表现为痛经。

◉ 点揉腧穴

指腹点揉气海、关元、中极各半分钟。指腹点揉天枢半分钟。

◉ 按揉三阴交

患者两腿分开，用自己拇指指腹按摩，用力环形揉按，以局部酸胀微痛为度，每次 10 分钟，早、中、晚各 1 次。在月经前一周按摩，可以预防痛经，减轻疼痛；痛经发作时重按，也有治疗作用。主要病机为气血运行不畅，宜行气活血、通络止痛。三阴交属足太阴脾经，为肝脾肾三阴经交会穴，能调气行血，治肝、脾、肾三阴经之疾病。

◉ 点揉关元

双手拇指指腹按压住关元穴，然后顺时针方向点揉 20 分钟。关元是补元气的穴位，是元气的总闸。气通了，血才能欢快地流动。气血流动，经脉畅通，就不会痛经了，通而不痛就是此理。每天中午 10 点，是脾经的气血运行最旺盛的时候，按揉关元穴 20 分钟，可以治疗痛经。

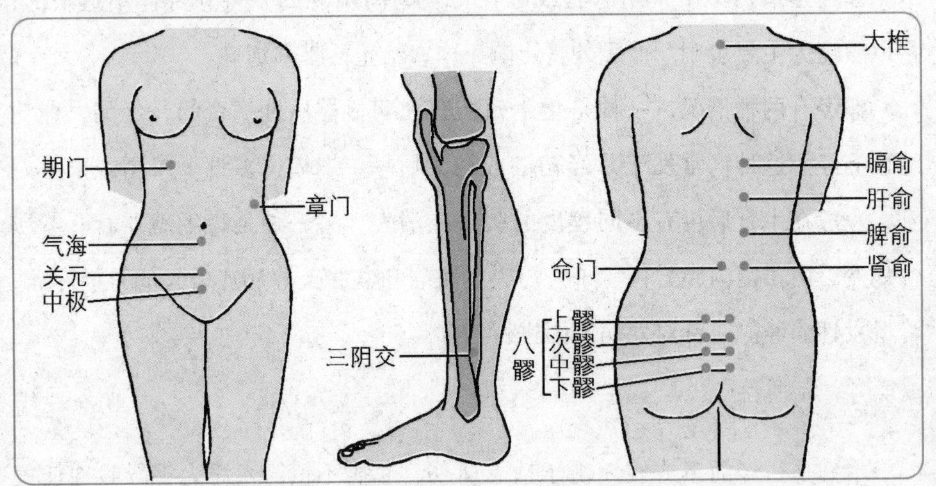

◉ 按揉中极

用手掌摩腹部，当腹部温热后，即用拇指点压中极穴，先顺时针后逆时针方向各按揉 30 次，反复 10 次。中极为人体的极内之处，犹房室之堂奥，内应胞宫，主治经带诸证。

◉ 按揉腹部

患者取仰卧位，施术者坐于右侧，先用拇指按揉期门、章门、气海、关元穴各2～3分钟，再用摩法按顺时针方向在小腹部治疗，时间约6分钟，局部有热感为宜。然后让患者屈膝屈髋，腹部放松，施术者双手拇指与其余四指合力拿捏下小腹两侧皮肤，边捏边放松，操作3～5遍。

◉ 按揉腰背部

患者取俯卧位，施术者站于右侧，用擸法在腰部脊柱两旁及骶部治疗，时间约4分钟。然后用一指禅推法或按法按揉肝俞、脾俞、膈俞、肾俞、八髎，每穴1～2分钟，以酸胀为度。

◉ 指压按摩方法

患者取坐位或仰卧位，在小腹（肚脐以下）用掌揉法按顺时针方向慢慢揉动约2分钟，以腹内有热感为宜。患者仰卧，施术者由命门穴起，提拿脊柱两侧皮肤，直至大椎穴，重复操作20余次。

月经不调

由于环境饮食因素、过度精神刺激或疾病的影响，以及月经期不注意卫生、流产、产育过多等原因，造成人体脏腑受损，肝、脾、肾功能失常，气血失调，以致冲任经脉损伤，导致月经不调。月经不调包括不规则子宫出血、功能性子宫出血、绝经后阴道出血、闭经等。

病因病机

月经不调的病因是多方面的，多由脏腑气血病变和冲任脉功能失调所致。归纳起来有内伤和外感两种。内伤七情，脏气虚损，气血失调。外感六淫致冲、任二脉损伤，而出现月经不调。

◉ 按揉胸腹部

患者仰卧，施术者以一指禅推法从膻中推至中极穴10～20遍，然后按揉关元、气海、中极各 1 分钟；顺逆时针摩腹各 30 遍。

◉ 按揉背部

在背部按揉 2 分钟，之后重点按揉肝俞、胆俞、肾俞、膈俞、脾俞 3 分钟。

◉ 按揉下肢部

按揉双侧血海、足三里、三阴交、阴陵泉共 10 分钟。以小腹为主顺时针缓慢揉腹 4 分钟，力度适中。

◉ 指按三阴交

拇指指端按在三阴交，逐渐用力，深压捻动。也可用掐法，用拇指指甲缘按掐，一掐一按，反复做 20 分钟。三阴交为足太阴脾经穴，又是三阴经之交会穴，能补脾胃、益肝肾、调气血，调理经血。

◉ 按压关元

将双手拇指指腹按压住关元，然后顺时针方向点揉 15 分钟。本方重在清热活血、通调冲任。关元为任脉经穴，足三阴经与之交会，故为调理冲任要穴。

◉ 点揉子宫

用拇指点揉子宫穴 5 ~ 10 分钟。子宫穴有调经种子、理气止痛之功，是治疗与女性生殖相关疾病的常用穴位。

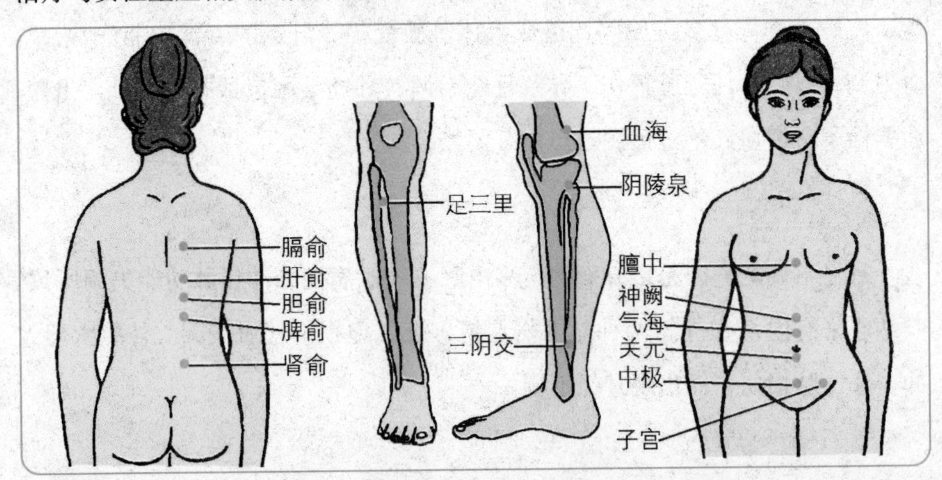

闭经

女子年逾18周岁未月经来潮，或已经中断3个月以上者，称为闭经。正常月经周期的建立依赖下丘脑-脑垂体-卵巢轴的神经内分泌调节，以及子宫内膜对性激素的周期性反应。其中任何一个环节发生障碍，均可导致闭经。

凡女子年龄超过18周岁未行经者，称原发性闭经；在初潮后的任何时期，月经闭止超过3个月者，称继发性闭经。妊娠期、哺乳期、绝经期后停经，属正常生理现象。月经初潮后或生活环境骤然改变而发生的暂时性闭经，若无明显症状，可不予治疗，待身体适应后，月经自然来潮。

病因病机

闭经的发生原因是多方面的，诸如失血、多产、房劳、忧思过度、情志抑郁、感受寒湿等，均可导致闭经。其辨证可分为虚实两大类：虚者多为阴血不足，甚至枯竭，血海空虚，无血可下；实者多为实邪闭阻，脉道不通，经血不得下行。

◉ 揉按关元、气海等穴

指揉关元、气海、任脉诸穴各1分钟。点揉血海、三阴交各1分钟。点揉肝俞、肾俞、命门各2分钟。

◉ 揉按长强

患者俯卧，双脚稍稍分开，用手指揉、按压此穴，每次揉10分钟，双手交替按摩。每日2次。长强穴位于督脉经气始发，贯通阴阳，促使循环助其健运之力也。

◉ 点按三阴交

用拇指指端按在三阴交，逐渐用力进行点压，共点按10分钟，每日1次。三阴交穴有疏肝理气、调理冲任、通经活络之功，三阴交属足太阴脾经，为肝、脾、肾三阴经交会穴，其所治之症，多为经血胎产及子宫精室各症，凡属肝、脾、肾三经症之关于血分者，统能治之。

◉ 点压足三里

用食指或中指的指间关节处按压足三里，逐渐用力进行点压，要求有酸胀感向脚面传导，每穴点按 15 分钟，每日 2 次。足三里有理气、健脾和胃、通经活络、扶元固本之功，脾胃为后天之本，气血生化之源，因此凡属气血两虚所致的闭经都可选取此穴施治。

◉ 按揉小腹部

患者仰卧，施术者坐于右侧，用摩法逆时针方向掌摩小腹，手法要求深沉缓慢，同时配合按揉关元、气海，时间约 10 分钟。

◉ 按揉血海

每次左、右穴位各按摩 60 下，以酸胀为度，每日早、晚各按摩 1 次。血海如百川皆归海，故临床治疗诸血证，有活血化瘀、理血调经之功。

◉ 按揉腰背部

按揉腰部脊柱两旁，重点在肝俞、脾俞、肾俞，每穴 1 ~ 2 分钟。或用一指禅推法在腰脊柱两旁治疗，然后再按、揉上述穴位 2 ~ 3 遍，以病人感觉酸胀为度。

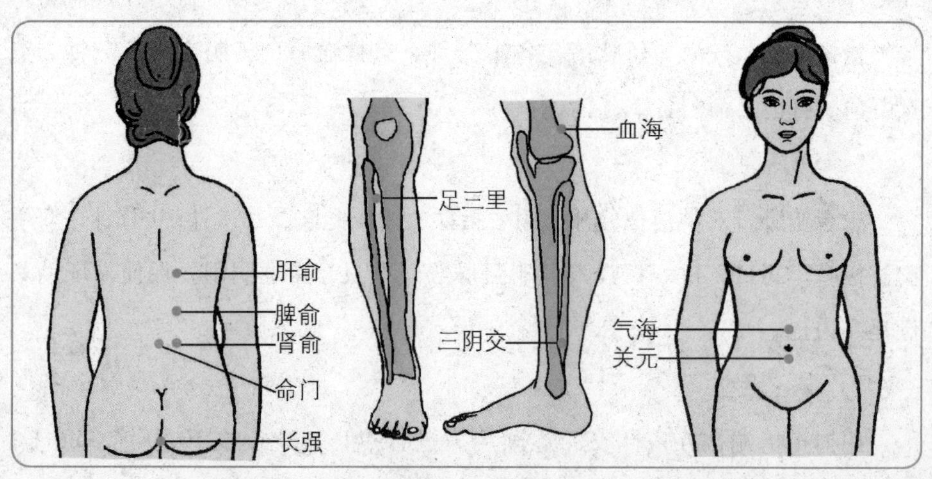

更年期综合征

更年期综合征是指妇女在围绝经期或其后，因卵巢功能逐渐衰退或丧失，以致雌激素水平下降所引起的以自主神经功能紊乱代谢障碍为主的一系列综合征。本症属中医学“脏躁”“百合病”等范畴。

病因病机

妇女在绝经前后，肾气衰减，天癸渐竭，冲任二脉虚衰，精血不足，肾的阴阳易于失调。在此转折期间，若妇女体质较弱，或疾病，或精神因素，或受生活环境的影响导致肾阴阳失调而发病。肾阴阳失调，每易波及其他脏腑，致使本病出现复杂多样的种种表现。

◉ 按摩百会穴、中脘穴、涌泉穴

患者坐在凳子上，闭目养神，先用食指指腹按揉头顶的百会穴，力度适中，按顺时针方向 50 次即可。然后，先后用手掌和指腹对中脘穴进行按摩，以 3 分钟为宜（手掌要先搓热）。最后，运用掐、揉的手法用指端和指腹按摩涌泉穴，力度可逐渐增大，以有适度的疼痛、脚心发热为宜，每个穴位 2 分钟。

◉ 按摩三阴交穴、肾俞穴、天枢穴

患者坐在床上，先用食指指腹对三阴交穴进行按、揉、压。然后躺在床上，背压双手，双手手指放在肾俞穴上，利用背部的重量进行有节奏的压迫 1 分钟后可稍事休息，之后再重复一次。后对腹部的天枢穴进行按摩，方法不再重复。

◉ 点压太冲

屈曲食指，对准太冲点压。第 2 跖骨结合部以屈曲的骨突。原穴对内脏功能有非常重要的调节作用，本症取肝经原穴太冲，可疏肝理气、通调气机，擅长治疗妇科疾病。

◉ 推揉头部

推印堂至前发际5~6遍，再从印堂按揉至两侧颞颥部5~6次，点揉印堂、太阳，继以拇指从前额督脉处分推至颞颥部经耳上至后头部5~6次。

◉ 拿揉颈肩部

拿揉后颈部、肩部，自上而下反复3~4次，点揉风池、大椎，捏拿肩井，再拿揉两上肢，点按内关、合谷各1分钟。

◉ 揉压三阴交

用拇指指端揉压三阴交，共点按10分钟，每日1次。三阴交有疏肝理气、调理冲任、通经活络之功，三阴交属足太阴脾经，为肝、脾、肾三阴经交会穴，其所治症，多关经血胎产及子宫精室各症，凡属肝、脾、肾三经症之关于血分者，统能治之。

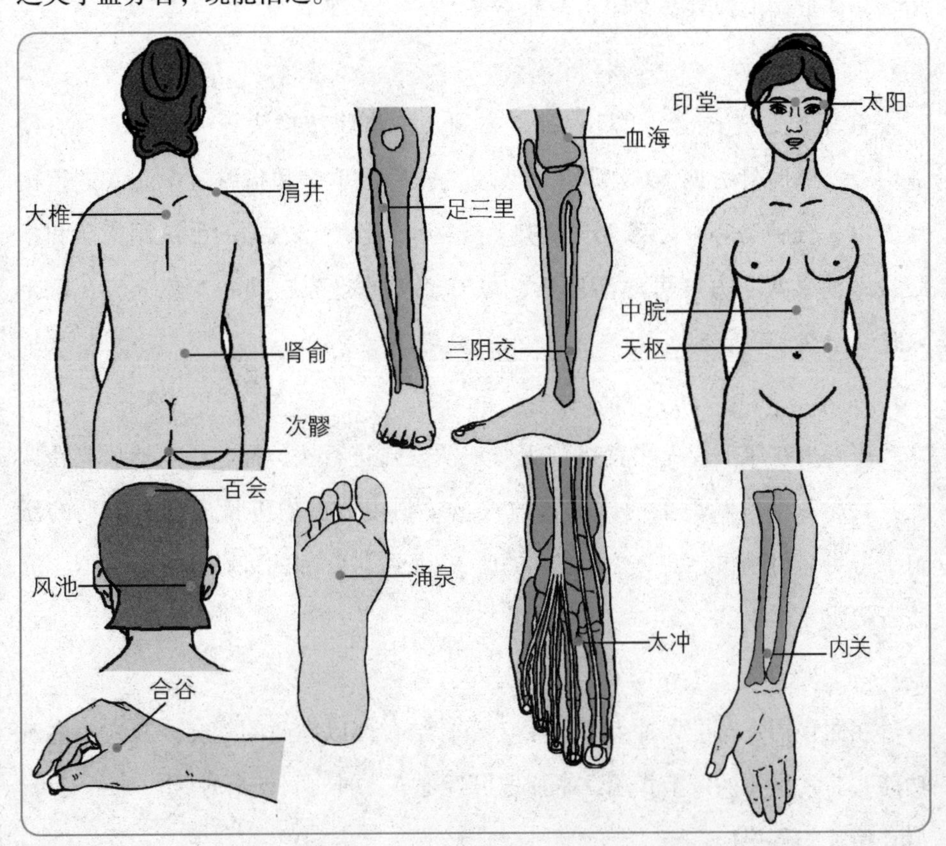

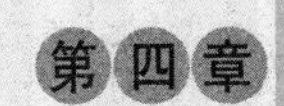

◉ 按压血海

用指压法，一面慢慢吐气，一面用大拇指按压穴位6秒钟，如此反复做10遍，每日1次，血海是因治妇女经血病之广而取名，有活血化瘀、理血调经之功。

◉ 指压次髎

用拇指指压次髎穴，共点按10分钟，再行擦法，透热为度。次髎穴居臀部，是临床治疗妇科疾病的常用穴位，有行气活血、散寒通血的作用。

白带过多

白带过多属于祖国医学“带下病”范畴，是指带下量的异常，可伴有色、质、味的异常，多见于育龄期或绝经期前后的妇女。引起白带增多的原因有两大类：一类是感染性因素，另一类是非感染性因素。感染性因素是致白带增多的常见原因。细菌、淋球菌、真菌、原虫、病毒或螺旋体等感染都会使白带增多。临床上常见的疾病是白色念珠菌性阴道炎、滴虫性阴道炎、淋病、细菌性阴道炎、梅毒、沙眼衣原体性宫颈阴道炎、宫颈糜烂、宫颈息肉、宫颈管炎等。非感染因素有：子宫肌瘤特别是黏膜下肌瘤，由于宫腔面积变大，宫腔排出物增多，随宫颈分泌物一起排出使白带增多；另一个原因是子宫肌瘤患者常伴有高雌激素症，雌激素可以直接引起宫颈分泌物增多。一些促排卵药物的作用也可使白带增多。白带增多是个症候。防治首先是注意个人卫生，同时凡是有白带增多（除生理性外）均应及时就医，在医生的指导下找出病因，及时做出处理和治疗，做到早发现、早预防、早治疗、早痊愈，决不能盲目地滥用药物。

病因病机

中医认为带下病多为肾气亏虚，带脉不固，使津液滑脱而下；或因脾失健运，致水湿不化，郁久化热，湿热流注下焦，损伤任带二脉，致任脉失固、带脉失约而成带下病。

◉ 掌摩全腹

患者仰卧，施术者掌摩全腹 2 分钟，幅度由小而大，按揉气海、关元、归来等穴各 1 分钟。提拿脘腹 3 ~5 次，拿揉带脉 3 ~5 次。掌振神阙 2 分钟。指揉一侧下肢的三阴交、足三里、太溪、昆仑等穴各半分钟。

◉ 按揉膀胱经

患者俯卧，先在其背腰骶部沿两侧膀胱经自上而下反复用攘法操作 3 ~5 遍，重点在腰骶部施术，然后用拇指按揉、弹拨膀胱经两侧的腧穴，尤以脾俞、肾俞、关元俞、八髎为主，每穴各半分钟。小鱼际擦督脉及两侧的膀胱经，横擦腰部肾俞，然后掌擦八髎，透热为度。

◉ 平推脾俞

利用指腹，强力按压背部脾俞穴 3 次，每次 3 ~5 秒钟，然后将手按放在脾胃部位，先自右向左平推 30 次，再自左向右平推 30 次。按摩时，手掌要紧贴皮肤，向下的压力不要过大。脾俞穴是脾脏之气输注之处，是治疗脾疾的重要穴位。脾是气血生化之源，脾一受损，气血就会虚弱。同时脾可以运化水湿，故本穴擅长治疗脾虚湿盛型带下。

◉ 按揉肾俞

双掌摩擦至热后，将掌心贴于肾俞穴，如此反复 3 ~5 分钟；用手指按揉肾俞穴，至出现酸胀感，且腰部微微发热。肾俞穴是肾脏之气输注之处，是治疗肾疾的重要穴位。可温肾壮阳，用于肾虚寒湿型带下的治疗。

◉ 艾灸三阴交

令患者取适宜体位，施术者右手如持笔写字状拿艾条，使艾条与局部皮肤成 45°，将艾条的一端点燃对准穴位处，点燃的艾头与皮肤的距离 1 寸左右，以局部温热、泛红但不致烫伤为度。于每穴施艾条温和灸 15 分钟，每日 1 次，连续 10 次为 1 个疗程。三阴交调理足三阴经，平肝泄热，健脾利湿，补肾强精。其所治之症，多为经血胎产及子宫精室各症，凡属肝、脾、肾三经症之关于血分者，统能治之。

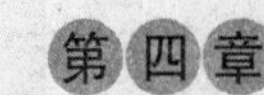

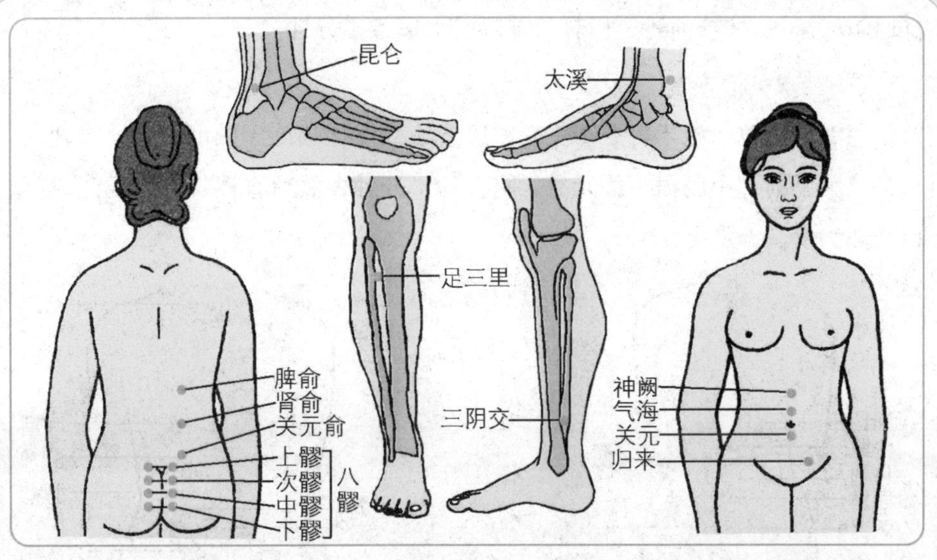

盆腔炎

盆腔炎是盆腔内生殖器如输卵管、卵巢、子宫、盆腔腹膜及盆腔结缔组织的炎性病变。现代医学认为，主要由于分娩、流产、月经期同房、刮宫、带取环时消毒不严、不注意卫生或妇科手术后细菌感染等所导致。其症状是：下腹部坠胀、疼痛、伴有腰酸、便秘、失眠、周身不适，常在劳累、月经前后及排卵时加剧，月经不调、阴道分泌物增多且秽臭，有时尿频、经量过多，有时可有低热、易感疲乏。如果输卵管因发炎而粘连阻塞时可致不孕。

病因病机

本病的病因主要是经期产后不洁性交、堕胎小产、手术创伤、崩中漏下等，摄生不慎，湿热湿毒之邪趁虚而入，损伤任带二脉，致任脉不固、带脉失约，湿瘀互结发而为病。病机为任脉失司，带脉失约。

◉ 按揉胸腹部

患者仰卧位，两下肢微屈，施术者立于一侧，用一指禅推法或按揉法沿章门、期门、中脘、气海、关元操作，约 5 分钟，然后重点在小腹进行摩腹、揉脐10分钟，按揉曲骨、横骨、神阙、水道各半分钟。

◉ 按揉腰背部

患者仰卧位，施术者立于一则，用攘法或按揉法施于膈俞、肝俞、脾俞、胃俞、大肠俞、小肠俞、关元俞、胞肓各半分钟，然后直擦督脉、横擦命门、以透热为度。

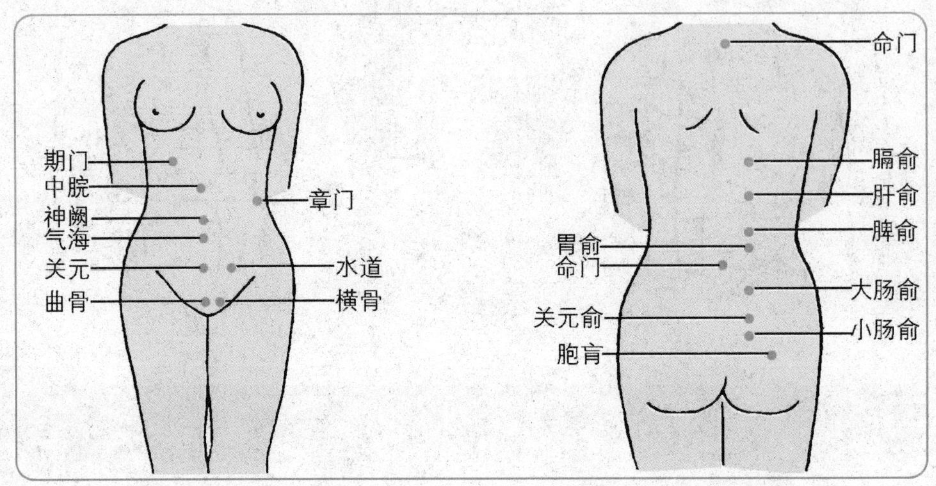

乳腺增生

乳腺增生是女性最常见的乳房疾病，其发病率占乳腺疾病的首位。近些年来该病发病率呈逐年上升的趋势，年龄也越来越低龄化。乳腺增生是指乳腺上皮和纤维组织增生，乳腺组织导管和乳小叶在结构上的退行性病变及进行性结缔组织的生长，其发病原因主要是由于内分泌激素失调。

病因病机

精神刺激可改变人体内环境，从而影响内分泌系统功能，导致某一种或几种激素的分泌出现异常。精神过于紧张、情绪过于激动等不良精神因素，都可能使本来应该复原的乳腺增生组织得不到复原或复原不全，久而久之，便形成乳腺增生，而且这些不良的精神刺激还会加重已有的乳腺增生症状。还有许多人为因素和生活方式因素，人流，不生育或30岁以上生育，不哺乳，夫妻不和，吃含激素的保健品，佩戴过紧的胸罩等等，都有碍乳腺健康。

◉ 指压屋翳

以拇指指腹施力指压屋翳穴10分钟，每日2次。按摩此穴不仅对小叶增生有效，而且也能促进囊性增生性改变恢复正常。

◉ 按揉乳根

用揉法，按摩乳根穴50~100次，每日2次。刺激乳根穴可改善乳房局部微循环，促进囊性增生性改变恢复正常，属于腧穴的近治作用。

◉ 指压天宗

用拇指指腹在天宗穴强力指压，按压15分钟，每日2次。此为对应取穴和局部取穴，具有疏经活络、理气消肿之功。

◉ 按揉肩井

用拇指指腹在肩井穴按揉500下，每日2次。肩井可降逆理气，散结补虚，通经活络，主治项、背、胎产、乳房疾病。

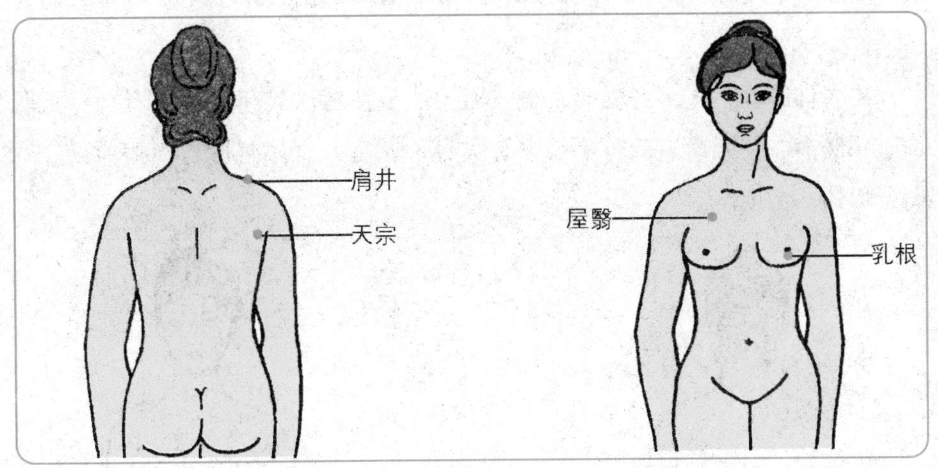

子宫脱垂

子宫从正常位置沿阴道下降，宫颈外口达骨棘水平以下，甚至子宫全部膨出阴道口以外，称子宫脱垂。常伴有阴道脱垂。分娩损伤、支持子宫组织薄弱及腹腔内压力增加是造成子宫脱垂的主要原因。本病曾是我国农村的妇科常见病。

本病中医属于“阴挺”，古时还有“阴挺下脱”“阴脱”“阴突”“产肠不收”“阴菌”“阴痔”“阴茄”等名称，多因脾肾气虚所致，是以子宫位置沿阴道下降，甚则脱垂于阴道外，或阴道前、后壁同时有不同程度的膨出，甚至脱出阴道口外为主要表现的妇科疾病。

病因病机

本病是由于产时用力过度，胞络受损，或产后过早劳动，调护失宜，又素体脾土虚弱，升举乏力，中气下陷，肾元亏损，带脉失约，无力维系胞宫而致。

◉ 按揉胸腹部

患者仰卧位，两下肢微屈，施术者立于一侧，用一指禅推法或按揉法沿中脘、气海、关元操作约 5 分钟。然后重点在小腹进行逆时针摩腹、揉脐 10 分钟，按揉维道、归来、带脉各半分钟。用掌根自耻骨边缘向上推至脐，反复 20 次。用双手的拇指、食指、中指分别对称用力捏拿两侧的腹外斜肌 3 ~5 次。

◉ 按揉腰背部

患者仰卧位，施术者立于一侧，用擦法或按揉法施于脾俞、肾俞、大肠俞、小肠俞、关元俞、胞肓、长强各半分钟，然后直擦督脉、横擦命门、八髎，以透热为度。

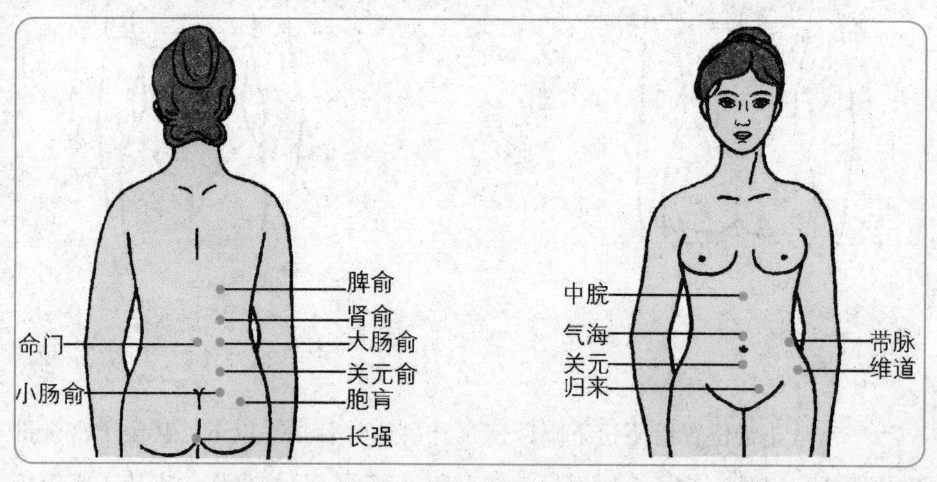

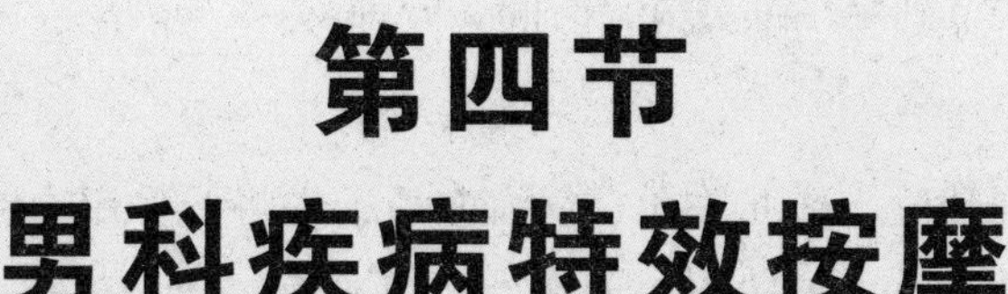

第四节 男科疾病特效按摩

遗　精

遗精的病因有多个：一是性刺激环境的影响，如黄色书刊或电影刺激大脑，诱发遗精；二是心理因素，由于缺乏性知识，对性问题过度专注，对性刺激易于接受，以致大脑皮层持续存在性兴奋，诱发遗精；三是过度疲劳，过度脑力或体力劳动，使身体疲惫，睡眠深沉，大脑皮质下中枢活动加强，导致遗精；四是炎症刺激，如包皮龟头炎、精囊炎、前列腺炎等，导致遗精；五是纵欲手淫，房事纵欲、手淫频繁，使前列腺充血，脊髓射精中枢呈病理性兴奋状态，诱发遗精。

遗精常伴有头晕、耳鸣、健忘、心悸、失眠、腰膝酸软、精神萎靡或尿时不爽，小腹及阴部作胀不适等症状。

病因病机

本病发生的主要原因是肾脏虚损不能藏精，而致精关不固。多与情志不调、房劳过度、手淫、饮食失节，湿热下注等因素有关。病机以君相火动，湿热下注，劳伤心脾，肾虚滑脱为多见。本病虽病位在肾，但与心肝肺脾四脏密切相关。

◉ 拿捏腹部

用拇指和食指相对用力，自上而下，从左到右拿捏腹部，然后放松，操作 2 分钟。

◉ 揉捏足趾关节

一手扶住足背部，另一手拇指、食指和中指合力，分别揉捏两侧足趾关节，从足大趾关节到足小趾关节，时间 5 分钟。

◉ 指压按摩方法

取坐位或仰卧位，选准关元、气海穴后，先将两手用力摩擦搓热后，一只手托起阴囊，另一只手用中指按揉穴位，每穴按揉 1 分钟，边搓手边按揉穴位交叉进行。每日 1 次，15 次为 1 个疗程。

◉ 横擦会阴

横擦本穴位，以透热为度。会阴穴是人体任脉上的要穴，能疏通体内脉结，促进阴阳气的交接与循环，对调节生理和生殖功能有独特的作用。

◉ 横擦气海

横擦本穴位，以透热为度。前人有“气海一穴暖全身”之誉称，是说气海穴有温养、强壮全身的作用，导引养生之术里面常常说到的下丹田就是指以气海穴为中心的一定区域。中医认为此处是人体之中央，是生气之源，人身真气由此而生，所以对于阳气不足、生气乏源所导致的虚寒性疾病，气海穴往往具有温养益气、扶正固本、培元补虚之功效。

◉ 横擦三阴交

横擦本穴位，以透热为度。三阴交是脾、肝、肾三经的交会穴，故功可健脾摄血、补肝益肾而治疗与三经有关的各病症。

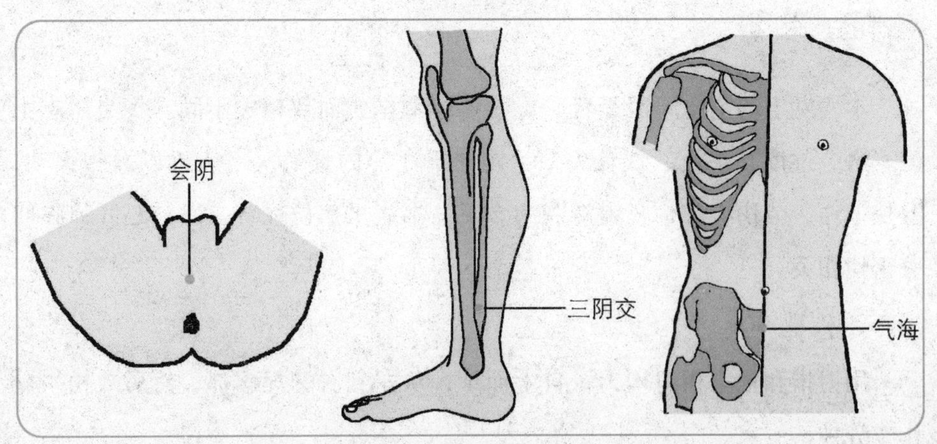

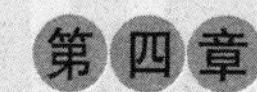

阳 痿

阳痿的病因很多，精神方面夫妻感情冷淡、性交次数过多，或由某种原因引起的情绪紧张，均可导致阳痿；生理方面如阴茎勃起中枢异常。患心、肝、肾、肺严重疾病、脑垂体病变、睾丸切除术后、肾上腺功能不全、糖尿病患者，都会发生阳痿。除此之外，酗酒、神经长期处于高度紧张状态、长期过量接触放射线、长期服用安眠药和抗肿瘤药物及麻醉药品，也会导致阳痿。阳痿是指性交时阴茎不能勃起，或勃起不坚，或不能维持性交的足够时间，而不能完成正常性交。

病因病机

本病多涉及肝、肾、阳明三经。临床以虚证为多见，其发病原因主要有肾气虚衰，命门火衰，胃气虚衰，心脾亏损，胆虚惊恐伤肾，寒滞肝脉，肝气郁结，肝经湿热，脾胃湿热，痰湿阻络等，造成阴茎痿而不举或举而不坚。

◉ 掌擦腰骶

用掌根直擦背部膀胱经，以透热感为度。横擦肾俞、命门、腰骶的八髎，以透热感为度。

◉ 推揉三阴交

用一指禅推揉该穴 2 分钟，以有热感为佳。三阴交是脾、肝、肾三经的交会穴，故功可健脾摄血、补肝益肾而治疗与三经有关的各病症。

◉ 掌揉肾俞

患者俯卧位，在第 2 腰椎棘突下，命门（督脉）旁开 1.5 寸，以其为中心掌揉 5 分钟，以酸胀为佳。肾俞是肾的背俞穴，功可调肾气，活络止痛。

◉ 掌揉命门

以命门穴为中心掌揉 5 分钟，以酸胀为佳。最后擦热局部。命门穴可补肾阳，治疗生殖系统疾病。

◉ 点揉背部

患者取俯卧位，施术者立其一侧，在背部沿足太阳膀胱经及腰骶部施以㨰法2分钟左右，然后从上至下按揉双侧心俞、脾俞、胃俞、肝俞、胆俞、肾俞、腰阳关、命门共5分钟。以红花油为介质，用小鱼际横擦患者腰骶部，以透热为度。

◉ 点揉腹部

患者仰卧位，施术者用食、中两指按揉关元、气海、中极各1分钟。然后，双掌交替从两侧的髂前上棘推至阴茎处数遍，掌心正对神阙穴做掌振腹部1分钟，再逆时针方向摩腹5分钟，四指从肚脐部轻拍至耻骨联合处10遍。

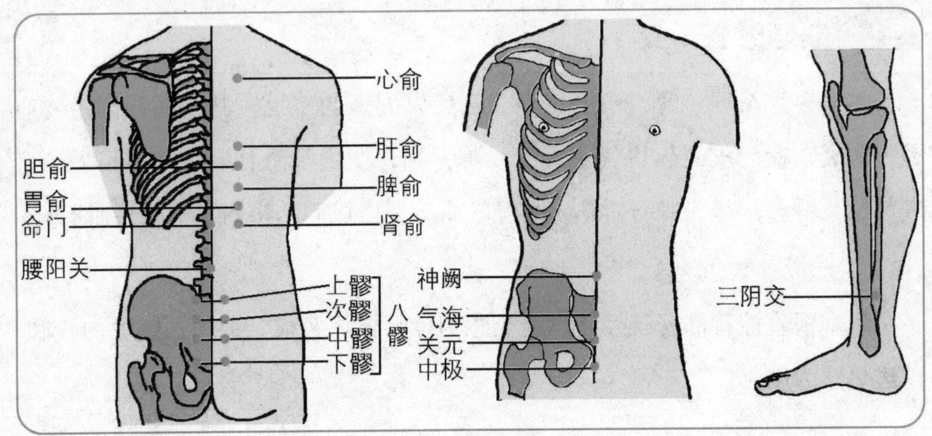

前列腺炎

前列腺炎是男性泌尿系统常见病，临床表现为会阴部坠胀疼痛，尿道口常有前列腺液溢出。以中、青年男性多见，有急性、慢性之分。

病因病机

急性期临床表现为尿频、尿急、尿痛等膀胱刺激症状和终末血尿，以及会阴部、腰骶部及睾丸坠疼痛。慢性期临床表现为反复发作，排尿延迟、淋沥不尽、排尿或大便时尿道口有白色黏液溢出，伴头晕、乏力、性欲减退、遗精、早泄、阳痿、不育等症状。

慢性前列腺炎多因房事不节，耗伤精气，以致肾气虚弱；房室不洁，湿热从精道内侵，湿热阻滞；或平素饮酒过度，以致脾胃受伤，内生湿热，流注于下，引起经络阻滞，气血凝滞而发。

◉ 点按腹部穴位

用一只手的食指、中指和无名指同时分别按压关元、中极、曲骨，按压力度先轻后重，使局部有酸、胀、轻微疼痛的感觉为佳。

◉ 掌压曲骨

掌根紧贴曲骨穴，掌面紧贴小腹部，做缓慢深沉的按压，以感到小腹部有酸胀热感直达腰骶部为度，时间3~5分钟。

◉ 按揉阴部

两腿屈膝分开，右手掌捂阴部，五指着力会阴，中指点按会阴穴（在肛门与生殖器之间），掌根、腕部着力脐下3~5寸，顺时针方向揉转50次，换左手逆时针方向揉转50次，以局部有酸、胀、轻微疼痛为度，然后将阴茎和睾丸握住向上提拉百余次。

◉ 点按会阴

点按本穴3分钟，以透热为度，会阴穴是人体任脉上的要穴，能疏通体内脉结，促进阴阳气的交接与循环，对调节生理和生殖功能有独特的作用。

◉ 掌揉关元

以关元穴为中心掌揉5分钟，以酸胀为佳。中医认为，关元穴具有培元固本、补益下焦之功，凡元气亏损均可使用。临床上多用于泌尿、生殖系统疾病。现代研究证实，按揉和震颤关元穴，主要是通过调节内分泌，从而达到治疗生殖系统疾病的目的。

◉ 掌揉秩边

以秩边穴为中心掌揉5分钟，以酸胀为佳。秩边穴位于人体躯干与下肢交接处的背侧，且居脏腑气血输注于背部腧穴之下最下端，附于最长的经脉足太阳膀胱经背部排列边侧最下处，故名秩边。该穴不仅治疗范围广，疗效显著，更为突出的是它具有其他腧穴所不能替代的某些独特治疗作用。

◉ 指压按摩方法

腰骶部与前列腺组织相关连，同样用手掌自下而上和左右腰骶部斜向尾骨端揉摩50次，再自上而下做50次。

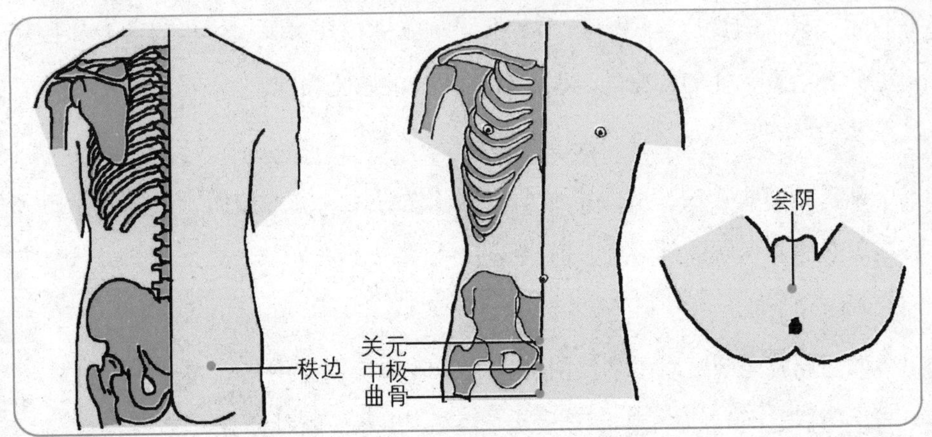

早泄

早泄是指男性在进行性生活时，勃起的阴茎尚未进入阴道，或进入后1分钟内即发生射精，阴茎随之软缩，影响正常性生活。中医学将早泄分为阴虚火旺型、肾气不固型、器质性病变型等类型。引起早泄的病因包括：过度紧张、生活压力过大、性恐惧心理等精神因素；包皮过长、内裤过紧刺激龟头等生理因素；阴茎炎、尿道炎、慢性前列腺炎等器质性病变因素。已婚男性在新婚初期或夫妻久别重逢后，由于精神过度紧张或兴奋，偶然出现早泄现象，则属正常。

病因病机

在早泄患者中80%以上是由精神因素引起的，例如，久别重逢，新婚蜜月，过度兴奋或紧张，过分疲劳，心情郁闷，饮酒之后，房事不节，夫妻关系不融洽，丈夫对妻子存在潜在敌意、怨恨和恼怒，或对妻子过分的畏惧、崇拜，存在自卑心理等都是诱发早泄的因素。常见的心因性原因如下；有的人性交时提心吊胆，唯恐射精太早，引起妻子不满；婚后纵欲过度；精神过度紧张，情绪过分激动或害怕射精过快而使性交失败；身体过度疲劳，精力不足，也可使射精中枢控制能力减弱；神经衰弱时由于大脑的抑制能力减弱，也可发生早泄。

推揉腰背

从第 7 胸椎平面起，沿脊柱直推至腰骶，反复 10 遍，然后叠掌揉腰骶部 3 分钟。

点揉腹部穴位

用拇指点揉关元、中极、气海各 1 分钟。用拇指点揉任脉诸穴各 1 分钟。

掌揉阴谷

以阴谷穴为中心掌揉 5 分钟，以酸胀为佳。阴谷为足少阴肾经五输穴中之“合”穴，为经气流注旺盛之处，恰以江河汇海。本毫针刺用温补法，衰微之命火得助，则肾阳得以振复，阳痿、早泄自然可除。

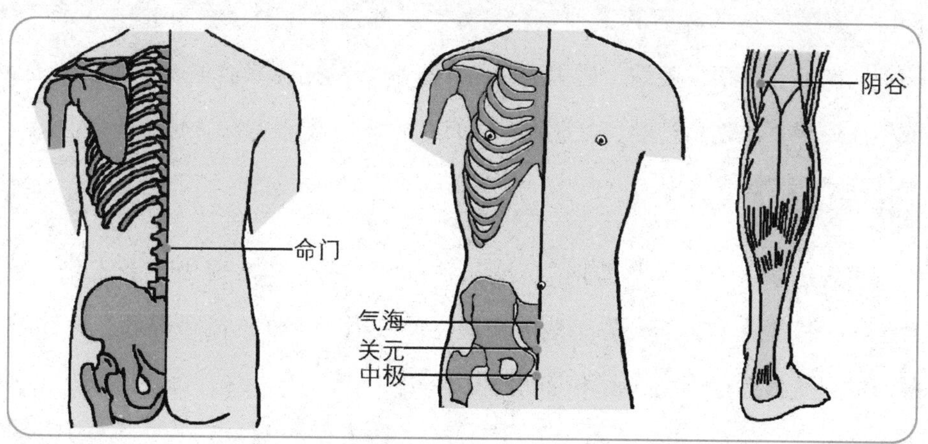

横擦关元

横擦本穴位，以透热为度。中医认为，关元穴具有培元固本、补益下焦之功，凡元气亏损均可使用。临床上多用于泌尿、生殖系统疾病。

◉ 掌揉命门

以命门穴为中心掌揉5分钟，以酸胀为佳。最后擦热局部。命门穴可补肾阳，治疗生殖系统疾病。

第五节 老人病痛特效按摩

肩周炎

肩周炎早期肩关节呈阵发性疼痛，常因天气变化和劳累诱发，以后发展为持续性疼痛且逐渐加重，白天较轻，黑夜加重，夜不能寐，不能朝疼痛侧侧卧，肩关节运动障碍日渐加重。另外，肩部被牵拉时，会引起剧烈疼痛；肩部肌肉还有痉挛或萎缩。肩周炎多由年老肝肾亏损、气血虚弱、血不荣筋，或痰浊瘀阻、外伤后遗症、复感风寒湿邪，使气血凝滞不畅、筋脉拘挛引起。

病因病机

祖国医学认为肩周炎属于“肩凝”、“肩痹”等范畴，多因年老体衰，肝肾亏虚，气血不足，筋骨失于濡养，加之操劳损伤，外感风寒湿邪，导致经脉阻滞，气血运行不畅，血不荣筋而发本病。

◉ 按揉肩部

用对侧手掌置于患侧肩部按顺时针方向按揉50次，以患处感觉到热为宜。

一指禅推法

患者仰卧或坐位，施术者站（或坐）于患侧，用㨰法或一指禅推法施术于患侧肩前部及上臂内侧，往返数次，配合患肢的被动外展、外旋活动约3~5分钟。

按揉肩髃、肩贞

健侧卧位，施术者一手握患肢的肘部，另一手在肩外侧和腋后部用㨰法，配合按拿肩髃、肩贞，并做患肢上举、内收等被动活动约3~5分钟。

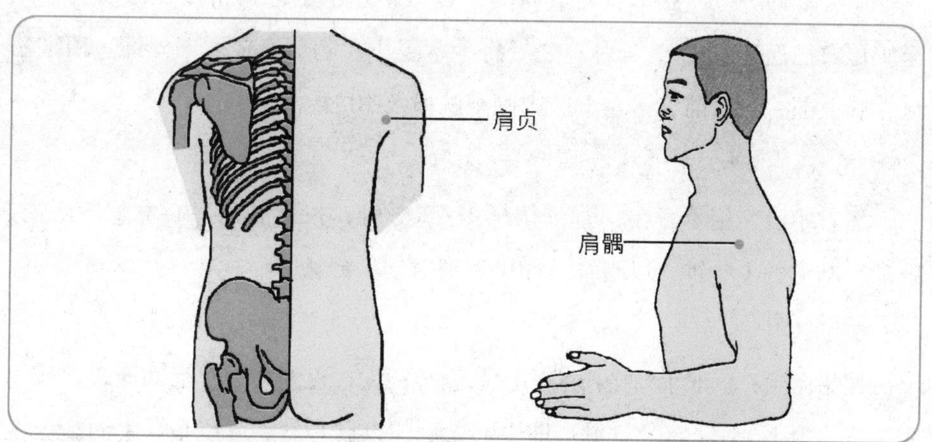

冠心病

冠心病是冠状动脉发生严重粥样硬化或痉挛，使冠状动脉狭窄或阻塞以及血栓形成造成管腔闭塞，导致心肌缺血缺氧或梗塞的一种心脏病，亦称缺血性心脏病，心绞痛是其主要临床症状。本病多发生在40岁以后，男性多于女性，脑力劳动者多于体力劳动者，城市多于农村，患病率随年龄的增长而增高，是中老年人最常见的一种心血管疾病。临床分为心绞痛、心肌梗死和猝死；心绞痛又可分为劳力性心绞痛和自发性心绞痛。本病属中医“胸痹”、“真心痛”、“厥心痛”等范畴。

病因病机

其病因与寒邪内侵、饮食不当、情志失调、年迈体虚等有关，其病位在心，与肺脾肝肾有关，病机总属本虚标实。本虚是以脏气虚亏为主，标实则以痰血瘀阻多见，兼以气滞寒凝。血瘀痰阻在冠心病的发病中起主要作用，因气血凝滞，痹阻不通，而出现胸痛等症状。

◉ 按揉胸部

患者取仰卧位，施术者立其身旁，以一指禅推法或拇指按揉法从膻中穴至鸠尾穴往返施术 3～5 分钟；之后将手掌置于左胸部，轻揉 1 分钟。用推法从左胸上部，经肩前，沿左上肢内侧至腕横纹 10 次。

◉ 按揉背部

患者俯卧，施术者在其背部按揉 1～2 分钟；按揉肺俞、心俞、厥阴俞、脾俞、肝俞各 1 分钟，以空拳轻叩患者肩背部 1 分钟。

◉ 指压神门

用指压法，以双手拇指指端掐压双侧神门穴，逐渐加力，至胸痛缓解或消失为度。为手少阴心经之动脉，即中部人脉，以候心气。可使心室中的高温湿热之气由此外输膀胱经，从而治疗心经及循环系统疾病，如心痛、惊悸等症。

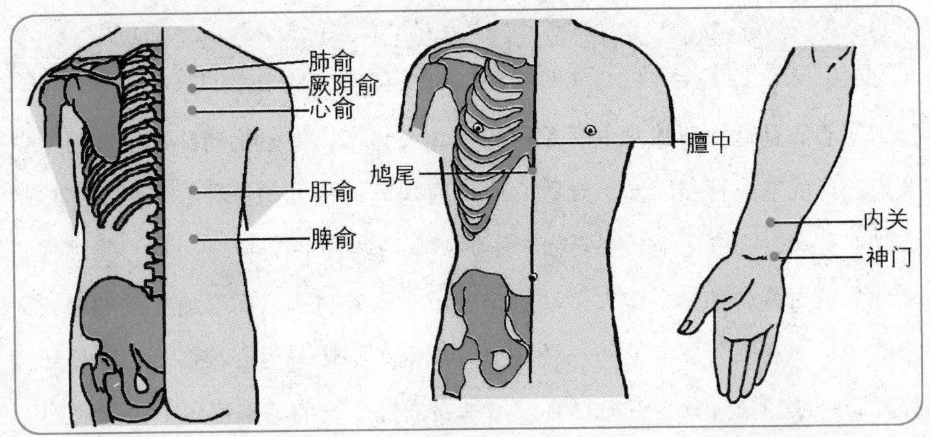

◉ 点按内关

每次左右穴位各指压 100 下，每次点按 20 分钟，每日早、晚各按摩 1 次，一般两周后即可见效。手厥阴之络由此别出沿本经通过肘关、肩关上行系于心包络。内关穴归手厥阴心包经，为本经络穴，又是八脉交会穴之一，通于阴维脉，可以疏通经络治疗心包经及前臂诸疾。心主血脉，又主神明，心包与心本同一体，其气相通，心包为心之外膜、络为膜外气血通行的道路，心包络是心脏所主的经脉，心不受邪，由心包代心受邪而为病，凡邪犯心包影响心脏的神志病和气滞脉中心络瘀阻所致病证皆取本穴。

高血压

中医学认为，高血压病主要是阴阳失调所致，病位在肝肾，还可产生肝风、痰浊、瘀血，临床上以虚实夹杂较多见。高血压病多发生于中年以上人群，早期无明显症状，随着病情的进展，可出现头晕头痛、耳鸣眼花、心烦心悸、失眠等，甚至出现肢体麻木。病情晚期并发心、脑、肾病变。

病因病机

约75%的原发性高血压患者具有遗传素质，同一家族中高血压患者常集中出现。原发性高血压是多基因遗传病。近来研究发现，血管紧张素（AGT）基因可能有15种缺陷，正常血压的人偶见缺陷，而高血压患者在AGT基因上的3个特定部位均有相同的变异。患高血压的兄弟或姐妹可获得父母的AGT基因的同一拷贝。有这种遗传缺陷的高血压患者，其血浆血管紧张素原水平高于对照组。据调查表明，社会心理应激与高血压发病有密切关系。应激性生活事件包括：父母早亡、失恋、丧偶、家庭成员车祸死亡、病残、家庭破裂、经济政治冲击等。遭受生活事件刺激者高血压患病率比对照组高。据认为，社会心理应激可改变体内激素平衡，从而影响所有代谢过程。

◉ **拨揉颈椎**

沿颈椎的颈项韧带、两侧夹脊穴及膀胱经的第1线、第2线轻快拨揉，以酸胀和有发热感为度，操作3分钟。

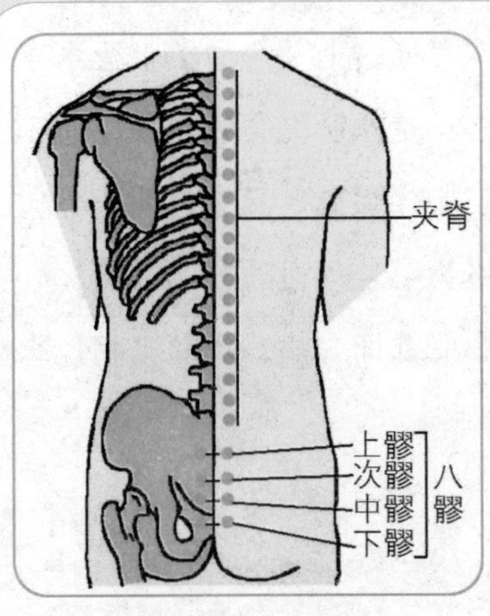

◉ 推揉腰背

从第 7 胸椎平面起沿背椎内侧直推至腰骶，反复 10 遍。叠掌揉腰骶部，3 分钟。要求力量均匀、持久，不宜过快。

◉ 横擦胸腰

用掌根横擦胸椎两侧的膀胱经 3 分钟，以透热为度。用掌根横擦骶部的八髎穴 3 分钟，以透热为度。

◉ 指压按摩方法

在脚部大踇趾根上有粗的横纹，在其中央是称为“高血压点”的穴位。具体做法是：慢慢地呼气，用两手的大拇指强力按压此处 6 秒钟，在两脚的穴位各做 3 次。每天做 10 次，不间断地做此指压按摩法一年，无论多高的血压，也可以有很显著的疗效。

低血压

低血压是指体循环动脉压力低于正常的状态，经常引起心脑、肾等重要脏器的损害而备受重视。世界卫生组织对高血压的标准也有明确规定，但低血压的诊断尚无统一标准。一般认为成年人肢动脉血压低于 12 千帕/8 千帕 (90 毫米汞柱/60 毫米汞柱）即为低血压。

病因病机

低血压病可分为两种，原发性低血压和继发性低血压。原发性低血压病指无明显原因的低血压状态，如生理性低血压（体质性低血压）和病理性低血压（低血压病）。继发性低血压病是指人体某一器官或系统的疾病所引起的血压降低，这种低血压可在短期内迅速发生，以致出现虚脱和休克的征象，称为急性低血压，如大出血、急性心肌梗死、严重创伤、感染、过敏等原因所致血压急剧降低。而大多数情况下，低血压为缓慢发生，可逐渐加重，如继发于严重的肺结核、恶性肿瘤、营养不良、恶病质等所致低血压，其防治主要是针对原发病。

◉ 掌按百会

用手掌按摩头顶中央的百会穴，每次按顺时针方向和逆时针方向各按摩50圈，每日2～3次。坚持按摩，低血压的现象就会逐渐消失。穴居巅顶，联系脑部，百会穴位居巅顶部，其深处即为脑之所在；百会为督脉经穴，督脉又归属于脑。此外，根据“气街”理论，“头气有街”、“气在头者，止之于脑”（《灵枢·卫气》），即经气到头部的（手、足三阳）都联系于脑。根据“四海”理论，“脑为髓海”。此穴行补发可使血压得生。

◉ 掌摩太阳

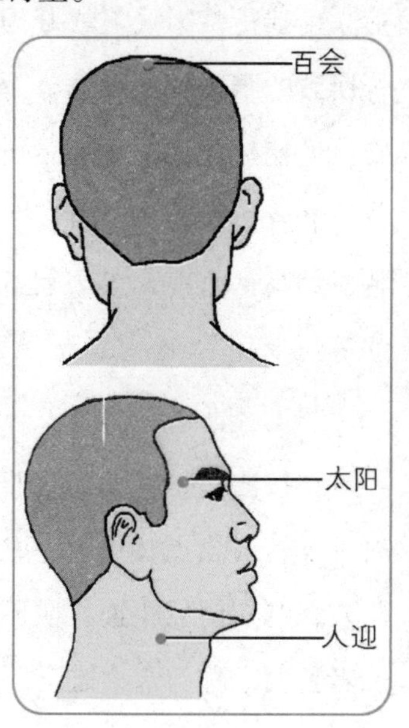

用两手掌摩擦头部两侧各36次。用双手的食指、中指和无名指的指腹，从前额正中向两侧抹到太阳穴，各抹36次。太阳是人头部的重要穴位，《达摩秘方》中将按揉此穴列为“回春法”，认为常用此法可保持大脑的青春常在，低压得升，高压得降，健脑。按摩太阳穴可以给大脑以良性刺激，能够解除疲劳、振奋精神、止痛醒脑、降压、平阳；并且能继续保持注意力的集中。

◉ 按揉人迎

按摩时取仰卧位，用拇、食二指分别按颈两侧的人迎穴，按摩半分钟。胃经气血由本穴向胸腹以下的身体部位传输。本穴物质为地仓穴分流传来的地部经水，其传输部位是头部以下的胸腹手足。与大迎穴传送上头的气血相比，头部为君，其所受气血为大，故低血压取之每收良效。

高脂血症

血脂是人体血浆内所含脂质的总称，其中包括胆固醇、甘油三酯、胆固醇脂、β-脂蛋白、磷脂、未脂化的脂酸等。当血清胆固醇超过正常值 5.2 毫摩尔/升，甘油三酯超过 1.7 毫摩尔/升，β-脂蛋白超过 0.531 毫摩尔/升，即可称之为高脂血症。

病因病机

按病因可分为两种，原发性高脂血症和继发性高脂血症。原发性高脂血症是由遗传基因缺陷或基因突变、饮食习惯、生活方式及其他自然环境因素等所致的脂质代谢异常。继发性高脂血症是由某种明确的基础疾患所引起。常见的能引起继发性高脂血症的基础疾患有糖尿病、甲状腺功能低下、慢性肾病和肾病综合征、阻塞性肝胆疾患、肝糖原储存疾患、胰腺炎、乙醇中毒、特发性高钙血症、多发性骨髓瘤、巨球蛋白血症及红斑狼疮、神经性厌食症等。

◉ 揉按神阙

揉按法，每晚睡前空腹，将双手搓热，双手左下右上，叠放于肚脐，顺时针揉转（女子相反），每次 360 下。神阙为任脉上的阳穴，命门为督脉上的阳穴，二穴前后相连，阴阳和合，是人体生命能源的所在地。所以，古代修炼者把两穴称为水火之官。

◉ 按揉丰隆

按摩丰隆会有轻微酸胀疼痛感。本穴分走胃经及脾经各部，有联络脾胃二经各部气血物质的作用，是足阳明经络穴。胃经浊气在此沉降，故有较好的降脂作用。

◉ 指按三阴交

以一侧拇指指腹按住穴位，轻轻揉动，以酸胀感为宜，每侧 5 分钟，坚持按摩可起良效。中医认为，痰饮是由于肺、脾、肾等脏腑功能失调，使津液的运化、输布与排泄发生障碍，而瘀滞体内，加之寒凝火热而成。因此，高脂血症实为虚实夹杂、本虚标实之证。虚则为肺、脾、肾；实则究于痰、气、血的物理性刺激，通过腧穴与经络的传导作用，调动人体内在的抗病能力，达到治疗疾病的目的。

◉ 点按曲池

点按曲池穴，在局部以按法、抹法、扫散法、拿法施之。在颈项部以拿捏法治疗，改善血液循环。以上治疗每日 1 次，10 次为 1 个疗程。本法是依据病证的阴阳偏盛偏衰，而选用与其相对应的按摩手法，配合适当的治疗部位或穴位，来调节其阴阳盛衰，以平为期，达到阴阳平衡，来调节血脂。

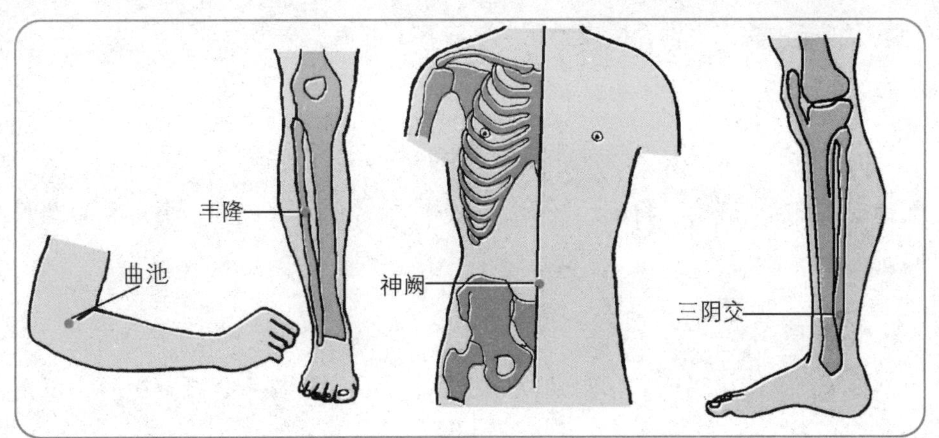

糖尿病

糖尿病属于中医学“消渴”范畴，多因素体阴虚、饮食不节、情志失调等引起阴虚燥热，导致本病。糖尿病的典型症状为“三多一少”（多饮、多食、多尿、体重减轻），血糖、尿糖增高。

病因病机

中医认为先天不足、情志、饮食、六淫等病因，耗伤肺、胃、肾之阴，导致阴虚燥热之病变而出现消渴，临床上表现出肺燥、胃热、肾虚的病理改变，病变重在肺、胃、肾。

禀赋不足，五脏虚弱，则肾精亏虚，气血两虚，六淫侵袭，或饮食不节，七情郁滞，或劳倦房劳，均可损伤正气，病邪久积化热，燥热内生，耗气伤阴。若机体阴虚，再受燥热所伤，阴愈虚而燥热愈炽，则愈耗伤阴液，形成恶性循环，最终发展为消渴。阴虚为病之本，燥热为病之标。

◉ 按揉胸腹

患者仰卧，施术者立其身旁，按顺时针方向摩腹 2 分钟；用一指禅推法从膻中推至中脘 2 分钟，按揉关元、气海各 1 分钟。

◉ 点按背部

患者俯卧，施术者在其背部沿足太阳膀胱经做攘法治疗 1～2 分钟；同时配合按揉肺俞、脾俞、胃俞、肝俞、三焦俞等穴位各 1 分钟，小鱼际直擦督脉 20～30 次。

◉ 摩擦肾俞

临睡前及清晨起床后，取坐位，两足下垂，宽衣松带，腰部挺直，以两手掌心置于腰部。于肾俞穴，上下加压摩擦。肾区各 36 次，再采用顺旋转、逆旋转摩擦各 36 次。以局部有温热感为佳。

◉ 指压按摩方法

患者取坐位，先用拇指在双侧太冲穴处揉捻 2 分钟；再用鱼际擦法施于涌泉，约 1 分钟。

◉ 指压天枢

施术者取肚脐旁 6 厘米处的天枢穴，分别用拇指指腹压在两侧穴位上，力度由轻渐重，缓缓下压，持续 4～6 分钟，将手指慢慢抬起，再在原处按揉

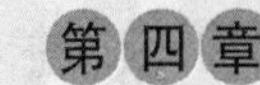

片刻。以局部有酸胀为佳。两侧交替进行。天枢穴属于足阳明胃经，位于脐旁2寸，恰为人身之中点，如天地交合之际，升降清浊之枢纽。人的气机上下沟通，升降沉浮，宣通气血，促进阳气升发又是手阳明大肠经募穴，故可对血糖有一定调节作用。

◉ 推揉夹脊

双手手指张开呈爪状，将指尖附于同侧胸骨旁肋间处，适当用力从胸前正中线沿肋间两侧分推0.5～1分钟。或竖擦本穴位，以透热为度。现代研究表明，推揉夹脊穴能够调节自主神经功能，对胃肠蠕动有双向调节作用，对胃酸分泌也有一定促进作用，调理脾胃，恢复其升降运化功能，对血糖、血脂有双向调节作用，能起到健脾、化湿、祛痰之功效。

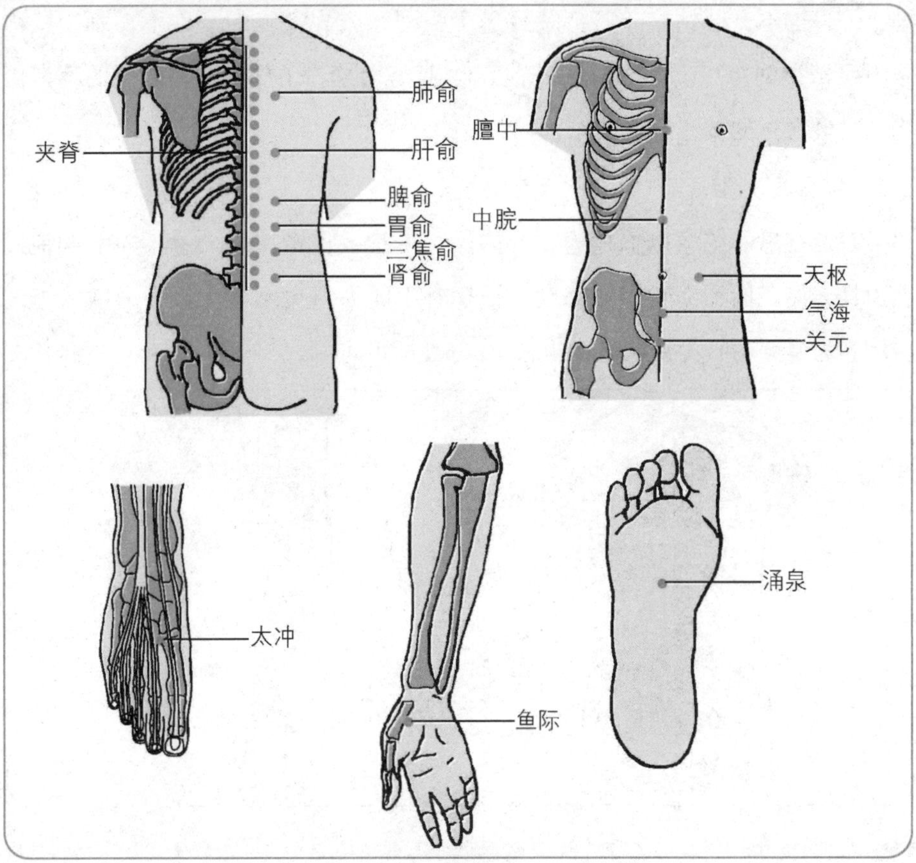

神经衰弱

神经衰弱属于心理疾病的一种，是一类精神容易兴奋和脑力容易疲乏、常有情绪烦恼和心理生理症状的神经症性障碍。

病因病机

脑力劳动时间过久、工作任务过久、工作任务过重、注意力高度集中，使大脑神经细胞过分消耗能量，失去正常的调节而易患神经衰弱，是脑力劳动者最常见的诱发神经衰弱的原因。生活中遇到某些事件，而产生忧伤、焦虑、惊恐等不良的情绪，若持续或过于强烈，成为大脑的一种不良刺激，称之为“精神创伤”。如亲人丧亡、失恋、高考落榜、工作事故等隐去的不良情绪，是最常见的神经衰弱的原因。

◉ 掐揉足三里

对足三里的按摩以掐揉为主。治疗时，双手宜轻握拳，拳心向上，宜边掐边揉，使肌肉和筋腱来回移动，掐揉时不能太重也不能太轻，力度以出现酸胀感为好，每日 1 次，每次点按 10 分钟即可。

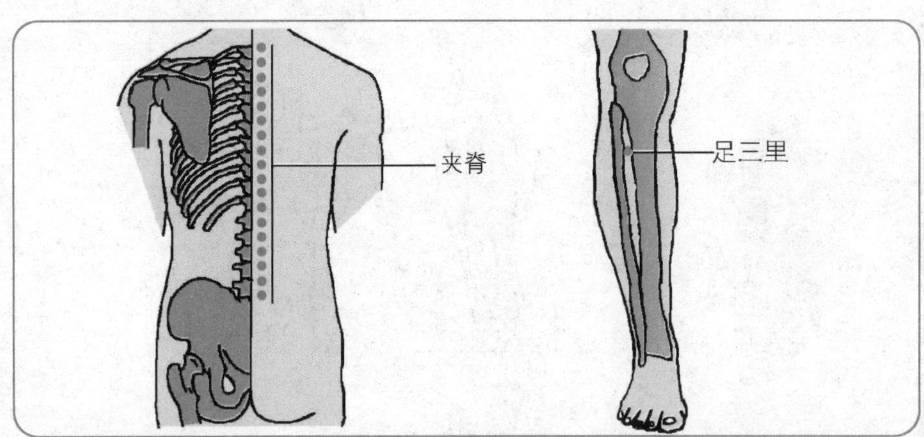

◉ 提拿夹脊

患者仰卧位，施术者以单手或双手拇指及掌根部与其他四指对挤之力，将夹脊提而拿之，自上而下，边移边提，边提边拿，反复操作3~5分钟，施用本法时，不宜抓拧，不可损伤皮肤。本组穴位为特定腧穴。

半身不遂

半身不遂是指患者出现一侧肢体瘫痪、口眼㖞斜、舌强语塞等症状的一种疾患。现代医学认为本病大多为中风（脑血管意外）引起的后遗症，也可由于其他脑部疾病或外伤而起。中风所致的脑部病变一般分为出血性和缺血性两大类。前者多包括脑出血和蛛网膜下腔出血，后者包括脑血栓形成和脑栓塞。本病患者大部分均有高血压病史，发病以老年人为多见。推拿治疗对肢体功能的恢复具有不同程度的促进作用，一般以早期治疗为宜。

病因病机

本病的主要原因不外风、火、痰三者为患，病变涉及心、肝、脾、肾等脏。不论外感之风或内动之风，其必以肝木为之内应。由于火盛、气虚、湿痰内盛，以致肝阳上亢，肝风内动所致。其形成主要是在机体阴阳失调的基础上，因忧思恼怒或劳欲过度所致肝肾阴虚、心火暴盛，或由五志化火、肝阳暴张，风火相煽，使气血上逆而为病。或因嗜食肥甘厚味，损伤脾胃，脾失健运，使痰湿内停，风阳扰动，上蒙清窍，发为中风，风痰、瘀血阻滞经脉使气血运行受阻则，见肢体偏枯不遂。

◉ 㨰法治疗

患者取健侧卧法，自患侧臀部沿大腿外侧经膝部至小腿外侧按揉，以髋关节和膝关节作为重点治疗部位。时间约3分钟。

◉ 按揉下肢部

患者仰卧，施术者用㨰法在患侧下肢自髂前上棘向下沿大腿前面，向下至踝关节及足背部治疗，重点在伏兔、外膝眼、解溪。同时配合髋关节、膝关节、踝关节的被动伸屈活动和整个下肢内旋动作。再用拿法施于患侧下肢，拿委中、承山，以大腿内侧中部及膝部周围为重点治疗部位。按揉风市、内膝眼、阳陵泉、解溪。最后用搓法施于下肢。时间约 5 分钟。

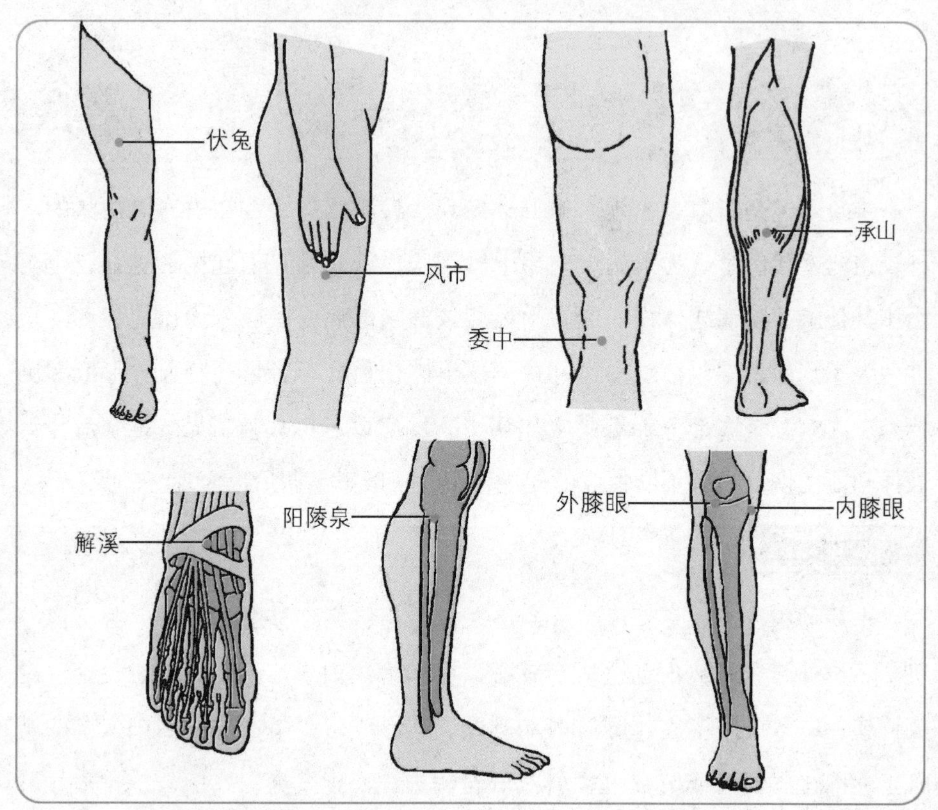

动脉粥样硬化

动脉粥样硬化是一组动脉硬化的血管病中常见的最重要的一种，其特点是受累动脉病变从内膜开始，一般先有脂质和复合糖类积聚、出血及血栓形成，纤维组织及钙质沉着，并有动脉中层的逐渐蜕变和钙化，病变常累及弹性及大中等肌性动脉，一旦发展到足以阻塞动脉腔，则该动脉所供应的组织或器官将缺血或坏死。由于在动脉内膜积聚的脂质外观呈黄色粥样，因此称为动脉粥样硬化。

病因病机

吸烟者血中碳氧血红蛋白浓度可达10%～20%，动脉壁内氧合不足，内膜下层脂肪酸合成增多，前列环素释放减少，血小板易在动脉壁粘附聚集。此外，吸烟还可使血中高密度脂蛋白的原蛋白量降低，血清胆固醇含量增高，以致易患动脉粥样硬化。此外，吸烟时烟雾中所含尼古丁可直接作用于心脏和冠状动脉引起动脉痉挛和心肌受损。

◉ 指压内关

每次左右穴位各指压100下，每次点按20分钟，每日早、晚各按摩1次，一般两周后即可见效。通过腧穴—经络—脏腑间的相关联系，采取穴位刺激方法，通过对穴位的刺激，疏通经络，调节脏腑功能，可解除症状，具有一定的改善作用。

◉ 揉按太冲

按摩太冲时点，按局部柔和渗透，力量均匀，会觉得酸胀感明显。揉一揉，然后再向行间方向推压，酸胀至趾尖放散。本病由气血运行异常所致，本穴为受制行间穴传来的水湿之气，至本穴后因吸热而胀散，胀散之气性热燥，故长按可起到降脂调脉的作用。

◉ 按压关元

利用指腹，强力按压此穴3次，每次3～5秒钟，然后将手按放在下腹部位，先自右向左平推30次，再自左向右平推30次。按摩时，手掌要紧贴皮肤，向下的压力不要过大。关元具有培元固本、补益下焦之功，凡元气亏损、气血失衡均可使用。现代研究证实，按揉和震颤关元，主要是通过调节内分泌，从而达到治疗的目的。

◉ 按揉丰隆

可采用按揉法或震颤法，震颤法是双手交叉重叠置于丰隆上，稍加压力，然后交叉之手快速地、小幅度地上下推动。操作不分时间地点，随时可做。注意不可以过度用力，按揉时只要局部有酸胀感即可。丰隆是足阳明胃经之络穴，为祛痰要穴，具有调理脾胃之功效。可通过和胃健脾、化痰利湿、促进水谷精微的运化而达到对血脂异常患者的调节作用。

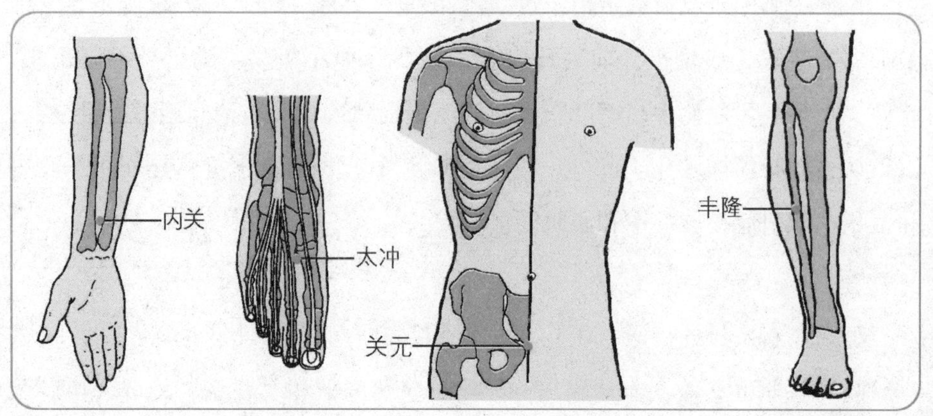

急性腰肌扭伤

急性腰肌扭伤是日常生活中比较常见的一种腰部外伤，是指由于腰部活动不当，如弯腰搬抬重物时用力过度，强力举重，或弯腰转身突然扭闪等，引起腰部肌肉强烈收缩或过度牵引，导致肌肉、筋膜等软组织损伤，从而产生腰部剧烈疼痛、活动受限、行走不利等一系列表现。腰部是人体重要部位之一，具有支持、联系和运动等重要作用，易遭受外力或劳损而引起腰臀腿及颈背部疼痛等症状。本病常见于青壮年，男多于女，多发于劳动者、运动员和体育爱好者。急性腰肌扭伤如能在早期得到及时正确的治疗，可使损伤软组织完全修复，腰痛痊愈。如延误治疗或治疗不当，迁延日久，导致腰部肌肉、筋膜粘连变性，易形成慢性腰腿疼而缠绵难愈。

病因病机

本病属于祖国医学“闪腰”、“岔气”范畴，古代文献称之为瘀血腰痛。患者多见于平时不好运动、素来肾气虚弱、筋骨不健或腰部原有劳损者。主要因腰部突然遭受牵拉、扭闪等因素，致使筋肌损伤，经络血脉受损，气机运行不畅，血液瘀阻凝滞，导致腰部产生瘀血肿胀、疼痛、活动不利等症状。

急性腰肌扭伤多为腰部突然遭受外来间接暴力所致，生活中常见原因有：提取重物时身体姿势不正确或多人搬抬重物时配合不当，甚至打喷嚏、扫地、伸腰等轻微外力，在腰部肌肉力量不足或无思想准备的情况下，常使腰部肌肉、筋膜骤然受到猛力牵拉、收缩而造成筋肌等软组织损伤。

◉ 点揉腰阳关、肾俞等穴

患者取俯卧位，施术者点、揉腰阳关、肾俞、大肠俞、小肠俞、志室，拿委中各半分钟左右，以酸胀为度，再在压痛点上、下方，用弹拨法治疗，弹拨时手法宜柔和深沉。

◉ 斜扳法

患者取侧卧位，患侧在上作屈髋屈膝，健侧下肢自然伸直，施术者一手扶患者肩前部，一手扶患者臀部，双手互为反方向用力，待腰部扭转到一定程度时，突然用力斜扳，以有“喀嚓”声为佳，然后可做另一侧斜扳法，以达滑利关节之效。

◉ 点按手三里

点按本穴 3 分钟，以透热为度。最初是在急性腰扭伤患者取后溪穴时，手握患者前臂发现手三里穴区非常敏感，试以重力揉按，收效奇特。此后每见此疾，单用之，屡用屡效。

◉ 推揉殷门

用一指禅法推揉该穴 2 分钟，以有热感为佳。足太阳膀胱经“挟脊抵腰中”，殷门穴位于太阳经，用此穴治疗急性腰扭伤属循经取穴。

◉ 点按后溪

点按本穴 3 分钟，以透热为度。后溪为小肠经之输木穴。输主体重节痛，木气通于肝，肝主风，故后溪穴具有较好的止痛、疏肝祛风之效。又因后溪通督脉，督脉人脑，总督诸阳经，故又对与脑有关的疾病及热病亦有效果。

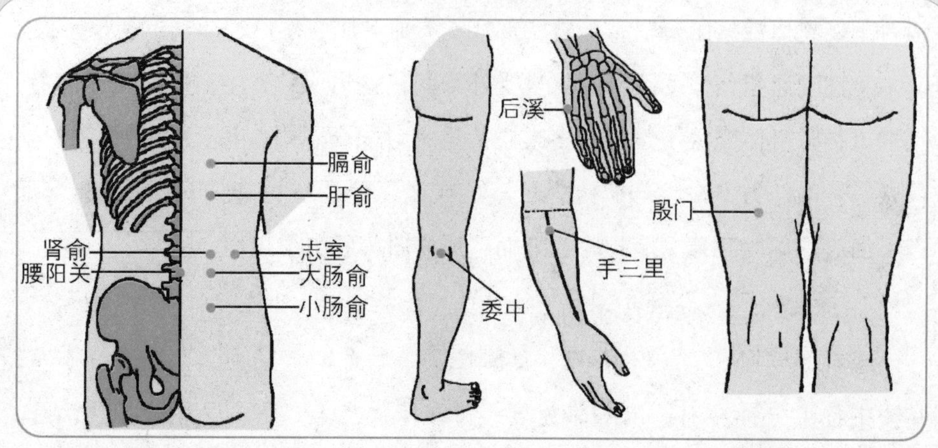

类风湿性关节炎

类风湿性关节炎是一种以关节为主的慢性且具有关节炎病变的全身性疾病。该病患者以女性为多见，常见于20～45岁的男女。主要病变为关节及其周围组织的发炎、萎缩，并引起关节畸形和强硬固定。另外，关节或关节附近组织的外伤、过度疲劳、精神创伤、生活环境长期阴冷潮湿等因素，都能促使本病发生。病变的发生有急、慢性之分。临床特点是对称性的多发性关节炎，尤以手足、指、腕、趾、踝等小关节及脊柱关节最易受累。常出现全身不适、皮下结节、贫血和血沉增快、关节肿痛、寒战高热和白细胞增高等症状。早期及急性期发病关节呈红、肿、热、痛和运动障碍，晚期则关节强直或畸形，伴有骨和肌肉萎缩。本病属中医学“痹症”、“疠疖”、“顽痹”范畴，多由风寒湿邪痹阻脉络，气血不通，关节筋脉失于濡养所致。

病因病机

祖国医学认为此病的发生，有内因和外因两方面，内因主要是机体气血虚弱、肌表腠理不固及劳倦内伤。外因则为风寒湿热之邪侵袭，同时本病发生与患者本身的营养、劳动、起居条件亦有密切关系。《素问·痹论篇》认为：“风寒湿三气杂至，合而为痹也。”由于人体气血亏损，风寒湿热之邪乘虚侵袭，阻塞经络，气血不畅，久而为痹。素体阳气虚衰，卫阳不固，风寒湿邪入侵，阻滞经络，凝滞关节，形成风寒湿痹。素体阴血不足，内有郁热，与外邪相搏结，形成虚火，耗损肾阴，使筋骨失去滋养。或风寒湿邪郁久化热，熏蒸津液；或饮酒积聚为痰浊，湿火阻滞经络关节，形成风湿热痹。

◉ 捏脊法

两手拇指、食指、中指横批在尾骶骨长强穴上，两手交替沿督脉循行线向前推进，同时两手的大拇指将皮肤轻轻捏起，每捏捻3下，上提1下，随捏随推，向上抵至大椎穴为止，反复施术3～5遍。

◉ 按揉上肢部

患者坐势，施术者站于一侧，一脚踩凳上，将患肢搁在大腿上，用攘法在手臂内、外侧施治，从腕部到肩部，上下往返。同时适当配合各关节的被动活动。

◉ 掌揉曲池

以曲池为中心掌揉5分钟，以酸胀为佳。曲池为手阳明经“合”穴，功善散风止痒，清热消肿。本病多因胃热壅盛，复受风邪侵袭，致风与热相搏，郁于肌表而致。因此，首取本穴，与病相应，恰切病机，故疗效卓然。

◉ 推揉足三里

用一指禅推揉该穴2分钟，以有热感为佳。足三里为足阳明胃经合土穴、下合穴，是全身的强壮要穴，为四大补穴之一。“合治内腑”，故本穴可调理脾胃功能，利生化气血，增强机体的免疫能力，驱除寒湿。

◉ 推揉法

施术者用两手掌、指着力，自踝内外侧分别推揉至股骨上端，一边推一边揉，反复施术3分钟。同时配合下肢的屈伸、外旋、外展活动，重点推揉患肢。

◉ 捻法

施术者一手握住患者腕部，另一手用拇指、食指、中指捻腕部及各掌指或指间关节2分钟。同时配合适当的摇肩、肘关节。搓上肢5~7次。重点捻患肢。

◉ 指压按摩方法

施术者一手或两手全拿着力，从大椎至腰骶部，自上而下沿脊柱两侧及大腿、小腿后侧在膀胱经上反复直推3分钟。

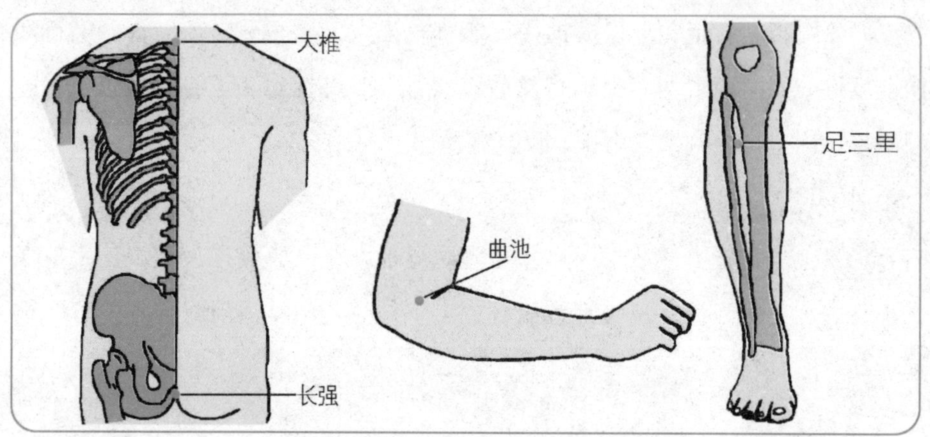

腰椎间盘突出症

腰椎间盘突出症又称腰椎纤维环破裂症，顾名思义，就是位于腰椎之间的髓核经破裂的纤维环脱出压迫神经根而引起的腰腿痛。好发于20~45岁的青壮年，男性多于女性。腰椎间盘突出症的发病原理主要是由于腰椎活动度大，又承受重量多，而且易受外伤，因此，腰椎成为椎间盘突出最易发生的部位。另外，腰椎间盘退变也是腰椎间盘发生的主要原因。在同一腰椎间盘，纤维环的厚度并不一致，椎间盘的前纵韧带紧密附着，加之脊柱很少做强力后仰动作，所以髓核很少向前或向侧方脱出。但是，脊柱的后方纤维环比较薄弱，特别是后韧带两侧是最为薄弱的环节。这种情况下，如果腰椎受到急性和慢性损伤，就容易使髓核受压向后方移动，形成突出。一旦发生髓核突出，髓核从破溃的裂口中挤出，挤压神经根，便会产生一系列的临床症状。椎间盘突出症的发病诱因很多，如躺卧湿地、夜间腰部着凉及腰部慢性劳损等。

病因病机

祖国医学将本病归属于“腰腿痛”的范畴，并提出肾主腰脚的观点，认为此病的发生与肝肾亏虚及外感风寒湿邪有密切关系。气血不足，筋骨失养，使椎间盘的结构和周围筋肌薄弱。风寒湿邪侵袭腰部，使经脉阻滞，气血运行不畅，筋骨不荣，局部肌肉紧张，椎间盘内压力增高，在此基础上，如再遇外力作用，则可发生纤维环的破裂，髓核突出而发病。

◉ 解除腰臀部肌肉痉挛

患者俯卧，施术者在患侧腰臀及下肢用轻柔的滚、按等手法进行治疗，促使患部气血循行加快，从而加速突出髓核中水分的吸收，减轻其对神经根的压迫，同时使紧张痉挛的肌肉放松，为下一步治疗创造条件。

◉ 增加椎间盘外压力

患者俯卧，施术者用双手有节奏地按压腰部，使腰部振动，然后在固定患处部位的情况下，用双“腰部后伸扳法”，使腰部过伸。本法可以促使突出物回纳或改变神经根的位置。

◉ 调整后关节，松解粘连

用“腰部斜扳或旋转复位手法”，以调整后关节紊乱，相对扩大神经根管和椎间孔。由于在斜扳和旋转复位时，腰椎及其椎间盘产生旋转扭力，从而改变突出物与神经根的位置。反复多次进行，可以逐渐松解突出物与神经根的粘连，再在仰卧位用强制直腿抬高以牵拉坐骨神经和腘绳肌，对松解粘连可起一定作用。

◉ 推掐委中

用一指禅法推掐压穴位 15 分钟，以有热感为佳。委中为足膀胱经穴，膀胱从头走足行身后，故委中穴可治疗腰膝腿之病。

◉ 点按气海

点按本穴 50 分钟，以酸胀为度。前人有“气海一穴暖全身”之誉称，是说气海穴有温养、强壮全身的作用，导引养生之术里常常说到的下丹田就是指以气海穴为中心的一定区域。中医认为此处是人体之中央，是生气之源，人身真气由此而生。所以对于阳气不足、生气乏源所导致的虚寒性疾病，气海穴往往具有温养益气、扶正固本、培元补虚、驱除寒湿之功效。

◉ 抖动双足踝部

患者俯卧，双手握住床头，施术者双手分别握住患者的双足踝部，而后进行缓慢持续牵引 2 分钟，然后进行上下抖动，反复进行 2 ~ 3 次。用手法或机械进行骨盆牵引，使椎间隙增宽，从而降低椎间盘内压力，甚至出现负压，使突出物回纳，同时可扩大椎间孔和神经根管，减轻突出物对神经根的压迫。

◉ 指压按摩方法

沿受损神经根及其分布区域以滚、按、点、揉、拿等方法，促进气血循行，从而使萎缩的肌肉及麻痹的神经逐渐恢复正常功能。

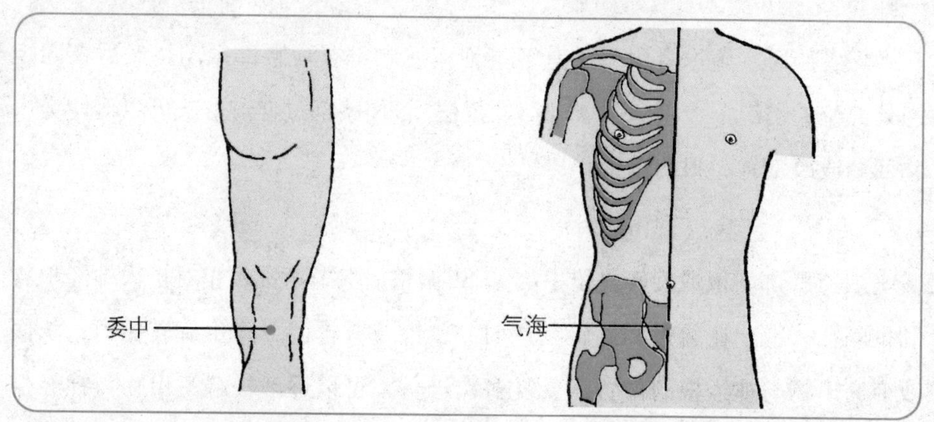

坐骨神经痛

坐骨神经痛是由各种原因引起的以坐骨神经通路的一段或全长的放射性疼痛为主症的病症。其临床表现为单侧或双侧起自腰部、臀部或大腿后侧放射至下肢远端的疼痛，疼痛呈现阵发性或持续性，烧灼样或刀割样，常因行走、咳嗽、弯腰、排便而加剧。根据病因可分为原发性和继发性两种。其中原发性坐骨神经痛即本身发生的病变，多与感染有关；而继发性坐骨神经痛，常因邻近组织的病变（如腰椎间盘突出症、脊椎关节炎、椎管内肿瘤及骶髂关节、骨盆等部位的病变）所引起。本病因春夏之交、秋冬之交气候变化易诱发。本病中医诊断为“偏痹”，亦属“腰腿痛”范畴。

病因病机

本病属祖国医学“痹证”范畴。《济生方》指出：痹证的发生“皆因体虚。腠理空疏，受风寒湿气而成痹也”。《巢氏病源》说：“劳则肾虚，虚则受于风冷，冷与真气相争，故腰腿痛。”本病的发生，因正气不足加肝肾亏虚，再感受风寒湿邪，邪气乘虚而入，造成气血瘀滞，筋脉拘挛，发为疼痛。

◉ 按揉脊柱

用力按揉脊柱两侧的肾俞、大肠俞，患者也可用自助方式，按揉患侧腰臀部肌肉后，然后取患侧卧位，按揉健侧腰臀部肌肉，并按揉肾俞、大肠俞。

◉ 按揉殷门、委中等穴

按揉殷门、委中、风市、阳陵泉、三阴交、承筋、承山，每穴3～5分钟，用力稍重，透达穴位，以有酸或胀、麻、痛感为度。

◉ 按压承扶、秩边等穴

患者俯卧，术者立于一侧，先以㨰法沿臀部、大腿后操作至膝部3～5遍，然后前臂按揉环跳，拇指按压承扶、秩边，揉按小腿部阳陵泉、昆仑穴各半分钟。

◉ 推揉气海俞

用一指禅法推揉该穴2分钟，以有热感为佳。气海俞为足太阳膀胱经穴位，与腰、脊、尻、肾、膀胱、下肢有密切关系，具有调整全身经气的功能。

◉ 掌揉秩边

以秩边穴为中心掌揉5分钟，以酸胀为佳。秩边穴为膀胱经穴，可治疗腰部及下肢疾病。

◉ 推揉大肠俞

用一指禅法推揉该穴2分钟，以有热感为佳。大肠俞下为腰第4、5神经根，刺激此处，可缓解神经疼痛，故可治疗坐骨神经痛。

◉ 点揉承扶

用肘尖强力点揉该穴 10 分钟，以有经气向下肢传导为佳。承扶下为坐骨神经干，刺激此处，可缓解神经疼痛，故可治疗坐骨神经痛。

◉ 指压按摩方法

在疼痛点处由上向下，一面缓缓呼气，一面强压 6 秒钟。如此重复 15 次。一条腿按压完后，换另一条腿。

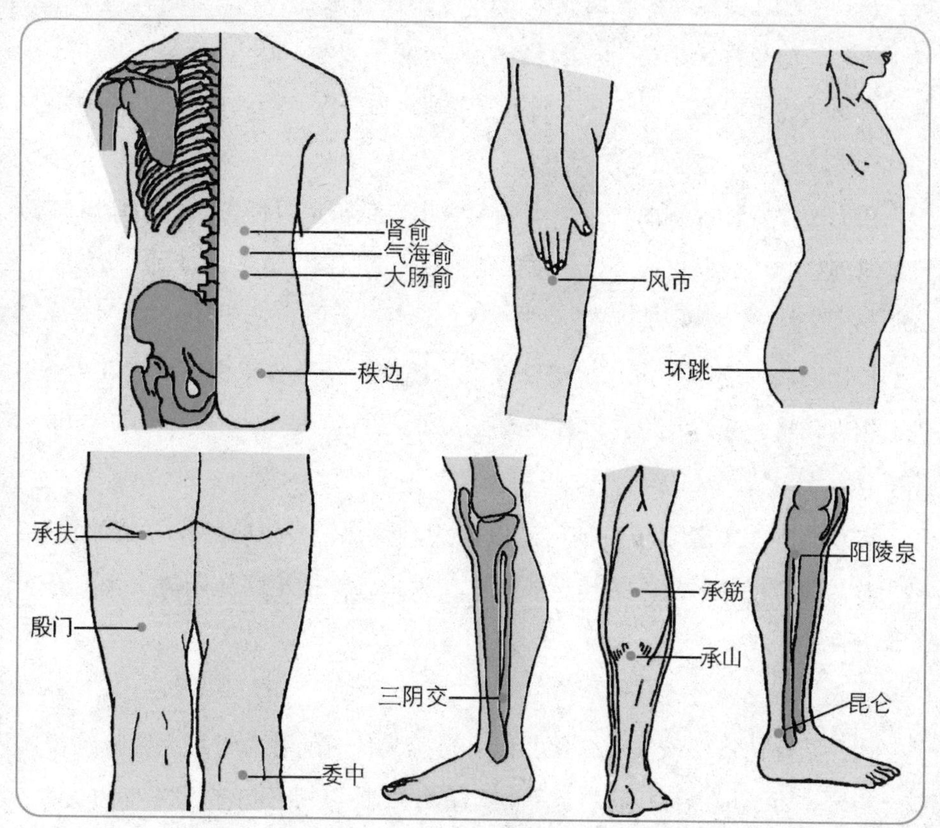

骨质疏松症

骨质疏松，俗称“骨头变脆”。即是指骨的单位体积内骨组织总量的减少，骨组织的有机成分减少。骨骼是由嵌在钙、磷及蛋白质形成的坚硬结构中几种不同的细胞所组成。骨质疏松影响骨的结构与功能，但是体内钙平衡并无变化。骨质疏松有原发和继发之分，继发性骨质疏松常见于甲状腺功能亢进、类风湿性关节炎、骨质软化、畸形性骨炎等多种原因造成的废用情况。原发性骨质疏松是指那些迄今原因不明的骨质疏松，虽有时亦见于青年人，但以老年人和绝经期后的妇女为多见。主要表现在老年人营养吸收不良，老年女性绝经后体内女性激素减少，长期服用皮质激素，患糖尿病、甲状腺功能亢进等疾病，骨折或椎间盘突出使病人活动减少，饮食中缺乏维生素 C 及蛋白质等。

病因病机

肌肉对骨组织产生机械力的影响，肌肉发达骨骼强壮，则骨密度值高。由于老年人活动减少，使肌肉强度减弱，机械刺激少，骨量减少，同时肌肉强度的减弱和协调障碍使老年人较易摔跤，伴有骨量减少时则易发生骨折。老年人患有脑卒中等疾病后长期卧床不活动，因废用因素导致骨量丢失，容易出现骨质疏松。

◉ 按揉上肢

拿肩井，揉捏手三里、合谷部肌筋，点肩髎、曲池等穴，搓揉臂肌来回数遍。

◉ 按揉下肢

拿阴廉、承山、昆仑筋，揉捏伏兔、承扶、殷门部肌筋，点腰阳关、环跳、足三里、委中、犊鼻、解溪、内庭等穴，搓揉股肌来回数遍。手劲刚柔并济，以深透为主。

◉ 指压按摩方法

患者俯卧，施术者用较重刺激的搓法沿腰背部两侧膀胱经上下往返按摩 5 ~ 6 遍；然后再用较重手法刺激按揉大肠俞、秩边等穴；再直擦腰背部两侧膀胱经，横擦腰骶部，均以透热为度；最后拍击腰背部两侧骶棘肌，以皮肤微红为度。

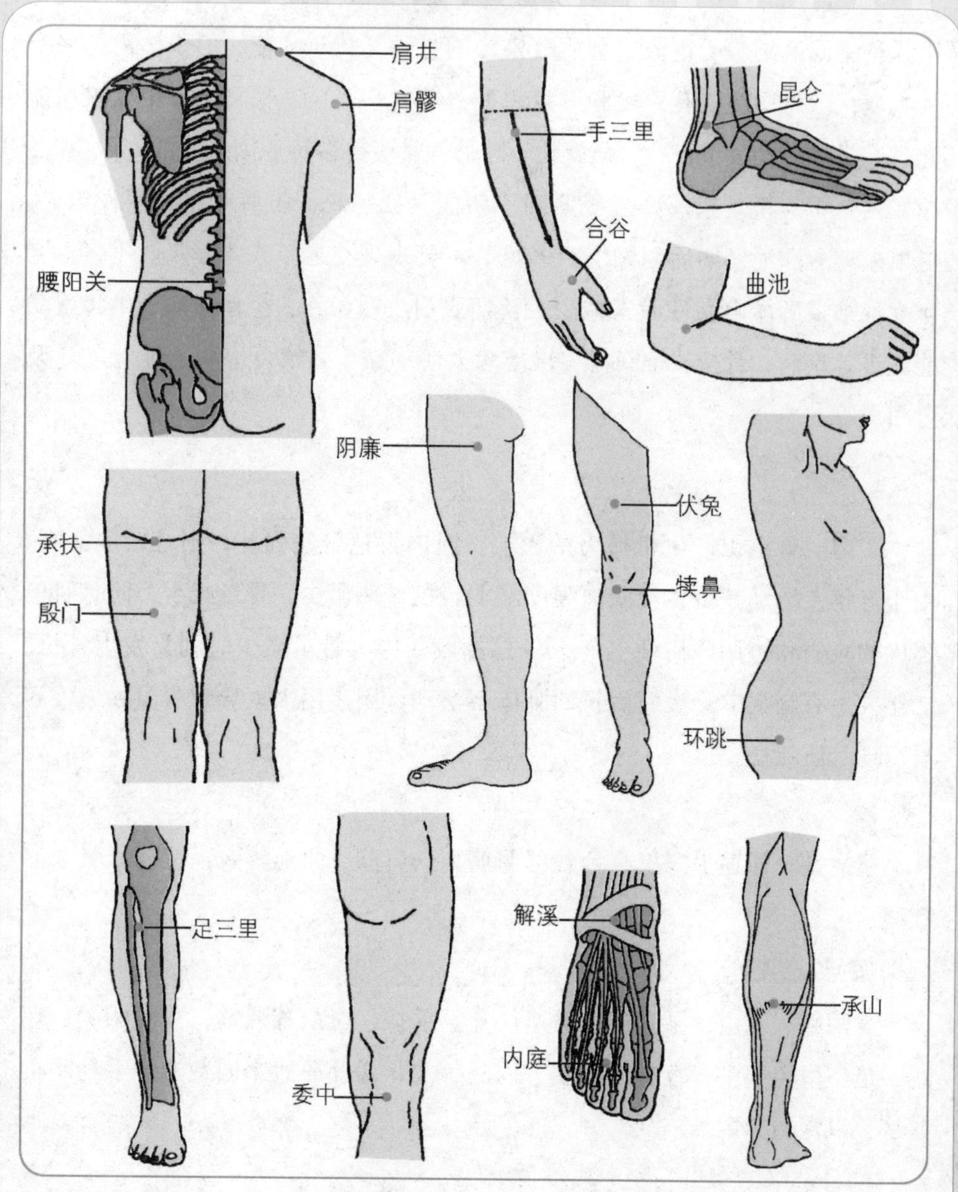
肩井
肩髎
手三里
昆仑
合谷
腰阳关
曲池
阴廉
伏兔
承扶
犊鼻
殷门
环跳
足三里
解溪
承山
内庭
委中